Carl-Auer

Stimmen zum Buch

»Daniel Bindernagel und seinen Mitautoren gelingt es in diesem Buch einerseits, ihre therapeutische Methode, anderseits die dahinter stehende Haltung ausgezeichnet und verständlich darzustellen. Das Buch hat meines Erachtens sowohl für Anfänger im Bereich der Psychotherapie wie für Fortgeschrittene viel zu bieten.« Wilhelm Felder, Prof. em. Dr. med., ehemaliger Direktor der Kinder- und Jugendpsychiatrie der Universität Bern

»Was in diesem Buch unter dem Begriff der idiolektischen Gesprächsführung – dem bewussten Aufgreifen der Eigensprache von Kindern – vorgestellt wird, ist mehr als eine neue pädagogische Methode. Es geht um die grundsätzliche Entscheidung, Kinder in ihrer Selbstbestimmtheit und ihren Lebensäußerungen uneingeschränkt anerkennen und sich ihrer jeweiligen Eigenheit und Einzigartigkeit verstehend annähern zu wollen. Ein Gewinn für die Frühpädagogik!« Susanne Viernickel, Prof. Dr. phil., Diplom-Pädagogin, Alice Salomon Hochschule Berlin

»Das Buch unterteilt die Entwicklung schön und folgerichtig von der Geburt bis zur Adoleszenz. Anschaulich wird die Theorie zur Entwicklung der Eigensprache altersgruppenspezifisch an einer Reihe von klinischen Vignetten dargestellt, die typisch für Problemstellungen sowohl in der Kinder- und Jugendpsychiatrie als auch in pädagogischen Kontexten sind. Ich empfehle dieses Buch von ganzem Herzen für erfahrene Profis, Psychotherapeuten in Ausbildung und neugierige Eltern gleichermaßen.« Daniel S. Schechter, M. D., Direktor der Konsiliar- und Liasonpsychiatrie der Kinderkliniken der Universität Genf

»Die in diesem Buch zum Ausdruck kommende Haltung gegenüber den kleinen und großen Kindern, Jugendlichen und Erwachsenen finde ich außerordentlich sorgfältig, respektvoll, differenziert und liebevoll. Einen großen Reichtum bilden die vielen konkreten Beispiele von Gesprächssituationen in alltäglichen und klinischen Kontexten. Dafür ein großes Kompliment!« Barbara Zollinger, Dr. phil., dipl. Logopädin und Mitbegründerin des »Zentrum für kleine Kinder« in Winterthur

»Die idiolektische Gesprächsführung stellt ein wertvolles Zusatzverfahren dar, das in seiner Sprach- und Beziehungsorientiertierung anerkannte Therapieverfahren wertvoll ergänzt. Idiolektik leistet vor allem im Umgang mit der so zentralen therapeutischen Beziehungen einen ungewohnten, äußerst wertvollen Beitrag. Der kommt nicht nur den behandelten Patienten, sondern gleichermassen auch jüngeren oder auch älteren Therapeuten in ihrer Weiter- und Fortbildung zugute. « Markus Binswanger, Dr. med., ehemaliger Direktor der Privatklinik für Psychiatrie und Psychotherapie Clienia Littenheid AG, Wil

»Das Werkzeug der Idiolektik – anschaulich dargestellt in den vielen Praxisbeispielen – kann sehr hilfreich und machtvoll sein. Deshalb ist die achtsame, respektvolle und an der ›inneren Weissheit‹ des Gesprächspartners ausgerichtete Grundhaltung unverzichtbar.« Anka Surber, Schulische Heilpädagogin, Sonderpädagogin und Rhythmikpädagogin, Trogen

»Daniel Bindernagel liefert in diesem umfangreichen Werk u. a. einen hervorragenden Überblick über Forschungsergebnisse und Weiterentwicklungen zum Thema frühe Kindheit. Er zeigt auch eine mögliche Integration von Ergebnissen aus der Säuglings- und der Bindungsforschung in tiefenpsychologisch orientierte Therapiekonzepte auf.

Für das Anliegen, Kinder darin zu unterstützen, ihre »Eigensprache« und sich selbst zu finden, finden sich in diesem Buch umfangreiche und hervorragende Orientierungshilfen. Es öffnet auf anregende Art mit vielen beeindruckenden konkreten Beispielen die Augen für einen intersubjektiven Dialog zwischen Kindern und Erwachsenen und den Kindern untereinander.« Egon Garstick, Sozialpädagoge, Psychotherapeut und Psychoanalytiker, Zürich

Daniel Bindernagel (Hrsg.)

Die Eigensprache der Kinder

Idiolektische Gesprächsführung mit Kindern, Jugendlichen und Eltern

Mit einem Vorwort von Therese Steiner

2016

Umschlaggestaltung: Uwe Göbel
Umschlagfoto: Daniel Bindernagel
Satz: Verlagsservice Hegele, Heiligkreuzsteinach
Printed in Germany
Druck und Bindung: CPI books GmbH, Leck

MIX
Papier aus verantwortungsvollen Quellen
FSC® C083411
www.fsc.org

Mehr Bäume. Weniger CO_2.
www.cpibooks.de/klimaneutral

Erste Auflage, 2016
ISBN 978-3-8497-0054-6 (Printausgabe)
ISBN 978-3-8497-8036-4 (ePUB)
ISBN 978-3-8497-8022-7 (PDF)

Bibliografische Information der Deutschen Nationalbibliothek:
Die Deutsche Nationalbibliothek verzeichnet diese Publikation in der Deutschen Nationalbibliografie; detaillierte bibliografische Daten sind im Internet über http://dnb.d-nb.de abrufbar.

Carl-Auer Verlag GmbH
Vangerowstraße 14
69115 Heidelberg
Tel. +49 6221 6438-0
Fax +49 6221 6438-22
info@carl-auer.de

Inhalt

Vorwort

Die aktuelle Psychotherapieforschung zeigt deutlich, dass eine der wirksamsten Formen der Unterstützung von Patienten in der Aktivierung vorhandener Ressourcen besteht. Die idiolektische Grundhaltung wie die idiolektische Gesprächsführung weisen Therapierenden den Weg, wie eine solche Aktivierung erreicht werden kann. Nun liegt ein Buch vor, das erstmals systematisch die idiolektische Methode in ihrer Anwendung mit Kindern und Jugendlichen beschreibt. Im Fokus steht, wie bereits im Vorläufer-Buch *Schlüsselworte,* die Sprache sowohl derjenigen, die Hilfe suchen, als auch derjenigen, die Hilfe bieten.

Kommunikation – ob verbal oder nonverbal – stellt das Kerngeschäft von Psychotherapie dar. Das aufmerksame Wahrnehmen und Beachten der individuellen Art und Weise, wie Menschen sich uns mitteilen, wird in der Idiolektik zum Wegweiser jeglichen therapeutischen Tuns. Darauf basiert ein sich gegenseitig befruchtendes Geben und Nehmen zwischen Klienten und Therapeuten. Therapie wird so zu einem kooperativen Geschehen, bei dem das Wissen des einen so wichtig ist wie das Wissen des anderen. Dem einzigartigen Wissen von Kindern, Jugendlichen und ihren Eltern Priorität und Vertrauen zu schenken, verändert aus meiner Sicht das Verständnis von Psychotherapie. Es sind dann nicht mehr nur wir Therapeuten, die Veränderungen konstruieren bzw. initiieren, es sind vielmehr die Klienten selbst, die auf ihre einzigartige Weise wesentliche Schritte in die Wege leiten. Barry Duncan weist in seinen Überlegungen zu hilfreichem Therapeutenverhalten darauf hin, dass sinnvoller als eine manualisierte und dekontextualisierte Umsetzung bestimmter ressourcenaktivierender Interventionen eine Veränderung der Haltung des Therapeuten gegenüber dem Klienten ist: »Der Schlüssel ist die Einstellung des Therapeuten in Bezug auf die dem Klienten innewohnenden Fähigkeiten und Resilienz.«

Was mich als Leserin an diesem Buch besonders beeindruckt, ist die therapeutische Grundhaltung, auf der Idiolektik beruht und ohne die diese Methode nicht angewendet werden kann. Einige Grundpfeiler dieser Haltung lassen sich wie folgt wiedergeben:

- Nonverbale Interaktionen, Beschreibungen, Ideen und Einschätzungen von Kindern und ihren Eltern sind wichtiger als die Ideen der Fachleute und die aus therapeutischer Sicht naheliegenden Interventionen.
- Der Beobachtungsfokus wird auf das gelegt, was bereits vorhanden ist und erweitert werden kann und nicht auf das Defizit.
- Das Gegenüber bestimmt den Inhalt, das Tempo und das Ende der Beratung.
- Die Handlungsebene ist wichtig. Durch das Fokussieren auf das Tun, zum Beispiel mit dem Aufgreifen von Verben, werden aktionale Repräsentationsformen aktiviert und so prozedurales Wissen zugänglich.
- Fachwissen und therapeutische Anregungen werden so eingebracht, dass die Klienten befähigt werden, eigene Entscheidungen zu treffen. Die Entscheidungen der Klienten werden akzeptiert, weil davon ausgegangen wird, dass Menschen eine innere Weisheit haben, die zu beachten sich lohnt. (Dazu gibt es natürlich wie überall Ausnahmen, zum Beispiel wenn eine Selbst- oder Fremdgefährdung vorliegt.)

Besonders im Umgang mit Kindern und Jugendlichen ist es nicht selbstverständlich, seine Arbeit auf solche Grundannahmen zu basieren. Wie schnell haben Erwachsene doch das Gefühl, sie wüssten, was das Beste für das Kind sei und was nun getan werden müsse. Dabei gerät in Vergessenheit, den Kindern zuzuhören, ihre Beiträge ernst zu nehmen. Gute Gelegenheiten werden vertan, das Kind in seiner Persönlichkeit zu stärken. In diesem Zusammenhang ist auch eindrücklich zu lesen, dass bereits Neugeborene gezielt und differenziert mit der Umwelt kommunizieren und nicht, wie bis vor Kurzem angenommen, nur ihre Grundbedürfnisse äußern können.

Das vorliegende Buch zeigt auf, wie es Therapierenden gelingen kann, Kindern mit der oben beschriebenen therapeutischen Grundhaltung zu begegnen. Die Lektüre regt uns an, Säuglinge, Kinder und Jugendliche aufmerksam zu beobachten und ihnen unvoreingenommen zuzuhören. Ihre Aussagen lösen in uns eine Resonanz aus, die wir als Orientierung in unserer Gesprächsführung nutzen können. Dieses Tun an und für sich als therapeutischen Prozess zu konzeptualisieren braucht Mut, Vertrauen, Übung und die Überzeugung, dass unsere Klienten, ob jung oder alt, auch in schwierigen Situationen kundig sind und in ihrer Lösungsfindung einzigartig.

Im Zentrum stehen Kinder und Jugendliche und damit Menschen, die sich in vielem von den Erwachsen unterscheiden. Das in Kontakttreten mit der Außenwelt weist je nach Alter ganz spezifische Merkmale auf. Auf gut verständliche Weise wird die Sprachentwicklung vor dem Hintergrund der Entwicklung von Wissensstrukturen dargestellt. Dabei wird klar, wie wichtig das implizite Wissen bleibt, auch nach der Ausbildung des expliziten Wissens. Inneres Erleben kann allmählich mit äußeren Erfahrungen in Zusammenhang gebracht werden und umgekehrt. Explizites Wissen und implizites Wissen bilden das Substrat der Eigensprache. Durch das Beachten und Nutzen der Eigensprache fühlen sich die Menschen, vor allem auch die jüngeren Kinder, gehört und verstanden. Beachten im idiolektischen Sinne heißt unter anderem, auf den Klang, den Rhythmus und die Tonmodulation in der Kommunikation hören. Dieses »musikalische« Zuhören öffnet Türen zur kindlichen Erlebniswelt und erleichtert den Beziehungsaufbau.

Als große Bereicherung erscheint mir auch die wiederholte Beschreibung, wie paralogische Kommunikation und zieloffenes Fragen zugelassen und gefördert werden können. Worte der Kinder werden aufgegriffen, indem zum Beispiel nach einem Bild gefragt wird oder man sich mit Neugier erkundigt, wie etwas geht. Es steht nicht eine gezielte Exploration einer Aussage an, etwas, was Kinder ja ohnehin oft überfordert. Es geht vielmehr darum, unser Gegenüber einzuladen und zu ermuntern, mit der ganz persönlichen aktionalen, bildhaften und metaphorischen Ebene seiner Worte in Kontakt zu treten. Bei der idiolektischen Gesprächsführung verzichten Therapeuten also auf logische Beschreibungen. Sie nehmen das Wort beim Wort und lassen sich leiten. So sind sie ganz in der Haltung des Nichtwissens und in der Haltung des Annehmens. Sie lassen sich vom Expertentum des Gegenübers an dessen innere Ressourcen und dessen inneres Wissen heranführen. Kinder und Jugendliche erfahren durch diese Art der Kommunikation eine ganz neue Art, mit Erwachsenen in Kontakt zu sein. In der Regel sind sie von solchen Gesprächen positiv überrascht und bauen relativ rasch eine vertrauensvolle Beziehung auf, die zu Kooperation führt und das Generieren von nützlichen Ideen und Vorgehensweisen erleichtert.

Das Buch ist unterteilt in einen theoretischen Teil zu Beginn und nachfolgend nach Altersstufen klar gegliederte Kapitel, die altersspezifische Merkmale der Eigensprache darstellen und an konkreten Beispielen illustrieren. Die zahlreichen Fallvignetten geben einen guten Einblick in die vielfältige Anwendbarkeit der Idioletktik. Eine bereichernde Besonderheit des Buches ist die Tatsache, dass nicht nur Fachpersonen aus dem Arbeitskontext der Psychologie bzw. Psychiatrie zu Wort kommen, sondern auch Pädagogen. So wird klar, wie nützlich das Beachten der Eigensprache im Alltag auch dann sein kann, wenn es schlicht um Lernen geht. Idiolektik eignet sich zur Förderung von gesunder Entwicklung und sollte daher in ihren Grundzügen in jedem Zusammenleben mit Kindern Beachtung finden, also auch in Kinderbetreuung, Schulen und Familien.

Zu guter Letzt erlaube ich mir aus der Fülle der Anregungen, die die Lektüre dieses Buches bietet, eine Perle herauszugreifen. Meine Auswahl begründet sich einerseits aus der Tatsache, dass in diesem Abschnitt eine Vorgehensweise vorgestellt wird, die sowohl für Kinder, Jugendliche als auch Eltern hilfreich sein kann, andererseits ist sie ein gutes Beispiel dafür, wie viel Sprache vermag und wie sehr es sich lohnen kann, Ausdrucksweisen sorgfältig zu beachten. Die Rede ist von Verbalstrategien, wie sie ursprünglich von David Jonas, dem Begründer der Idiolektik, beschrieben wurden. Verbalstrategien helfen, auch unter schwierigen Umständen, z. B. bei verbalen Angriffen, konstruktiv zu kommunizieren. Das Gegenüber wird ernst genommen, aber nicht angegriffen, auch wenn man unbedachtem Spaß, gezieltem Sich-lustig-Machen oder sogar Mobbing ausgesetzt ist – etwas, was bekanntlich vielen Kindern und Jugendlichen widerfährt. Wie in den orientalischen Selbstverteidigungsschulen gilt es hier, den Angreifer nicht zu verletzen, nicht zurückzuschlagen, sondern zu überraschen. Das ist einfacher gesagt als getan. Wenn Herabsetzungen, Zurückweisungen und Beleidigungen Menschen treffen, reagieren sie in der Regel unvernünftig. Sie beginnen sich reflexartig, weitgehend vom Gefühl her zu verteidigen. Das Grundprinzip einer erfolgreichen Verbalstrategie besteht darin, mit einer gezielten Äußerung dem Gesagten eine neue Richtung zu geben. Es ist eine Art Aikido mit Worten.

Verbalstrategien bieten eine wunderbare Möglichkeit, Kinder und Jugendliche ihre Selbstwirksamkeit erleben zu lassen und dadurch ihr Selbstvertrauen zu stärken.

Dieses Buch zu lesen stellt eine große Bereicherung dar, auch für diejenigen, die schon lange Menschen nach dem einen oder anderen Therapieansatz begleiten. Ich wünsche ihm deshalb eine große Verbreitung und hoffe, dass es zukünftig viele Therapeuten, Pädagogen und Eltern in ihrem Tun begleitet und dank seiner Übersichtlichkeit auch zum kurzen Nachlesen in bestimmten Situationen animiert.

Dr. Therese Steiner
Embrach/Zürich, im Mai 2016

Einleitung

Daniel Bindernagel

Dieses Buch möchte Interesse wecken an der Vielfalt und Vielschichtigkeit und am Reichtum von Eigensprache. Ein Kind, dessen eigene Sprache aufgegriffen wird, spürt, dass ihm zugehört wird. Dieses Kind macht eine für die spätere Entwicklung sehr wichtige Grunderfahrung: »Meine Äußerungen werden wahrgenommen und beantwortet.« Und wenn diese Erfahrung fortlaufend und verlässlich gemacht werden kann, könnte es über sich sagen: »Ich fühle mich sicher und gehalten.« Dies trägt zum Aufbau einer sicheren Bindung und eines guten Selbstvertrauens bei. Mit zunehmendem Alter und wachsenden kognitiven Fähigkeiten kann das Eingehen auf die Eigensprache neben den erwähnten positiven emotionalen Grunderfahrungen den Zugang des Kindes zu sich selbst fördern. Es kann sich selbst über die eigene Sprache entdecken und verstehen. Es erfährt Anerkennung und Wertschätzung in der Einzigartigkeit seines Seins. Da Kinder gerne in Bildern sprechen, können sie mit einfachen Fragen zu Bildern viel anfangen und in der Regel leicht und spontan antworten. Weil die Idiolektik bildhafte Sprache fokussiert und ein effektives Handwerkszeug für das Eingehen auf Bilder zur Verfügung stellt, eignet sie sich gerade im Umgang mit Kindern und Jugendlichen. Viele Kinder haben noch die Fähigkeit, einfache und konkrete Fragen zu stellen. Genau das müssen wir Erwachsenen für diese Form der Gesprächsführung wieder neu lernen.

Fachpersonen, die mit Kindern, Jugendlichen und ihren Eltern arbeiten, liefert dieses Buch Grundlagen und Handwerkszeug, Kinder besser zu verstehen und auf sie einzugehen. Im Zentrum der Methode steht die Erkenntnis, dass jedes Individuum seine eigene Sprache spricht. Unter dem aus der Linguistik stammenden Begriff des Idiolekts versteht man das individuelle Sprachmuster eines Sprechenden mit all seinen phonetischen, grammatischen und die Wortwahl betreffenden Vorlieben (Encyclopedia Britannica). Der Idiolekt bezeichnet also die individuelle Sprache eines einzelnen Menschen. Mit dem Idiolekt werden Besonderheiten beschrieben, aufgrund deren man die Sprache unterschiedlicher Sprecher einer Sprachgemeinschaft unterscheiden kann. In der Soziolinguistik werden die Idiolekte von Mitgliedern einer definierten Sprachgemeinschaft analysiert mit dem Ziel, daraus gemeinsame Merkmale eines Soziolekts abzuleiten. Der Soziolekt bezeichnet sodann die sprachlichen Eigenheiten einer sozialen Gruppe. Der Dialekt wiederum stellt die sprachlichen Eigentümlichkeiten einer Region dar, während der Idiolekt eben die eigentümlichen Sprachmuster des Individuums abbildet. Der Idiolekt lässt sich mit dem sprachlichen Fingerabdruck eines Individuums vergleichen. Diese Metapher verweist auf einen wesentlichen Aspekt von Eigensprache, nämlich den der Unverwechselbarkeit und der Einzigartigkeit. Gleichzeitig hinkt dieser Vergleich, da er fälschlicherweise nahelegt, dass der Idiolekt wie der Fingerabdruck etwas biologisch Festgelegtes und Unveränderliches sei. Das Gegenteil ist der Fall: Unsere Sprache ändert sich fortlaufend, ist etwas Interaktives und passt sich an Kontext und Situation an. Häufig nehmen Menschen sprachliche Eigenheiten von einer Gruppe oder von einzelnen anderen Menschen an, mit der oder dem sie neu zusammen sind. Auf diesen Umstand haben auch schon forensische Linguisten hingewiesen. Forensische Linguisten versuchen beispielsweise, in anonymen Erpresserschreiben über die Analyse des Idiolekts den Verbrechern auf die Spur zu kommen. Es wird dabei zu Recht darauf hingewiesen, dass die forensische Linguistik keinen Fingerabdruck im Sinne der Spurensicherung nachweisen kann, weil sich eben Sprache im Laufe des Lebens verändert und kontextabhängig ist. Allenfalls könne man wichtige Hinweise auf den Verfasser eines Schreibens bekommen (Krischke 2013).

Doch zurück zur Idiolektik, in der es in keiner Weise um detektivische Arbeit oder das Festlegen einer Autorenschaft geht, sondern eher um das Gegenteil: um ein zieloffenes, sorgfältiges Zuhören und eine gemeinsame Entdeckungsreise durch die »Sprachlandschaft« unseres Gesprächspartners. Der Idiolekt beinhaltet alle Aspekte kommunikativen Verhaltens: Wörter, Sprachklang und Körpersprache. Durch präzises Aufgreifen der Wörter unseres Gesprächspartners und konsequentes Orientieren an positiv gefärbten nonverbalen Signalen gelingt es rasch, eine vertrauensvolle Beziehung aufzubauen und dem Gesprächspartner einen Zugang zu sich selbst zu erleichtern. Nicht nur Wörter haben eine sehr individuelle Bedeutung, sondern auch der Klang der Sprache und die Körpersprache sind unverwechselbar und eigentümlich. Sprachklang und Körpersprache rücken desto mehr ins Zentrum, je jünger ein Kind ist. Menschen, die professionell mit Kindern arbeiten, will dieses Buch anregen, ihre Art und Weise des Zuhörens und Zuschauens zu reflektieren. Die Möglichkeiten, auf die Sprache von Kindern, Jugendlichen und Eltern einzugehen, will es erweitern. Indem ich teilhaben kann am nahezu unerschöpflichen Reichtum der Eigensprache meines Gegenübers, bekomme ich selbst als Professioneller mehr Zugang zu meiner eigenen Lebendigkeit. So kann die Beschäftigung mit der Eigensprache des anderen auch meine eigene Explorationslust fördern und ganz allgemein zur Freude an der und Befriedigung durch die Arbeit beitragen. Die vielen Fallbeispiele, in denen verschiedene Autoren mit langjähriger Erfahrung in der idiolektischen Methode zu Wort kommen, machen dies nachvollziehbar. Schließlich sei darauf hingewiesen, dass die Lektüre dieses Buches nicht nur für Professionelle, sondern auch für Eltern von Interesse sein kann. Denn das Wissen über Eigensprache und einfache Techniken, darauf einzugehen, können die familiäre Kommunikation verbessern. Dabei sollen Eltern natürlich nicht zu Therapeutinnen und Therapeuten ihrer Kinder werden, aber so manches Konfliktmuster und daraus resultierendes Verhalten können durch sorgfältiges Zuhören und einfaches Nachfragen gelockert und zum Positiven verändert werden. Kurz gesagt: Gut zuhören und einfach nachfragen kann die halbe Miete für eine gute Kommunikation sein.

Im Anschluss an diese Einleitung wird darauf eingegangen, wie sich Eigensprache entwickelt. Dabei stellen wir fest, wie eng unsere sprachlichen Ausdrucksmöglichkeiten mit der Entwicklungspsychologie verknüpft sind. Hier werden in verdichteter Form die wissenschaftlichen Grundlagen und Anknüpfungspunkte bezüglich anderer Theorien geliefert. Der weitere Aufbau des Buches gliedert sich dann entlang den kindlichen Entwicklungsstufen. Die Struktur der einzelnen anschließenden Kapitel gestaltet sich nach folgendem Muster: Nach einer kurzen Einführung werden die für das entsprechende Alter anstehenden Entwicklungsaufgaben zusammengefasst und die jeweilige Bedeutung der Eigensprache für dieses Entwicklungsalter herausgearbeitet. So können Leser, die sich ausschließlich für die Anwendung der Idiolektik in einem bestimmten Alterssegment interessieren, zunächst auf das entsprechende Kapitel beschränken und je nach Bedürfnis die Theorie aus dem Kapitel »Wie entwickelt sich Eigensprache?« später vertiefen. Der Hauptteil des jeweiligen

Kapitels besteht dann aus Fallbeispielen aus der Praxis, welche ausnahmslos mit geänderten Namen und so weit anonymisiert dargestellt werden, dass Rückschlüsse auf die Identität nicht möglich sind. Ein Fallbeispiel repräsentiert Erfahrungswissen der Autorin/des Autors und spricht Erfahrungswissen der Leserin/des Lesers an. Ein Transfer in den eigenen Berufsalltag wird so erleichtert. Dieses Werk ist aus der Praxis entstanden und richtet sich an die in der Praxis Tätigen. Theoretische Aspekte werden jeweils an den Fallbeispielen demonstriert und hervorgehoben. Auch hier steht die Verständlichkeit im Vordergrund.

Erstmals wird die idiolektische Methode systematisch in ihrer Anwendung bei Kindern und Jugendlichen dargestellt. Es kommen Autorinnen und Autoren zu Wort, die zwischen einem und drei Jahrzehnten Erfahrung sammeln konnten im professionellen Einsatz dieser Methode mit Kindern, Jugendlichen und Eltern.

David Jonas, der Begründer der Methode, war Psychiater und ursprünglich Psychoanalytiker. Etwa zur gleichen Zeit wie John Bowlby (vgl. 1969), der auch als Psychoanalytiker ein biologisches Konzept, nämlich die Bindungstheorie, in die Psychoanalyse einbrachte, entwickelte Jonas ein psychosomatisches Konzept, das »archaischen Relikte«, das ebenfalls auf Verhaltensbeobachtung und evolutionsbiologischen Grundlagen aufbaut. David Jonas hat hauptsächlich mit Erwachsenen gearbeitet. In seinen Veröffentlichungen vor allem aus den 70er-Jahren des letzten Jahrhunderts gibt es allerdings zahlreiche Hinweise zur Entstehung der Eigensprache mit Bezug auf die Kindheit. So kommt er beispielsweise im Kapitel »Der Einfluss frühkindlicher Erziehung auf verschiedene Stressreaktionen« im Buch *Signale der Urzeit* (Jonas u. Jonas 1977, S. 325) zu dem Schluss:

> »Eine spezifische Wirkung [auf psychosomatische Reaktionen, die über sogenannte neurophysiologische Mechanismen vermittelt werden; Anm. des Hrsg.] wohnt nur den Erziehungsmaßnahmen inne; inadäquate Verhaltensmechanismen haben ihren Ursprung entweder im Kind oder in den Eltern. Sie entstehen im Kind, wenn die Widersetzlichkeit gegenüber Erziehungsmaßnahmen erfolglos ist; in Eltern entweder, wenn sie in ihren Anweisungen widersprüchlich sind oder wenn sie keine ausreichende Dominanz über ihre Kinder haben.«

Jonas hatte gemeinsam mit seiner Frau, die Anthropologin war, zwölf Familien mit jeweils fünf bis acht Kindern, von denen nur eins oder zwei an rheumatischer Arthritis litten, während die übrigen Geschwister gesund waren, sorgfältig über drei bis sogar vier Generationen hinweg interviewt. Bei dieser recht aufwendigen empirischen Untersuchung interessierte ihn, warum ein Kind aus derselben Familie auf belastende Lebensereignisse psychosomatische Erkrankungen entwickelt, während die anderen gesund bleiben. Bei seiner Auswertung stützte er sich in erster Linie auf die eigensprachlichen Formulierungen, die er in Bezug setzte zu den anamnestischen Daten inklusive Erziehungsvorstellungen und -stilen, die er von Großeltern, Eltern und Kindern der Indexpatienten erheben konnte. Seine Rückschlüsse waren beachtlich in dem Sinne, dass ihre Evidenz erst zwei bis vier Jahrzehnte später z. B. im Rahmen der Bindungs- und Resilienzforschung mit ausgereifteren neurowissenschaftlichen Methoden erhärtet werden konnten. Die herausragende Bedeutung der frühen Kindheit für das spätere Leben ist zwar in Fachkreisen erkannt, in unserer Gesellschaft jedoch noch nicht ausreichend auf- und ernst genommen worden. Forschungsergebnisse insbesondere seit etwa Anfang der 1990er-Jahre haben die Folgen früher Traumatisierungen einerseits und den prognostischen Wert einer sicheren Bindung sowie einer guten Eltern-Kind-Interaktion andererseits aufzeigen können. Laufend lernen wir mehr über von Geburt an vorhandene subtile Fähigkeiten von Säuglingen. Wir staunen über die Feinfühligkeit und kommunikativen Fertigkeiten von Babys. Dieses Staunen stellt sich bei mir beispielsweise ein, wenn ich Videos von Eltern-Kind-Interaktionen anschaue. Bei jedem erneuten Durchlauf, teilweise in Zeitlupe, kann ich neue Phänomene dieser impliziten Kommunikation erkennen. Heute können diese Fertigkeiten mit unterschiedlichsten wissenschaftlichen Methoden sichtbar gemacht werden. Einige von diesen Untersuchungsbefunden, die für das Verständnis von Dialogen für mich besonders erhellend sind, werden im ersten Kapitel »Wie entwickelt sich Eigensprache?« erwähnt und zusammengefasst. Daniel Stern (2005) und Colwyn Trevarthen (2002) waren Pioniere auf diesem Gebiet und haben für mich durch ihr Charisma und durch die Inhalte ihrer Publikationen die Leidenschaft für dieses Thema sowohl entfacht als auch aufrechterhalten.

Beispielhaft für die Bedeutung der frühen Eltern-Kind-Interaktion für die spätere Entwicklung sei eine aktuelle Untersuchung einer englisch-schottischen Forschungsgruppe (Allely et al. 2013) erwähnt, die statistisch breit abgesichert zeigen konnte, dass der Umfang vokaler Kommunikation, also des stimmlichen Austausches, zwischen Eltern und Babys die spätere psychische Entwicklung voraussagen kann. Dabei wurde lediglich die Anzahl an mütterlichen Vokalisationen in einer Mutter-Kind-Interaktion im Alter von einem Jahr ausgezählt und mit den Befunden dieser Kinder im Alter von sieben Jahren verglichen. Unter vielen Merkmalen war genau dieses das einzige, nämlich die verminderte Anzahl mütterlicher Vokalisationen, das die Erkrankung an einer psychischen Störung im Alter von sieben Jahren voraussagen konnte. Dieses Ergebnis ist sehr bemerkenswert und kann natürlich unterschiedlich interpretiert werden. Es ist aus meiner Sicht auch für die Idiolektik hervorzuheben, weil es aufzeigt, wie entscheidend die nonverbal-vokale Kommunikation ist. Mit anderen Worten: Der Ton macht die Musik! Über den Klang unserer Äußerungen wird unermesslich viel Information vermittelt, ohne dass uns das in der Regel bewusst ist.

Genau diese klanglichen Aspekte von Sprache sind in der idiolektischen Gesprächsführung neben den Schlüsselworten die Hauptorientierung. Die Fragen lauten für mich als Zuhörer: »Wie klingt dieser Satz für mich?« »Was klingt angenehm?« »Was klingt bei mir an?« Das Prinzip ist einfach: Wir führen das Gespräch dort fort, wo es angenehm klingt. Die Umsetzung ist allerdings nicht ganz so einfach, weil wir es gewohnt sind, möglichst genau den Inhalt zu erfassen und bei Problemen nachzufragen. Hier wird deutlich, warum wir besonders in der idiolektischen Gesprächsführung, aber auch für Kommunikation ganz allgemein so ungeheuer viel lernen können von der frühen Eltern-Kind-Interaktion. Die feinen Austauschprozesse lassen sich wie in keinem späteren Entwicklungsalter so offen beobachten.

Auch deshalb ist den Babys und Kleinkindern das zweite Kapitel gewidmet. Es wird herausgearbeitet, wie eine Kommunikation zwischen zwei sehr unterschiedlichen Gesprächspartnern, nämlich den erwachsenen Eltern und dem Säugling, gelingt. Einige Grundprinzipien aus der Eltern-Kleinkind-Psychotherapie werden erläutert und an Fallbeispielen veranschaulicht. Die Bedeutung und der Nutzen der Idiolektik im Rahmen der psychotherapeutischen Behandlung werden jeweils hervorgehoben.

Im nächsten Kapitel geht es um die Vorschulkinder. Es wird gezeigt, wie unser Menschenbild die pädagogische Arbeit mit den kleinen Kindern prägt. Es lohnt sich, uns bewusst zu machen, mit welcher inneren Haltung und mit welchen inneren Bildern wir den

Kindern im Alltag gegenübertreten. In der idiolektischen Arbeit sind dies das Bild des authentischen, des befähigten und lebenstüchtigen und des an sich bemessenen Kindes. Anhand von Beispielen wird demonstriert, wie auf Kinder im Kindergarten oder in einer Kindertagesstätte in kurzen idiolektischen Gesprächssequenzen eingegangen werden kann. So können sie in ihrer eigenen Tätigkeit unterstützt, ihr Gefühl, verstanden zu werden, gefördert und ihre Selbstwirksamkeit gestärkt werden. In den Fallbeispielen wird anschaulich, dass sich auch Konflikte bereits in diesem Alter mit idiolektischen Mitteln lösen lassen.

Dann geht es um die Schulkinder. In der Entwicklungsphase zwischen sechs und zwölf Jahren geht es um die Konsolidierung und weitere Ausdifferenzierung unserer sprachlichen Ausdrucksmöglichkeiten. Nun werden das logische Denken über das Denken und das »paralogische« Denken über Bildhaftes, Symbolisches, Geschichten, Rollenspiele, Metaphorisches und Intuition geübt. Im besten Falle lernt das Schulkind, beide Denkarten zu nutzen. Denn beides ist für einen guten und ungestörten Lernprozess erforderlich. Dabei können wir mit idiolektischen Gesprächen insbesondere das »paralogische« Denken unterstützen und eine Rückbindung zum impliziten Wissen, welches in den ersten Lebensjahren entstanden ist, stärken. Generell können Schulkinder durch eine achtsame und wertschätzende Grundhaltung der Pädagogen ihre Lernfähigkeit verbessern. Durch konsequenten Einsatz von Idiolektischen Gesprächen im schulischen Rahmen können Konflikte aufgefangen und die Motivation von Kindern in der Schule deutlich verbessert werden. An Beispielen wird der Einsatz der idiolektischen Methode sowohl in der Psychotherapie als auch im Schulkontext von Kindern im Schulalter dargestellt und erläutert.

Im nächsten Kapitel werden therapeutische Behandlungen von Jugendlichen exemplarisch beschrieben. Jugendliche reden selten gerne über Probleme. Deshalb ist es hilfreich, wenn wir uns nicht auf die Probleme fokussieren, selbst wenn die Jugendlichen genau ihretwegen zur Beratung oder in Therapie kommen. Auch mit Jugendlichen lässt sich das »Schlüsselwortprinzip«, also das Aufgreifen besonders anklingender Wörter, mit großem Nutzen anwenden. Gerade bei wortkargen Jugendlichen kann das Gespräch in Fluss kommen, wenn ich genau dasjenige Wort aufgreife, das für mich am lebendigsten oder lustvollsten klingt. Ist das Gespräch erst einmal am

Laufen, zeigen sich relevante Themen in der Regel auch auf »Nebenschauplätzen«. Sie können dann sozusagen auf hinreichend sicherem Terrain ausprobieren, wie es sich anfühlt, mit diesem Gegenüber zu sprechen. Wenn es gelingt, sowohl den Prozess des Dialoges als auch die Schau nach innen (»Wie sieht das bei dir aus?« »Wie machst du das?«) in Gang zu bringen, dann unterstützen wir Mentalisierungsfähigkeit, Autonomieentwicklung und Identitätsbildung.

Und schließlich zu den Eltern. Der Dreh- und Angelpunkt bei Therapien und Beratungen von Kindern und Jugendlichen ist die Beziehung des Professionellen zu den Eltern. Werden wir zu Rivalen von Eltern, können wir ihren Kindern kaum helfen. Werden wir zu Partnern der Eltern, können wir für ihre Kinder hilfreich werden. Hier liegt der Nutzen idiolektischer Gespräche, denn ich muss Eltern nicht von meinen eigenen Ideen überzeugen, sondern greife ihre Eigensprache auf und frage nach ihren Ressourcen. Eltern sprechen in der Regel gerne über Fähigkeiten und liebenswerte Eigenschaften ihrer Kinder, auch wenn sie wegen eines störenden oder beunruhigenden Verhaltens Hilfe suchen. Gelingt es, bei den Eltern Ressourcen zu aktivieren, wofür sich die idiolektische Gesprächsführung besonders eignet, dann kommt dies ihren Kindern direkt und indirekt zugute. Auch kann es für Eltern eine neue, bereichernde Erfahrung sein, ihrem Kind zuzuhören, wenn mit ihm ein idiolektisches Gespräch geführt wird. Es kommt vor, dass ein solches Erlebnis gar zum Wendepunkt in einer festgefahrenen Eltern-Kind-Situation wird.

Im nächsten Kapitel geht es um die Eigensprache von Fachpersonen: um den Beitrag der Idiolektik zu einer gelingenden interdisziplinären Zusammenarbeit. Nicht selten beschäftigen verhaltensauffällige Kinder eine Heerschar von Fachpersonen. Es tritt häufig die Situation ein, dass es sehr unterschiedliche bis hin zu widersprüchlichen Sichtweisen und Vorstellungen bezüglich des Problems des Kindes und bezüglich der Ziele und Methoden einer Hilfestellung gibt. Im ungünstigen Fall neutralisieren oder blockieren sich die verschiedenen Helfer. Kind und Eltern werden verwirrt. Im günstigen Fall können eine gemeinsame Haltung oder zumindest eine Rollenklärung und eine gegenseitige Wertschätzung erfolgen. Der Nutzen der Idiolektik liegt hier beim offenen Nachfragen und dem echten Interesse an der Sichtweise der anderen Fachperson. Ich muss die anderen Fachpersonen nicht mehr von meiner Sichtweise überzeugen, sondern ich interessiere mich für die ihre. Einfache, konkrete

Fragen erleichtern es auch Fachpersonen, nicht in Fachjargon zu verfallen, sondern sich verständlich auszudrücken. Am Beispiel einer interdisziplinären Teamsitzung wird der Nutzen idiolektischer Fragen auch im Sinne einer Metastrategie veranschaulicht. Wie rasch so authentische Informationen gesammelt und ein ressourcenorientierter Teamprozess in Gang gebracht werden kann, wird aufgezeigt.

Im letzten Kapitel wird der Nutzen der idiolektischen Methode, welcher im Laufe der Lektüre der Praxisbeispiele möglicherweise implizit schon erfasst wird, explizit in Worte gekleidet. Alle beteiligten Autoren und Autorinnen wurden gebeten, diesen Nutzen aus ihrer eigenen Sicht zu formulieren. Der Herausgeber hat die Aussagen für dieses letzte Kapitel zusammengefasst und mit einzelnen Zitaten versehen.

Eine verblüffende Tatsache beschäftigt mich immer wieder: In vielen psychotherapeutischen Ausbildungen, die mir bekannt sind, wird der sprachliche Dialog im engeren Sinne wenn überhaupt, dann vorwiegend in einer theoretischen Form abgehandelt. Das konkrete Üben kommt häufig zu kurz. Wirksame Gespräche beruhen aber nicht nur auf der Anwendung spezifischer Theorie, Methodik und Technik, sondern auch auf der Haltung des Gesprächsleiters und seiner Art der Beziehungsgestaltung und dem entsprechenden fortwährenden Üben. Dies zeigt auch die aktuelle psychotherapeutische Wirksamkeitsforschung. Ein zentrales Anliegen der idiolektischen Ausbildung (siehe auch Kap. »Ausbildung in Idiolektik«) ist es, neben Vermittlung und Einüben einer sorgfältigen Technik eine solche günstige Grundhaltung mittels Erfahrungslernen zu entwickeln. Denn wie die Leser im ersten Kapitel über kindliches Lernen erfahren können, funktioniert Lernen auch bei Erwachsenen – unabhängig vom individuellen Lerntyp – generell besser über den Praxisbezug, über Beziehungserfahrung, Ausprobieren, Experimentieren, Versuch und Irrtum, kurz gesagt: als ein sich entfaltendes Lernen. Die idiolektische Methode versteht sich nicht als umfassende eigenständige Psychotherapieschule, sondern als ein Zusatzverfahren, das sich in unterschiedliche Vorgehensweisen, Ansätze und Kontexte integrieren lässt.

Zum aktuell 24 Trainer umfassenden Dozententeam der Gesellschaft für Idiolektik und Gesprächsführung gehören drei Kinder- und Jugendpsychiater und fünf Personen aus pädagogischen Fachbereichen. Auch an dieser Tatsache ist abzulesen, dass diese Form der

Gespräche Menschen, die mit Kindern und Jugendlichen arbeiten, von Nutzen ist.

Zum Schluss dieser Einleitung möchte ich zunächst den Autorinnen und Autoren danken, die alle auf meine Anfrage sofort und ohne Zögern zugesagt haben, ihre Erfahrungen zu Papier zu bringen. Es war für mich eine große Freude, mich mit ihnen auszutauschen, an ihrem Erfahrungsreichtum teilzuhaben und von ihnen zu lernen. Mein Dank geht auch an Therese Steiner, die das treffende Vorwort zum Buch geschrieben hat, und an das Team des Carl-Auer Verlages. Nach den hervorragenden Vorerfahrungen mit unserem ersten Werk in diesem Verlag, *Schlüsselworte – Idiolektische Gesprächsführung in Therapie, Beratung und Coaching* (Bindernagel, Krüger, Rentel u. Winkler 2010) war es ein Leichtes, dort anzuknüpfen und diese verlässliche und unterstützende Zusammenarbeit fortzuführen. Ein Dank geht an alle Menschen, die mir geduldig zuhörten in Gesprächen über Inhalte dieses Buches oder Manuskripte gelesen und mir viele hilfreiche Rückmeldungen gegeben haben. Mein Ziel war es dabei stets, die Inhalte einfach, konkret und verständlich in Sprache zu bringen. Einen besonderen Dank möchte ich allen Expertinnen und Experten aussprechen, die sich die Zeit genommen haben, das Manuskript zu lesen und Kommentare abzugeben. Der letzte Dank geht an alle Kinder und Eltern, von denen ich im Laufe meines Lebens in Therapien, Gesprächen und Begegnungen über Eigensprache und Kommunikation lernen konnte und immer noch lerne.

1 Wie entwickelt sich Eigensprache?

Daniel Bindernagel

Theoretische Einführung

In den 1970er-Jahren des letzten Jahrhunderts entwickelte der Psychiater David Jonas die Methode der Idiolektik, die Lehre von der Eigensprache des Individuums. Er bezog sich bei dieser Wortschöpfung auf den Begriff des Idiolektes aus der Linguistik, der das individuelle Sprachmuster eines Sprechenden mit all seinen phonetischen, grammatischen und die Wortwahl betreffenden Vorlieben beschreibt (siehe Einleitung). Idiolektik ist ein Konzept, das seinen Ursprung aus der sorgfältigen Analyse von sprachlichem Austausch in Arzt-Patient-Kontakten in der klinischen, vor allem psychosomatischen Praxis nahm. Später untersuchte David Jonas sprachbezogene Kommunikation in Alltagssituationen und integrierte Befunde aus der Kommunikation von Primaten. David Jonas, ursprünglich Psychoanalytiker, erkannte, dass es sehr nützlich ist, den therapeutischen Dialog zu vereinfachen und sich als Therapeut aktiv in den Dialog einzubringen. Dazu griff er sogenannte Schlüsselworte und bildhafte Beschreibungen auf und ging konsequent auf sie ein.

In diesem Kapitel möchte ich der Frage nachgehen, wie sich die eigene Sprache ontogenetisch, also im Laufe eines menschlichen Lebens entwickelt. Dabei werde ich das Konzept der Eigensprache verknüpfen mit anderen Entwicklungstheorien, psychoanalytischen Konzepten und mit neuen Befunden aus der Entwicklungspsychologie, der Säuglingsforschung, der Verhaltensforschung und den Neurowissenschaften. Ich werde eine Auswahl von Themen aus dem umfassenden Gebiet der Entwicklungspsychologie treffen, die für das Verständnis des Konzeptes der Eigensprache hilfreich ist. Zielführend bei der Auswahl dieser Anknüpfungspunkte ist für mich die Frage: Wie können wir uns die Entstehung von Eigensprache erklären? Doch zunächst ganz einfach: Der Mensch äußert sich über Sprache. Wir können Sprache also als interaktive Oberfläche des Menschen betrachten, über die er mit seiner Umgebung in Kontakt tritt.

Unter dieser Oberfläche liegen viele Schichten, die sich im Laufe seines Lebens bis zu diesem Moment, in dem ich seine Äußerung höre, gebildet haben. Diese Schichten können wir vergleichen mit Sedimenten seiner bisherigen Lebenserfahrungen. Durch die Sedimente hindurch bis hin zur sprachlichen Oberfläche zeigen sich die Spuren unserer im Laufe des Lebens gesammelten Erfahrungen. Allerdings sind die Schichten nicht wie geologische Sedimente fixiert, sondern veränderbar. Sie können sich aufgrund neuer Erfahrung neu organisieren und miteinander in Kontakt treten. Diesen Aspekt würde das Bild eines lebendigen Organs wie beispielsweise der Haut, deren verschiedene Schichten mit Blutgefäßen und Nervenfasern untereinander in Kontakt sind, besser veranschaulichen. Auch der regenerative, das heißt sich erneuernde und entwickelnde Aspekt kommt im Schichtenbild der Haut gut zum Ausdruck.

Im Zentrum dieses Kapitels steht natürlich die Sprachentwicklung. Zu betonen ist, dass es um »normale« Sprachentwicklung geht, Spracherwerbsstörungen werden teilweise erwähnt, aber nicht ausgeführt. Zur Behandlung von Spracherwerbsstörungen bedarf es der Logopädie. Hier kann die idiolektische Methode hilfreich ergänzen, keinesfalls ersetzen. Der Blick auf die Sprachentwicklung ist kein »klassischer«. Der Blick erweitert sich auf andere Entwicklungsbereiche, beispielsweise die Bereiche der Bindung und Beziehung, der Vitalitätsformen, der Motivation und Intention, des Fühlens und Denkens und der Interaktion, welche alle besonders in die impliziten Schichten von Sprache (siehe Abb. 1) hineinwirken. Wir werden sehen, dass vor allem der Blick auf die vorsprachliche Entwicklung, also auf die Lebensphase, in der wir noch keine Wörter für unsere Kommunikation verwenden, die impliziten Schichten von Sprache erhellen kann. Hinsichtlich des kommunikativen Aspektes können wir Sprache auch als ein Mittel zur Bewältigung unserer ursprünglichen Trennung zunächst von der Mutter, später von anderen Menschen generell betrachten. Sie hilft uns, als eigenständige Wesen in der Welt zu sein. Sprache bewegt sich unter diesem Blickwinkel an der Grenze zwischen der Subjektivität des Einzelnen und der Objektivität der Sprachgemeinschaft. Sprache kann hier Grenzen zwischen Individuen überwinden, Nähe und Vertrauen herstellen und damit die Trennung zwischen Menschen überbrücken. Auf der anderen Seite kann Sprache z. B. durch sprachliche Missverständnisse auch Trennung zwischen Menschen schaffen. Sie kann auch bewusst dazu eingesetzt werden, Grenzen zu betonen, sich abzugrenzen und Distanz zu schaffen. Sie dient also im weitesten Sinne auch der Nähe-Distanz-Regelung zwischen Menschen.

Im Laufe der kindlichen Entwicklung werden die verschiedenen Funktionen von Sprache durchlaufen. Auch deshalb ist der folgende Streifzug durch die Entwicklungspsychologie für den Gebrauch von Sprache im Erwachsenenalter sehr erhellend. Unabhängig von der jeweiligen Funktion von Sprache bleibt sie in großem Ausmaß subjektiv, das heißt eigensprachlich.

Ich werde im Weiteren herausarbeiten, welche Entwicklungsschritte im jeweiligen Alter anstehen und welche Bedeutung hier jeweils das Konzept der Eigensprache haben kann. Dieser letzte Schritt wird zu großen Teilen hypothetisch sein, da diese Reflexion in dieser Form erstmals angestellt wird. Wenn wir Entwicklungsphasen betrachten, ist zunächst festzuhalten, dass diese Phasen nicht fix sind und meistens nicht gegenüber den vorherigen oder späteren Phasen durch eine klare Markierung abgegrenzt werden können. Wichtig ist insbesondere bei der Sprachentwicklung, dass es sensible Phasen gibt, in denen wichtige Lernvorgänge geschehen müssen. Wenn sie nicht stattfinden, ist ein späteres Nachholen, wenn dieses »Entwicklungsfenster« geschlossen ist, sehr schwierig und aufwendig.

Für das bessere Verständnis einzelner Entwicklungsphasen braucht es einige theoretische Grundlagen. Theorien versuchen, eine möglichst große Anzahl von Phänomenen zu erfassen und zu erklären. Sie können sich untereinander widersprechen und ergeben dann kein einheitliches Erklärungsmodell. Dies stellt die Geduld der Leserin und des Lesers auf die Probe. Anhand der zahlreichen Fallbeispiele mit entsprechenden Reflexionen in den folgenden Kapiteln können die theoretischen Ausführungen an der Praxis nachvollzogen und überprüft werden.

Beginnen möchte ich mit einer Unterscheidung zwischen zwei grundlegend verschiedenen Wissensformen: dem impliziten und dem expliziten Wissen.

Wie in Abbildung 1 in Pfeilform angedeutet, entwickeln sich beide Wissensformen unser ganzes Leben lang weiter. Sie werden laufend durch alltägliche Erfahrung genutzt und verändern sich dadurch. Schon Anna Freud hat in den 1970er-Jahren (Freud 1980) von einem »Konzept der Entwicklungslinien« gesprochen. Sie hat verschiedene Erlebensdimensionen beschrieben, die sich aus einer wechselseitigen Beeinflussung von angeborenen Anlagen, dem »Es«, dem »Ich« und den Umwelteinflüssen entwickeln würden (ebd., S. 2690 ff,). Ich verwende das Modell vom impliziten Wissen und expliziten Wissen lieber, weil es einfacher, anschaulich und ganzheitlich ist. Ebenso wie der Begriff des Unbewussten und der des Es in der Psychoanalyse bleibt auch das »«implizite" Wissen teilweise spekulativ, weil es sich eben gerade der expliziten Sprache und dem Verstand entzieht. Die Unterscheidung zwischen beiden Wissensstrukturen ist dennoch für die idiolektische Methode enorm wichtig, weil die impliziten Anteile von Sprache hier eine entscheidende Rolle spielWährend explizites Wissen in Worten ausgedrückt werden kann, ist dies beim impliziten Wissen nicht direkt möglich. Implizites Wissen ist also nonverbal. Es besteht zunächst einmal aus sinnlicher Erfahrung und motorischen Antworten und baut sich auf Bindungserfahrungen bezüglich der primären Bezugspersonen auf. Es ist davon auszugehen, dass das Implizite Wissen verschiedene Bereiche umfasst und sehr umfangreich und nuancenreich ist. Einer diese Bereiche ist unser Beziehungswissen, welches Teilhaben am Erleben des anderen, Erkennen von Intentionen sowie die Affektregulation, also die Art und Weise, wie wir unsere Gefühle regulieren, mit einschließt. Ein weiterer Begriff kann mit dem impliziten Wissen in Zusammenhang gebracht werden: Es ist das prozedurale Wissen in seiner erweiterten, ebenfalls die Affekte und die Beziehungsregulation mit einschließenden Bedeutung. Mit prozeduralem Wissen sind zunächst erlernte komplexe motorische Abläufe wie zum Beispiel beim Fahrradfahren oder Schwimmen gemeint. Das prozedurale Wissen bezieht sich aber nicht nur auf die Motorik, sondern eben auch auf die Affekte und die Beziehungsregulation. Verallgemeinernd ausgedrückt, geht es hier um das Know-how, also das »Gewusst, wie«, also das Wissen, wie etwas geht, wie ich überhaupt lernen kann. Implizites Wissen bleibt entgegen früherer Annahmen das ganze Leben erhalten und differenziert sich weiter aus. Beim impliziten Wissen gibt es keine semantische und symbolische Bedeutungsebene.

Über diese Bedeutungsebenen verfügen wir erst, wenn wir Sprache erlernen. Mit Worten können wir Wissen abrufen und ausdrücken. Es ist nun explizit. Wir können etwas erklären (deklaratives Wissen), wir können Ursache-Wirkungs-Beziehungen benennen (Kausalität), wir verfügen über Faktenwissen (Semantik) und wir können symbolisch sprechen. Explizites Wissen ist potenziell bewusst, implizites Wissen unbewusst. Beide Wissensbereiche umfassen funktionelle Gedächtnissysteme, die sich in der Eigensprache verschränken und in der idiolektischen Methode besondere Beachtung finden.

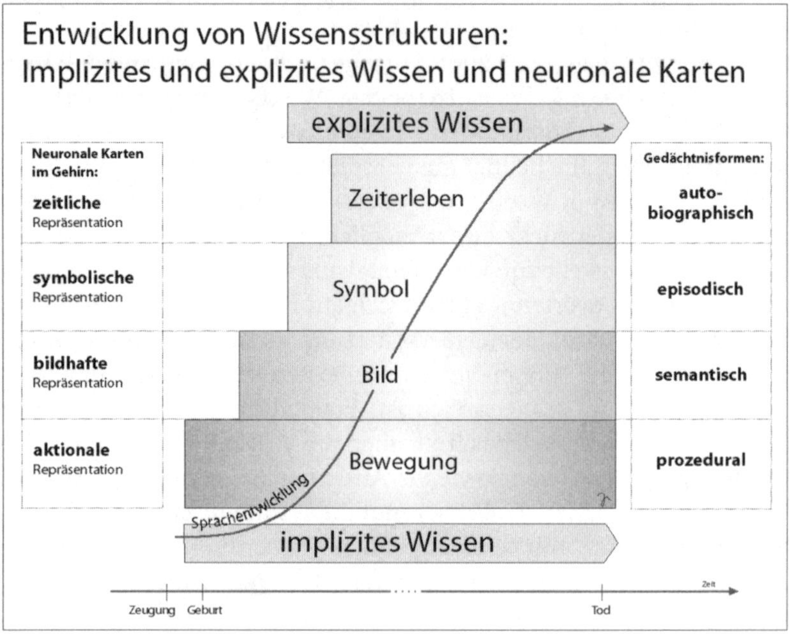

Abb. 1: Entwicklung von Wissensstrukturen (nach Bindernagel 2010, S. 79)

Die Entwicklung von Begriffen vollzieht sich auf der Grundlage von vier basalen Repräsentationssystemen, die in der funktionellen Hirnforschung auch als sogenannte neuronale Karten bezeichnet werden; es sind: die Aktion, das Bild, das Symbol und das Zeiterleben (siehe Abb. 1). Wie zu zeigen sein wird, finden diese vier Ebenen in idiolektischen Gesprächen eine Analogie im methodischen Vorgehen. Begriffe sind verdichtete Konzepte. Sie sind vergleichbar mit Handlungsschablonen, mit denen die Welt erkundet werden kann (Resch 1996). Sie sind gleichzeitig Modelle der Wirklichkeit. Sie ermöglichen Antizipation der Welt, d. h., vorwegnehmend an der Welt teilzuhaben. Das Kind konstruiert seine Begriffe subjektiv in der Interaktion mit den primären Bezugspersonen (siehe oben). Später bekommen Begriffe zunehmend abstraktere Merkmale. Es ist aber davon auszugehen, dass in jedem Begriff, sei er auch noch so abstrakt, eine ursprüngliche durch subjektive Erfahrung entstandene Matrix enthalten ist. Das ist die Tiefendimension der Eigensprache. Im Bild der geologischen Schichten gesprochen, ist hier die Rede von den frühen, tiefer gelegenen Sedimenten. Jedes Denken erfordert eine innere Vergegenwärtigung von Information. Diese innere Vergegenwärtigung kann nach Jerome Bruner (1987) Repräsentation genannt werden. Jerome Bruner beschreibt drei unterschiedliche Medien, in denen Informationen vergegenwärtigt werden können. Diese drei Medien bilden sich in der kindlichen Entwicklung nacheinander und übereinander aus. Das erste Medium ist die Aktion, das zweite das Bild und das dritte das Symbol. Die aktionale (d. h. handlungsbetonte) Repräsentationsform beginnt bereits vorgeburtlich und entwickelt sich im ersten Lebensjahr. Hier werden kinästhetische Erfahrungen, also die Bewegung betreffende Empfindungen, gespeichert. Es ist davon auszugehen, dass neben diesen kinästhetischen Erfahrungen über das auditiv-vibratorische Erleben der intrauterinen Klangwelt auch erste »protomentale« Repräsentationen von Klang gebildet werden, die bereits mit emotionaler Erfahrung verknüpft sind (vgl. Maiello 2013). Vermutlich macht das Baby im Bauch erste Erfahrungen von Kontinuität durch das unaufhörliche Wahrnehmen des mütterlichen Grundrhythmus von z. B. Herzschlag und Atmung und Darmgeräuschen. Dieses »Geräuschuniversum«, das die erwähnten rhythmischen Geräusche sowie die arrhythmischen Klänge wie z. B. die mütterlichen Darmgeräusche umfasst, fällt bei Geburt abrupt weg. Hingegen bleibt die mütterliche Stimme, die das Neugeborene wiedererkennt, erhalten. Andererseits kann das Baby bereits im Bauch seine erste Erfahrung von Diskontinuität, also Trennung, machen, indem es zeitweise die mütterliche Stimme hört und streckenweise nicht hört, weil die Mutter nicht spricht. Darüber hinaus weisen Untersuchungen darauf hin, dass der Fetus bereits auf die Qualität der mütterlichen Stimme reagiert. Diese »Vor«-Repräsentationen vollziehen sich in vorsprachlichen, intuitiven Austauschprozessen zwischen Eltern, vor allem der Mutter, und Kind, mit denen das implizite Wissen aufgebaut wird. Die aktionalen und möglicherweise auch klanglichen Repräsentationsformen dienen als erstes inneres Bezugssystem für eigene Handlungen. Die aktionale begriffliche Vorstellung von Objekten ist ausschließlich durch die an ihnen vorgenommenen Handlungen definiert. Der kindliche Begriff ist hier noch im wahrsten Sinne des Wortes das Ergebnis des Begreifens (Bullens 1983). Das erste Medium des Denkens ist damit die Aktion. Ab dem ersten Lebensjahr wird diese erste Repräsentationsform von der bildhaften (ikonischen) Repräsentationsform überlagert. Die bildhafte Darstellung ermöglicht die sensorische Repräsentation von Erfahrungen aller Sinneskanäle. Innere Bilder oder Szenen können jetzt abgespeichert und später wieder abgerufen werden. Mit dieser neuen Darstellungsform kann sich das Kind allmählich von der an unmittelbare Handlungen gebundenen Repräsentation lösen. Beide Repräsentationsformen, die aktionale und die bildhafte, bleiben bis ins Erwachsenenalter erhalten. Sie können beispielsweise im Traum oder in kreativen Tätigkeiten handlungsbestimmend werden. Die idiolektische Methode fokussiert diese beiden Repräsentationsformen durch die Art des Fragens nach Handlungen und nach Bildern. Sie versucht so; dem Gegenüber diese meist im impliziten Wissen liegenden Bereiche zugänglicher zu machen. Etwa ab dem Alter von 18 Monaten beginnt die dritte, die symbolische Repräsentationsform. Es werden nun nicht mehr einzelne Wahrnehmungsinhalte, sondern stellvertretend dafür Symbole repräsentiert. Spätestens mit Beginn der symbolischen Repräsentation können wir das semantische Gedächtnis, d. h. das Abrufen von Fakten, verwenden. Das wichtigste Mittel dafür, die Bedeutung von Objekten und Szenen symbolisch begrifflich festzuhalten, ist die Sprache. Wenn das Kind diese Stufe erreicht hat, beginnt es, Erfahrungen aus den aktionalen – möglicherweise auch klanglichen – und bildhaften Repräsentationsformen neu zu strukturieren. Aber auch innerhalb der symbolischen Repräsentationsform kommt es immer wieder zu Neuorganisationen des Wissens.

Damit sind wir an einem entscheidenden Punkt für idiolektische Gespräche oder für therapeutische Situationen ganz allgemein angelangt. Leibliche, über die Bewegung und Muskelempfindung und klanglich vermittelte Wahrnehmungen und Erfahrungen, die ihren Ursprung in der aktional-klanglichen Repräsentation haben, fließen in unser implizites Wissen ein, das sich meist nicht in Worte fassen lässt, aber dennoch unser Verhalten stark beeinflusst. In einem idiolektischen Gespräch kann dieser Bereich genutzt werden, indem nonverbale Signale des Gesprächspartners laufend registriert und ernst genommen werden. Sie können wie ein Kompass als Orientierungshilfen für den Verlauf des Gespräches verwendet werden.

Vereinfacht gesagt, zeigen positive Signale den Weg an, negative weisen darauf hin, vorzugsweise eine andere Richtung einzuschlagen. Hilfreich für das Verständnis nonverbaler Signale ist auch das auf den ersten Blick etwas abstrakt scheinende von Daniel Stern (2011) beschriebene Konzept der »dynamischen Vitalitätsformen«. Stern hält sie für die fundamentalsten aller gefühlten Erfahrung (ebd., S. 19). Erkennbar würden Vitalitätsformen nicht über den Inhalt, sondern in der Art und Weise, wie etwas ausgedrückt werde. Diese Art und Weise könne mit den fünf Kriterien der Bewegung, der Zeit, der Kraft, des Raums und der Gerichtetheit wahrgenommen und beschrieben werden. Stern schildert, wie hilfreich es im therapeutischen Dialog sein kann, sich genau auf diese Ebene, nämlich die Dynamik des Ausdruckes einer Geste oder einer Sprechweise, zu beziehen. Eine andere Technik der Idiolektik ist das Aufgreifen von Verben statt Substantiven. So können aktionale Repräsentationsformen, also prozedurales Wissen, aktiviert werden und damit neue Verknüpfungen zwischen Sprache und Handlung und »gespürtem Wissen« entstehen. Ein Erlebnis, über das in dieser Weise gesprochen wird, kann dann anders »gespürt« oder erfahren werden. Bildhafte Erfahrungen sind prinzipiell verbalisierbar und somit dem expliziten Wissen und der Sprache leichter zugänglich. Das systematische Aufgreifen- und Beschreibenlassen von Bildern aktiviert die Ebene der bildhaften Repräsentationsformen. Durch diese Aktivierung werden wiederum Verknüpfungen zwischen explizitem und implizitem Wissen erleichtert. Bilder können so in einem idiolektischen Gespräch in einer neuen Weise wahrgenommen werden. Ungefähr ab dem vierten Lebensjahr stellt sich die vierte Repräsentationsform ein: Nun fangen wir an, uns in der Zeit selbst zu erleben. Hier beginnt die Fähigkeit zu virtuellen Zeitreisen. Damit ist die Grundlage für das autobiografische Gedächtnis geschaffen. Wir können in einem Gespräch, einer mentalen Zeitmaschine gleich, in die Vergangenheit und die Zukunft reisen. In einem idiolektischen Gespräch beobachten wir zuweilen, dass das Zeitgefühl abhandenkommt. Dies ließe sich damit erklären, dass durch eine starke Aktivierung der bildhaften und aktionalen Ebene das aktuelle Zeiterleben und die Symbolebene im Hier und Jetzt während der virtuellen Zeitreise übersprungen werden. Symbolebene und Zeiterleben werden erst in der Schlussphase beim »Zurückkommen« aktiviert, wenn über das Gespräch, das stattgefunden hat, reflektiert wird. Ein solches Erleben ermöglicht wiederum die oben erwähnten Verknüpfungen zwischen impliziten und explizitem Wissen und damit eine Neuorganisation von Gedächtnis, wie z. B. eine Modifikation einer traumatischen Erinnerung.

Das Neugeborene: Hier bin ich! Wie finde ich meinen Rhythmus und meine Befriedigung?

Die Vorstellungen und Kenntnisse betreffend das menschliche Neugeborene haben sich seit den 1990er-Jahren grundlegend gewandelt: vom Bild eines unreifen, durch eine »autistische Schale« abgeschirmten, passiven Organismus, der mit Reflexen und angeborenen Signalen ausgestattet ist, hin zu dem Bild eines neugierigen, lernbereiten Gegenübers, das aktiv mit allen Sinnen nach angemessener Strukturierung sucht und selbst mit eigenem Verhalten Einfluss auf die Welt nehmen kann. Dieser allgemeinen Feststellung würden vermutlich die meisten Exponenten aus der Säuglingsforschung zustimmen. Unterschiedlicher sind hingegen die Vorstellungen davon, wie ein Neugeborenes oder ein einjähriger Säugling die Welt selbst erlebt, was sich in seinem Inneren abspielt. Diese Vorstellungen werden stark vom theoretischen Hintergrund und von der Sichtweise des jeweiligen Forschers oder Praktikers geprägt. Doch bleiben wir zunächst bei den durch Beobachtung gesicherten Kenntnissen über Neugeborene.

Zunächst muss festgehalten werden, dass ein menschliches Neugeborenes eine physiologische Frühgeburt ist, das heißt im Vergleich zu neugeborenen Tieren sehr unreif ist und auf umfassende körperliche und emotionale Pflege angewiesen ist. Dennoch – oder vielleicht gerade deshalb – verfügen Neugeborene bereits über erstaunliche Fähigkeiten zur sozialen Interaktion. Normalerweise kriechen sie wenige Augenblicke nach der Geburt zur Brustwarze der mütterlichen Brust, öffnen den Mund und platzieren ihn perfekt, solange man sie dabei z. B. durch sofortiges Waschen nicht stört. Wäscht man die eine Brust, kriecht, es dem Geruch folgend, zur anderen. Neugeborene versuchen auch auf andere Weisen sehr aktiv, Bonding-Reaktionen von Erwachsenen auszulösen (Music 2011). Mit »Bonding« ist gemäß Karl Heinz Brisch (1999) das elterliche Bindungsverhalten gegenüber ihrem Kind gemeint, welches wiederum sichere Bindung vom Kind zu den Eltern fördert. In der Neugeborenenperiode betrifft dies in erster Linie Körperkontakt und intuitives feinfühliges Pflegeverhalten. Neugeborene ziehen lebendige Gesichter unbelebten Objekten vor und reagieren ihnen gegenüber anders, indem sie den Blickkontakt suchen, auf Erwiderung und ein Lächeln warten. In einem Experiment konnte gezeigt werden, dass Neugeborene in kurzer Zeit lernen können, über eine Veränderung ihrer Saugfrequenz an der mütterlichen Brust, genauer gesagt: über eine Senkung ihrer sonst gewohnten Saugrate die auf einem Tonträger aufgenommene mütterliche Stimme gegenüber anderen Stimmen auszuwählen. Ja, sie wählten sogar bestimmte vorgelesene Geschichten aus, die ihnen offenbar mehr zusagten als andere (De Casper a. Spencer 1986). Eine ausgeprägte Lernfähigkeit und interaktive Kompetenz werden hier deutlich. Mit anderen Experimenten kann nachgewiesen werden, dass das Neugeborene sowohl den Geruch als auch die Stimme der Mutter erkennt. Über Hautkontakt reguliert die Mutter genau die richtige Körpertemperatur des unbekleideten Babys. Auch in diesem Bereich zeigt sich also ein sich gegenseitig regulierendes Zwei-Personen-System. 20 Minuten nach Geburt können Neugeborene imitieren. Streckt ein Elternteil die Zunge raus, beobachtet das Baby sorgfältig und streckt nach mehreren Versuchen selbst seine Zunge heraus (Meltzoff 2007; Gopnik et al. 2007). Bemerkenswert ist, dass das 20 Minuten alte Baby nicht weiß, dass es eine Zunge hat, aber irgendwie das, was es sieht, in eine eigene Geste übersetzt. Daniel Stern nimmt an, dass ihm das nur gelingt, weil es sich bereits in einer sehr einfachen Art und Weise in sein Gegenüber hineinversetzen kann. Wahrscheinlich wird diese erste Form der zwischenmenschlichen Resonanz über Spiegelneurone vermittelt. Neuste Untersuchungen zeigen, dass Neugeborene Fingergesten deutlich zeitversetzt imitieren und sogar differenzieren zwischen einem, zwei und drei Fingern, die gestreckt werden (Nagy et al. 2014). Im Rahmen der Studie von Emese Nagy konnte darüber hinaus nachgewiesen werden, dass es sich bei diesem Imitationsverhalten nicht um ein rein reflektorisches Verhalten handelt, sondern dass bereits in den ersten Lebensstunden Lernprozesse stattfinden.

Nun zur Frage des subjektiven Erlebens: Entgegen den oben ausgeführten Definitionen von Repräsentationen geht die Kognitionspsychologin Doris Bischof-Köhler (2011) davon aus, dass Neugeborene keine Repräsentationen im Sinne von »Vergegenwärtigungen« haben, sondern nur Erleben können im Sinne von »Angetroffenem«

(S. 50). Ein »Vergegenwärtigen« setze Vorstellungsvermögen voraus, was frühestens ab 18 Monaten möglich sei. Psychoanalytisch orientierte Praktiker und Forscher, wie z. B. Björn Salomonsson (2013, 2014) oder Suzanne Maiello (2013) schreiben dem Neugeborenen und Säugling tendenziell mehr Fähigkeiten zu. Dieses Phänomen wird von anderen Psychoanalytikern wie z. B. Daniel Stern oder Peter Fonagy selbstkritisch reflektiert. Stern warnte wiederholt davor, im Baby einen kleinen Erwachsenen zu sehen (Adultomorphisierung) oder seine Fähigkeiten zu idealisieren. Er spricht von Vorformen von Repräsentationen, den oben bereits erwähnten »dynamischen Vitalitätsformen«, welche vom Lebensbeginn an bestehen würden. Erst später würden diese Formen durch interaktive Erfahrungen gefüllt mit Emotionen und Motiven, wobei die Formen in den nonverbalen Signalen weiterhin erkennbar seien.

Natürlich haben sich die Kenntnisse nicht nur über die Säuglinge, sondern auch über die Eltern gewandelt und erweitert. Mechthild Papousek (1994) beschreibt eine »intuitive elterliche Didaktik in der vorsprachlichen Kommunikation«. Damit ist ein auf das Baby fein abgestimmtes intuitives, unbewusstes non- und paraverbales Verhalten der Eltern innerhalb der Eltern-Kind-Beziehung gemeint. Entscheidend für die Qualität dieser Kommunikation sind die Feinfühligkeit und die Responsivität. Feinfühligkeit ist erkennbar an einer warmherzigen Art und an prompten sowie angemessenen Antworten. Sind diese Antworten bezogen auf die »Themen« des Kindes, werden sie als responsiv bezeichnet (vgl. Rauh 2014). Eine erfolgreiche Kommunikation zwischen dem Neugeborenen und den Eltern auf so unterschiedlichen Ebenen wie der des Schreiens und auf der der ausgereiften Sprache wäre vermutlich zum Scheitern verurteilt, wenn sich die Eltern nicht den eingeschränkten Voraussetzungen des Neugeborenen auf spezifische Weise anpassen würden. Dieser Anpassungsprozess ist bei genauerer Betrachtung hochkomplex und umfasst Bereiche wie spielerische Lautimitation, Silbenimitation, Wortnachahmungen, Abwechseln von Zuhören und Vokalisieren, Takt und Timing von Vokalisation. Sehr wichtig für das Kind sind bei der Wechselseitigkeit des Timings die Pausen und das sogenannte Turn Taking, also das Phänomen, dass sich beide Interaktionspartner abwechseln. Beatrice Beebe, eine psychoanalytisch orientierte Face-to-Face-Kommunikationsforscherin, hat herausgefunden, dass es bestimmte Vokalisationsmuster gibt, wenn man die Vokalisationslinie der Mutter mit der eines Säuglings vergleicht (siehe Beebe et al. 2002). Vereinfacht gesagt, braucht es Pausen zwischen den Vokalisationseinheiten. Dann kann sich das Baby beruhigen. Wenn sie sich überschneiden, steigt der Erregungszustand des Babys. Colwyn Trevarthen (2002) ließ Vokalisationslinien von Mutter und Kind von Musikern analysieren. Sie kamen zu dem Ergebnis, dass diese Linien komponierten Partituren glichen. Trevarthen spricht davon, dass ein Säugling bereits über die gleichen intrinsischen, also innerlich vorhandenen, rhythmischen Parameter verfügt wie wir Erwachsenen. Des Weiteren fand er, dass nicht nur die Eltern, sondern auch die Babys feinfühlig und responsiv sind.

Faszinierend ist, dass sich der intuitive elterliche Anpassungsprozess »wie von selbst« entlang den Bedürfnissen der kindlichen vorsprachlichen Entwicklungsphasen orientiert. Diese un- oder vorbewusste Didaktik ist mal unterstützend, mal fordernd, mal nächste Schritte induzierend oder vorwegnehmend, also dem Baby jeweils einen kleinen Schritt voraus. Folglich kann ein Neugeborenes, genau genommen, nicht allein, sondern sinnvollerweise in der Dyade Mutter-Kind, besser noch in der Triade Mutter – Vater – Kind (Fivaz-Depeursinge u. Corboz-Warnery 2001; Fivaz-Depeursinge 2009, 2014) betrachtet und beschrieben werden. Zentral ist für das Neugeborene die Regulation seiner Körpervorgänge und seines Körperempfindens. Im Rahmen der Nahrungsaufnahme und des Schlaf-Wach-Rhythmus erwirbt der Säugling erste Fähigkeiten zur Selbstregulation. Er lernt, seinen eigenen Rhythmus zu finden und sich selbst zu beruhigen. Dabei ist er angewiesen auf seine primären Bezugspersonen und ihre Fähigkeiten zur Selbstregulation. So entsteht zwischen beiden und – insofern ein Vater anwesend ist – zwischen allen dreien ein System der Co-Regulation.

Und die Eigensprache des Neugeborenen?

Dass ein Neugeborenes bereits eine eigene Sprache spricht, einen ihm ganz eigenen Ausdruck hat, können uns am besten Hebammen bestätigen. Sie erkennen häufig wenige Minuten nach der Geburt Eigenheiten des kleinen Menschen, der soeben das Licht der Welt erblickt hat. Abgesehen davon, dass dies eine beachtliche Fähigkeit der Hebammen ist, können in diesem Zusammenhang unbedachte Äußerungen (wie zum Beispiel: »Der wird sie noch auf Trab halten«) zu einer anhaltenden Beschäftigung über Jahre hinweg bei den Eltern führen. Es sind wahrscheinlich nicht nur die Temperamentsfaktoren, also die Eigenschaften, die das Kind mit auf die Welt bringt, die die Eigenheiten des winzigen Menschen ausmachen. Sondern es ist auch die ganz eigene Art, in Kontakt zu treten, zu schauen, den Kopf zu drehen und die eigene Mimik »auszuprobieren«. Das Lächeln in den ersten Lebenstagen wird im Volksmund auch als »Engelslächeln« bezeichnet. Welche Funktion dieses Lächeln hat und was im Baby dabei vorgeht, ist bisher unbekannt. Jedenfalls lässt sich feststellen, dass der mimische Ausdruck bereits hochindividuell ist. Während sich Temperamentsdimensionen drei Grundtypen, nämlich dem »einfachen«, dem »langsam auftauenden« und dem »schwierigen« Temperament zuordnen lassen (vgl. Pauen 2008, S. 553), dürfte eine Kategorisierung für den Bereich des individuellen Ausdruckes schwierig werden. Temperament wird nach Mary Rothbart und John Bates (1998, p. 109) definiert als veranlagungsbedingte individuelle Unterschiede in der emotionalen, motorischen und aufmerksamkeitsbezogenen Reagibilität und in der Selbstregulierung, die über Situationen hinweg konsistent sowie über die Zeit hinweg stabil sind. Dabei bleibt offen, welche Anteile dieser Unterschiede biologisch vererbt und welche Anteile bereits im Bauch der Mutter erworben sind. Aus der Perspektive des Konzeptes der Eigensprache können wir bei der erwähnten individuellen Körpersprache des Neugeborenen bereits in den ersten Lebenstagen von einer Frühform von Eigensprache sprechen. Diese Sprache zu verstehen ist manchmal nicht einfach. Dennoch ist der Umgang der Eltern mit der Eigensprache des Babys in der Regel ein ganz selbstverständlicher. Denn niemand erwartet von ihnen, ihr Baby sofort zu verstehen. Jede Mutter und jeder Vater wird zunächst nicht wissen, was ihm ihr bzw. sein Baby sagen möchte. Sie werden ihr Baby dann – wenn nicht mit Worten, so doch innerlich – fragen: Was meinst du damit? Was willst du mir sagen? Was brauchst du jetzt? Auch von sich selbst erwarten die Eltern nicht, dass sie die Antworten bereits wissen müssen. Jeder Ausdruck des Neugeborenen ist also Neuland und bedarf der sorgfältigen Beobachtung, Resonanz und Nachfrage. Das sind ideale Voraussetzungen für ein idiolektisches Gespräch – hier auf einer sehr körperorientierten Art und Weise!

Das einjährige Kind: Ich will selbst! Wie kann ich sicher sein und die Welt entdecken?

Das erste Lebensjahr ist vielleicht das wichtigste von allen für unser Lebensfundament. Hier wird mit unserer Bindungssicherheit die Basis gelegt für unsere Beziehungsfähigkeit und unsere Fähigkeit, mit der Welt in Kontakt zu treten und zu lernen. Gleichzeitig gibt es wahrscheinlich keine Lebensphase, in der unsere Entwicklung so rasant fortschreitet und unsere Errungenschaften so gigantisch sind. Dieses Phänomen wird aus der Sicht des Erwachsenen nicht unbedingt wahrgenommen. Doch allein der Vorgang des Sichaufrichtens vom Kriechen in den aufrechten Gang ist ein Sprung in der ontogenetischen, d. h. den einzelnen Menschen betreffenden Entwicklung, der den Übergang vom Affen zum Menschen in der phylogenetischen, d. h. die gesamte Menschheit betreffenden Entwicklung zum Ausdruck bringt. Nach Colwyn Trevarthen (1982) vollziehen sich gar zwei von insgesamt drei »sozialen Revolutionen« im ersten Lebensjahr. Die erste findet um den dritten Lebensmonat herum statt und wird erkennbar an der Fähigkeit des sozialen Lächelns (Widerlächeln), der intensiven Erkundung des Gesichtes der Eltern und vermehrten vokalen Kommunikationen. Die zweite soziale Revolution ereignet sich um den neunten Lebensmonat und wird erkennbar an der Fähigkeit der gemeinsam geteilten Aufmerksamkeit (*joint attention*), der Kommunikation über Objekte und an Blicken der sozialen Rückversicherung (*social referencing*). Damit erwirbt der Säugling die Basis für eine enorme Erweiterung seiner interaktiven Kompetenzen. Er zieht emotionale Ausdrücke, meistens Gesichtsausdrücke, anderer heran, um unklare Situationen zu interpretieren. Er beginnt selbst soziale Aktionen, führt sie fort, variiert und beendete sie. Die Fähigkeiten der Körpermotorik und der Kognition seien nur kurz zusammengefasst, da die interaktiven und sozialen Fähigkeiten auf ihnen aufbauen. Ein einjähriges Kind kann sicher stehen, manche müssen sich noch an Möbeln oder Wänden festhalten. Es verfügt über die sogenannte Objektpermanenz. Der Begriff beschreibt die Fähigkeit, Dinge oder Personen als inneres Bild zu behalten, auch wenn sie abwesend sind. Es findet rasch ein Objekt wieder, das vor seinen Augen versteckt wurde, und hat eine Vorstellung von seiner Mutter, auch wenn sie nicht zugegen ist. Es macht Explorationsspiele, das heißt, Gegenstände werden ergriffen und mit Auge, Hand und Mund erkundet. Es liebt es,

Effekte zu wiederholen und die erwarteten Reaktionen der Erwachsenen bestätigt zu sehen. Es möchte die Welt entdecken und Funktionen von Gegenständen ausprobieren. Die sogenannte Funktionslust beschreibt die Lust, Dinge z. B. hinunterzuwerfen, Geräusche zu produzieren, Behälter zu füllen und auszuleeren oder Klötze aneinanderzureihen. Ein einjähriges Kind zeigt auf Dinge oder Gegenstände. Michael Tomasello (vgl. Tomasello et al. 2007) konnte in einfachen, intelligenten Versuchsanordnungen mit Kindern im Alter von einem Jahr nachweisen, dass sie im Rahmen ihres Zeigeverhaltens bereits über die drei wesentlichen Motive für Sprachverhalten verfügen. Es ist ein direktives Motiv (imperatives Zeigen), bei dem ich erreichen möchte, dass der andere etwas tut. Das zweite Motiv ist ein informatives. Ich möchte, dass der andere etwas weiß, das ihm nützlich sein kann. Zum Beispiel zeigt ein einjähriges Kind auf einen Schlüssel, den ein Erwachsener verloren hat, aber nicht zu finden scheint. Das Motiv für dieses Zeigen ist klar ein informatives. Das Kind will den Erwachsenen informieren und ihm helfen, den Schlüssel zu finden, es will ihn nicht selber haben. Bereits in diesem Alter beginnt also kooperatives Verhalten. Das dritte ist ein expressives Motiv. Ich will, dass der andere etwas fühlt, das ich auch fühle. Ich will Gefühle, z. B. Freude oder Ärger oder Einstellungen zu Dingen mit dem anderen teilen. Besonders die Momente gemeinsam geteilter Freude sind wichtig für eine positive Entwicklung des Kindes (Mäntymaa et al. 2015). Sie sind ein – wenn auch nicht der einzige – Indikator für eine gelingende Eltern-Kind-Beziehung.

Lenken wir den Blick noch auf andere Vorläufer von Sprachentwicklung, nämlich den Gebrauch der Stimme im ersten Lebensjahr. Der Gebrauch der Stimme hat zunächst die Funktion von Selbstregulation, Co-Regulation und Interaktion mit den primären Bezugspersonen. Es geht ja zu Beginn noch nicht darum, Informationen auszutauschen. Später in der sogenannten Lallphase, die zwischen dem zweiten und neunten Lebensmonat angesiedelt wird, übt das Kind spielerisch die ersten Laute der Sprache. Man kann das Lallen auch neben dem beginnenden Greifen und Schauen als das erste Spiel des Babys bezeichnen. Wichtig zu registrieren ist, dass das Baby hauptsächlich dann lallt, wenn es zufrieden ist. Das Lallen tritt etwa zeitgleich mit dem ersten greifbaren Übergangsobjekt in Sinne Donald Winnicotts (1953, 2008), ca. um den sechsten Lebensmonat herum, auf. Er bezeichnete damit zunächst diese besonderen Dinge, die einem Kind so außerordentlich wichtig werden können, wie zum Beispiel ein Teddybär, der überallhin mitgenommen wird, oder ein Kissen mit einem besonderen Geruch und einer abgelutschten Ecke. Diese Dinge erleichtern es dem Kind, Übergänge zu überwinden und mit Trennungssituationen fertigzuwerden. Das Übergangsobjekt ist für das Kind beruhigend, weil es ein Stück weit für die beruhigende Mutter steht. Donald Winnicott selbst hat Lieder, die Teil des Einschlafrituals bei älteren Kindern sind, als Übergangsphänomen bezeichnet. Beim Lallen in der Einschlafsituation wird der Übergangscharakter besonders deutlich. Denn es geht hier ja um den Übergang vom Tag zur Nacht, also vom Tagesbewusstsein zum Schlaf- oder Traumbewusstsein. Ein sechs Monate alter Säugling, liegt beispielsweise abends im Bettchen und lallt zufrieden vor sich hin, bevor er einschläft. Das Lallen scheint ihm Sicherheit zu geben. Der selbst produzierte Klang des Lallens steht dann wie das Übergangsobjekt ein Stück weit für die beruhigende Mutter. Es hilft dem Säugling, diesen Übergang zum Schlaf zu vollziehen (vgl. Pelikan 2004). Ein wichtiger allgemeiner Aspekt von Sprache überhaupt wird in der Lallphase offensichtlich. Es ist die phatische Funktion. »Phatisch« bedeutet kontaktknüpfend und kontakterhaltend. Der Begriff wurde erstmals von Bronislaw Malinowski, einem polnischen Anthropologen, im Zusammenhang mit Sprache verwendet. Er definierte phatische Kommunikation als

> »eine Art der Rede, bei der durch den bloßen Austausch von Wörtern Bande der Gemeinsamkeit geschaffen werden« (Malinowski 1923, p. 315).

Die phatische Funktion von Sprache dient also dazu, Gemeinsamkeit und Beziehung herzustellen und zu erhalten, nicht, Inhalte zu kommunizieren.

Vergegenwärtigen wir uns nun das bisher Ausgeführte zum Einjährigen: Der kleine Mensch erfährt bis zum ersten Lebensjahr eine intensive und substanzielle interaktive Prägung. Gleichzeitig verfügt er bereits über enorme Ausdrucksmöglichkeiten im nonverbalen Bereich. Das Neugeborene trifft mit seinen Eigenheiten, die es auf die Welt mitbringt, auf seine primären Bezugspersonen. Es macht im Laufe des ersten Lebensjahres die Erfahrung, ob seinen Äußerungen feinfühlig und responsiv begegnet wird und ob es sich sicher und gehalten fühlen kann. Im Alter von einem Jahr haben sich die wesentlichen Grundmuster unseres Bindungsverhaltens bereits aufgebaut (Brisch 1999, 2014). Fühlen wir uns sicher, können wir die Welt spielerisch entdecken und locker mit anderen Menschen Kontakt aufnehmen. Fühlen wir uns unsicher, müssen wir uns vermehrt rückversichern und stehen mehr unter Stress, wenn wir in die Welt gehen, uns für einen Moment trennen oder mit anderen Menschen als den Bezugspersonen in Kontakt treten.

Und die Eigensprache des Einjährigen?

Wenn die Eigenheiten des einjährigen Kindes respektiert und beantwortet werden, ja wenn sie gar Freude auslösen, wird es sie weiter ausbilden und ausdifferenzieren. Das Einjährige kann mit seinen Zeigegesten und mit seinem Blickverhalten bereits die drei wesentlichen Absichten, die später mit Worten vermittelt werden, zum Ausdruck bringen. Die Art und Weise des Zeigens und auch des Blickkontaktes ist keineswegs stereotyp und bei allen gleich. Auch der Gebrauch der Stimme ist hochgradig individuell. Die Prosodie, die Sprachmelodie, die Tonfärbung und die zeitlichen Konturen der vokalen Äußerungen sind bereits sehr nuanciert. Daniel Stern hat dieses Phänomen mit dem erwähnten Begriff der dynamischen Vitalitätsformen beschrieben und untersucht. Bei sorgfältiger Betrachtung wird klar, dass wir hier bereits von einer nonverbalen Eigensprache sprechen können, die unverwechselbar und einzigartig ist. In der Regel sehen und hören die meisten Eltern intuitiv an diesen nonverbalen Signalen, wie es ihrem Einjährigen geht, wie es sich fühlt. In Situationen, in denen sie den Klang der Stimme, seine Gesten oder anderweitige Körpersignale nicht direkt deuten können, wenden Sie sich Ihrem Kind zu, beschäftigen sich mit ihm, machen verbale Vorschläge und schauen auf seine Reaktionen. Ein intuitives Elternverhalten setzt ein. Dazu gehört ein Einfangen und Zentrieren der Aufmerksamkeit, eine Synchronisation von Vokalisationen und rhythmischen Bewegungen, ein sanftes Strukturieren des kindlichen Verhaltens und eine zeitweise übertriebene Darbietung der elterlichen Mimik (vgl. Rauh 2014). Dieses Repertoire an elterlichem Verhalten nimmt bereits vom dritten Lebensmonat zum ersten Lebensjahr hin ab. Unabhängig vom Einsatz und Ausmaß des Repertoires läuft dieses interaktive Wechselspiel idealerweise so lange, bis eine Beruhigung und ein »Verstehen« eintreten. Dieses »Verstehen« ist nicht rational, sondern eher relational, ähnlich wie sich in einem idiolektischen Gespräch ein Gefühl einstellen kann, verstanden worden zu sein, ohne dass dies explizit in Worte gefasst werden kann.

Ein Einjähriges produziert häufig erste Worte, Vorwörter mit Silbenverdoppelungen oder Lautmalereien, wie zum Beispiel »Mama«, »Papa«, »brumbrum« oder »mämmäm«. Die Sprachproduktion und auch das Sprachverstehen sind in dieser Phase noch an das Hier und Jetzt geknüpft (Zollinger 2010). Das Kind sagt »mämmäm«, wenn es die Babyflasche sieht. Es kann dies noch nicht sagen, um Hunger mitzuteilen, wenn die Babyflasche nicht zu sehen ist. Typisch ist auch, dass in dieser Phase dasselbe Wort für die unterschiedlichsten Bedeutungen gebraucht wird. Dies wird »Übergeneralisierung« genannt. Auch das Gegenteil einer Übergeneralisierung, nämlich, dass ein Wort wie z. B. »Ente« nur für eine ganz bestimmte Handlung mit einer Spielente gebraucht wird, kann der Fall sein (Grimm und Wilde 1998).

Kommen wir mit einem Beispiel nochmals zur interaktiven Komponente von Sprachgebrauch in diesem Alter. Stellen wir uns vor, das Einjährige sagt mit Lust und Elan »Lala«. Mutter oder Vater antworten selber mit einem freudigen »Lala«, ohne den Sinn dieses Wortes sofort zu verstehen. Diese alltägliche selbstverständliche Szene können wir als Analogie zu einem idiolektischen Gespräch betrachten. Die Eltern begeben sich in Resonanz mit dem Kind und nehmen in idiolektischer Hinsicht vorbildlich das Schlüsselwort ihres Gegenübers auf. Sie suchen nicht krampfhaft nach dem logischen Inhalt dieses Wortes, sondern nehmen dieses Wörtchen »Lala« wertfrei als einen kondensierten Ausdruck des momentanen Gemütszustandes und der momentanen subjektiven Wahrnehmungswelt des Kindes entgegen. Vielleicht machen sie ihm Vorschläge, was das Wort »Lala«, welches vonseiten des Kindes in seiner Bedeutung noch wenig festgelegt ist, jetzt in diesem Moment heißen könnte. Dabei sind sie aber offen für seine Reaktionen und werden intuitiv erkennen, worauf ihr Kind positiv anspricht. Und so geht es hin und her, es finden Synchronisation, womit der zeitliche Aspekt betont wird, und Affektabstimmung, womit der gefühlsmäßige Aspekt betont wird, statt.

Besonders, wenn das Kind Einschränkungen aufweist in seiner Informationsverarbeitung wie beispielsweise bei bestimmten angeborenen Erkrankungen und Behinderungen oder bei Kindern mit schwierigem Temperament oder Regulationsschwierigkeiten, ist es sehr lohnenswert, die Eigensprache des kleinen Menschen stärker zu beachten. Allein die Verschiebung von der Reaktion auf die Wahrnehmung bringt häufig schon eine Entlastung. Dieses Verschieben vom Handeln zum Wahrnehmen ist ein erster, sehr wirkungsvoller Schritt, weil eingeschliffene, sich aufschaukelnde Interaktionsmuster erst einmal durchbrochen werden. Ein häufiges Problem ist, dass das Tempo der elterlichen Interaktion zu hoch ist, die kindlichen Signale übersehen werden und dadurch beim Kind der Stress weiter erhöht wird. Hier sind eine Verlangsamung sowie die Beachtung von Pausen ein weiterer notwendiger Schritt. Wenn es dann noch gelingt, die manchmal sehr feinen Eigenheiten im stimmlichen und körperlichen Ausdruck zu erkennen und das dahinterliegende Bedürfnis besser zu verstehen, können positive Entwicklungen in Gang gesetzt, Frühförderprozesse unterstützt und kann negativen Entwicklungen entgegengewirkt werden (vgl. Rauh 2014).

Man kann mit einem aufwendigen Analyseverfahren, bei dem die Tonhöhe und die Kontur von vokalen Einheiten (*phonetically consistent forms*) ausgewertet werden, bereits bei neun Monate alten Säuglingen zwei unterschiedliche Funktionen von Vokalisationen herausfiltern (Papaeliou a. Trevarthen 2006). Die eine Funktion ist die oben beschriebene kommunikative Funktion, die erkennbar ist, wenn das Baby z. B. mit der Mutter spielt. Die andere ist eine erforschende Funktion. Das Baby begleitet seine eigenen explorativen Aktivitäten, also Tätigkeiten, mit denen es die Welt erkundet, mit seiner eigenen Stimme. Es wäre interessant zu schauen, ob diese beiden Grundfunktionen von Sprache anhand von Klangqualitäten auch noch bei Erwachsenen z. B. in einem idiolektischen Gespräch erkennbar sind. Wir können, wenn unser Gesprächspartner intensiv in seine Bilderwelt einsteigt, eine ähnliche Qualität des Erkundens beobachten. Dieses Erkunden bezieht sich nicht wie beim Säugling auf die äußere Welt, sondern auf die innere Welt. In solchen Gesprächssequenzen scheint Sprache weniger die Funktion der Kommunikation und Beziehungsregulation zu haben. Hier ermöglicht die wohlwollende und sichere Beziehung zum Gesprächspartner die Erkundung der Innenwelt.

Das Kleinkind: Ich kann »Nein« sagen, erkenne mich und den anderen und will spielen. Wie funktioniert die Welt?

Im Laufe des zweiten und dritten Lebensjahres erwerbe ich grundlegend neue Fähigkeiten. Ich vollziehe die dritte soziale Revolution nach Colwyn Trevarthen (1982). Ich lerne, mich selbst z. B. im Spiegel zu erkennen und mich damit vom anderen zu unterscheiden. Bevor ich im Spiegel auf den auf meine Stirn gemalten roten Punkt zeige und mich somit selbst im Spiegel erkenne (Rouge-Test), werde ich mir selbst nur im Vollzug des Erlebens bewusst (Bischof-Köhler 2011, S. 148). Dies entspricht Daniel Sterns Stadium des unreflektierten Selbst. In der englischen Sprache gibt es sinnvollerweise die Unterscheidung von »I« und »me«. Vor dem Erkennen im Spiegel erlebe ich mich selbst nur als Subjekt, dies entspricht dem »I«. Ich erlebe nur das im Hier und Jetzt »Angetroffene«. Ich kann es noch nicht in Bezug bringen zu dem, was ich vorher erlebt habe, sondern erlebe nur das, was ich in diesem Moment antreffe. Nach diesem Entwicklungsschritt, also wenn ich unterscheiden kann zwischen »I« und »me«, dann bin ich selbst als Objekt in meiner Vorstellung repräsentiert und kann über mich nachdenken. Ich erlebe mich selbst nun auch als »Me«. Ich werde mir meiner selbst bewusst. Hier geschieht eine wichtige Vorbereitung auf Mentalisierungsfähigkeit (siehe nächsten Absatz). Dies entspricht Daniel Sterns Stadium des konzeptuellen oder verbalen Selbst. Interessant ist, dass die Empathieentwicklung eng an diesen Entwicklungsschritt gebunden ist. In einem Experiment spielen Kinder mit einem Spielpartner. Plötzlich geht der Teddybär kaputt. Die Kinder können anhand ihrer Reaktionen in vier Gruppen eingeteilt werden: die Helfer, die Ratlosen/Verwirrten, die Gefühlsangesteckten und die Unbeteiligten/Unempathischen. Die Unempathischen konnten sich in einem zweiten Experiment nicht im Spiegel erkennen, alle Helfer indes schon, die anderen lagen dazwischen. Mit dieser neuen Fähigkeit der Selbsterkennung im Spiegel gehen eine ganze Reihe weiterer Kompetenzen einher. Ich kann Mitleid und Mitgefühl empfinden, ich kann die Intentionen anderer erkennen, und ich zeige kooperatives Verhalten (Tomasello et al. 2007). Ich helfe anderen und nehme Rücksicht. Ich kann auch Schadenfreude, Sensationslust, Neid und Missgunst empfinden.

Für die weitere Entwicklung in Richtung prosozialen Verhaltens scheint hier entscheidend, auf welche Reaktionen ich in meiner Umgebung treffe. Sind sie prompt, feinfühlig, klar strukturierend und erklärend mit Hinweisen auf das Erleben des anderen und auch noch in einer flexiblen, funktionierenden Kommunikation zu dritt, dann wird prosoziales Verhalten gefördert (vgl. von Klitzing u. Stadelmann 2011).

Betrachten wir die Sprachentwicklung im engeren Sinn, so beginne ich im Anschluss an die Lallphase, Einwortsätze zu benutzen. Das einzelne Wort steht für einen ganzen Satz. Die Sprechabsicht, also der kommunikative Aspekt, ist immer noch wichtiger als der semantische Gehalt. Zum Beispiel kann das Wort »Wuwu« (Hund) nur durch Intonationsmuster, Gestik und Begleitaktivitäten sowie den situativen Kontext verstanden werden. Meine Absichten für das Aussprechen von »Wuwu« können sehr unterschiedlich sein. Zum Beispiel kann es sein, dass ich etwas Gesehenes benennen will: »Da ist ein Hund«, würde ich sagen, wenn mir mehr Worte zur Verfügung ständen. Ich könnte aber auch etwas haben wollen: »Ich möchte meinen Stoffhund«. Dies wäre dann ein imperatives Motiv. Vielleicht möchte ich aber auch mit dem Hund spielen: »Hund, komm her!« Dies wäre eine Aufforderung. Vielleicht habe ich aber auch Angst vor dem Hund, was sich sofort in Tonfall, Lautstärke vom »Wuwu« und der begleitenden Mimik mitteilen würde. Meine Absicht wäre dann ein Appell, mich in Sicherheit zu bringen. An diesem Beispiel wird deutlich, wie variantenreich die Bedeutung und die dahinter liegenden Bedürfnisse eines einzigen Wortes sein können. In der Anwendung der idiolektischen Methode halten wir diese Offenheit bezüglich der individuellen und kontextuellen Bedeutung aufrecht, auch wenn die Ausdrucksmöglichkeiten eines der Sprache mächtigen Menschen erheblich differenzierter sind.

Zurück zum Kleinkind, das beginnt, die Sprache zu entdecken: Die Wahl der ersten Wörter ist ganz und gar nicht zufällig. Sie bezeichnen emotional wichtige Objekte. So ist zum Beispiel »Mama« das häufigste unter den ersten zehn Wörtern. Dieser Befund ist sprachübergreifend. Wörter haben besonders in dieser Phase – aber ja auch später – eine halluzinatorische Qualität. Sie können wunscherfüllende Bilder hervorrufen. So ruft zum Beispiel das Wort »Mama« ein konkretes Bild der Mutter hervor, das sowohl trösten als auch traurig machen kann, je nachdem, ob im Erleben die An- oder Abwesenheit der Mutter hervorgerufen wird. Dieser Vorgang ist natürlich nicht gleichzusetzen mit einer echten Halluzination, bei der nicht mehr zwischen dem vorgestellten und dem realen Bild unterschieden werden kann. Aber diese Unterscheidung ist vermutlich für ein Kleinkind noch gar nicht möglich. So gesehen, hat das Wort, das ein Bild hervorruft, eine halluzinatorische Qualität. Das Wort »Mama« schafft im Beispiel der erlebten inneren Anwesenheit der Mutter eine Verbindung in einer trennenden Situation. Weich (1988) hat eine eigenständige Phase der normalen Sprachentwicklung beschrieben, in welcher der Gebrauch von Sprache als Übergangsphänomen im oben erwähnten Sinn nach Donald Winnicott (1953, 2008) im Vordergrund stehe. Er hat diese Phase als »Übergangssprache« bezeichnet und sie zeitlich zwischen der Phase des Einwortsatzes und des Zweiwortsatzes angesetzt. Das Kind trägt in dieser Zeit hoch besetzte Wörter wie Gegenstände mit sich herum. Diese Gegenstände kann es jederzeit hervorholen und sich durch das Aussprechen der Wörter beruhigen und vergewissern. Das Wort »Mama« steht dann für die Mutter in ihrer triebbefriedigenden, ichstützenden und haltenden Funktion. Noch deutlicher wird dieser Aspekt von Sprache in der Phase der Zweiwortsätze, die ca. ab dem 20. Lebensmonat einsetzt. Der Zweiwortsatz besteht meistens aus einer Kombination von einem Funktionswort für zum Beispiel An- oder Abwesenheit (z. B. »da« im Gegensatz zu »weg«) und einer offenen Kategorie von stark besetzten Wörtern. Der Entwicklungsschritt, der hier vollzogen wird, ist eine mentale Trennung zwischen dem Objekt und der Repräsentation.

Dazu ein anschauliches *Beispiel:* Die Mutter verlässt den Raum, in dem sich ihr Zweijähriger gerade aufhält. In diesem Moment sagt das Kind: »Mama weg.« Und wie durch einen Zauber ist Mama plötzlich trotzdem da. Das heißt, das Kind erträgt die Trennung von der Mutter mithilfe der Zauberformel »Mama weg«. Gleichzeitig kann an diesem Beispiel der Beginn der Symbolisierungsfähigkeit verdeutlicht werden. Denn das Wort »Mama« symbolisiert hier die beruhigenden, haltenden und tröstenden Eigenschaften der Mutter. »Mama« verweist hier auf etwas, das über das reale Objekt »Mutter« hinausgeht oder auf etwas aus dem gemeinsam Erlebten Verdichtetes. Und genau das ist ein Symbol: ein Zeichen, das etwas beinhaltet, das über das Bezeichnete hinausgeht, und etwas verdichtet. In diesem Entwicklungsstadium sind wahrscheinlich das Symbol (hier »Mama«) und das Objekt (hier die Mutter), auf das es verweist, noch nicht klar getrennt. Ein letztes Phänomen sei an diesem kleinen, ergiebigen Beispiel veranschaulicht: die Objektpermanenz. Denn die Zauberformel »Mama weg« kann nur wirksam werden, wenn das Kind in der Lage ist, das Objekt »Mutter« über seine Abwesenheit hinweg innerlich zu behalten.

Viel deutlicher als in dem Gebrauch von Sprache zeigt sich die Symbolisierungsfähigkeit im Spielverhalten. Gegenstände werden jetzt nicht mehr nur funktional verwendet, also aneinandergereiht, gestapelt, geworfen, aufeinandergesetzt, gesammelt oder ausgeleert, sondern als Symbol für etwas anderes verwendet. Ein Tennisball wird zum Apfel, ein Fingerhut zur Trinktasse, ein Klotz zum Auto, und eine kleine Handlungssequenz wird damit gespielt. Der Entwicklungssprung, der sich hier vollzieht, liegt in der Errungenschaft, in den Als-ob-Modus zu wechseln. Dies ist neben der oben genannten Fähigkeit zur Selbsterkennung im Spiegel eine weitere Vorbereitung auf die folgende Mentalisierungsfähigkeit. Die Bedeutung des Spielens für eine gute kindliche Entwicklung kann gar nicht genügend betont werden.

Auf dem Niveau der Sprache zeigt sich die Selbstständigkeitsentwicklung darin, dass oft um das zweite Lebensjahr herum der Gebrauch des Wortes »nein« sprunghaft ansteigt:

> »Dieses Wort führt beim Kind zwar häufig zu Frustration, Ärger und Wut; gleichzeitig ist es aber fasziniert von der Macht dieses Wortes, und es wird seine Wirkung auch bald selbst ausprobieren wollen« (Zollinger 2010, S. 281).

Das Kind erkennt eigene Bedürfnisse und erlebt sich als eigenständige Person. Es braucht jetzt neben den Gesten und der Mimik auch die Sprache, um seine eigenen Absichten und Gefühle mitzuteilen. In diesem Zusammenhang kann auch das Trotzverhalten von Kindern im Kleinkindalter ganz allgemein als ein Versuch verstanden werden, selbstständiger zu werden.

Und die Eigensprache des Kleinkindes?

Das dreijährige Kind erkennt sich selbst und den anderen, und es verfügt über das semantische Gedächtnis (siehe Abb. 1), kann sich also Fakten merken. Es hat differenzierte Absichten und einen eigenen Willen. Zum Beispiel möchte es vieles selber machen und sein Handeln selbst steuern. Es verfügt über eine breite Palette an Selbstberuhigungsstrategien und über einen reichhaltigen Wortschatz. In Bezug auf die Sprachentwicklung vollzieht sich ein kritischer Entwicklungssprung offenbar um das zweite Lebensjahr. Es sind nicht nur die Verben, die nun zu den Nomina hinzukommen, sondern ab der Anzahl von ca. 50 Wörtern setzt hier die sogenannte Sprachexplosion ein. Nahezu täglich produziert das Kind neue Wörter. Es ist eine eigenständige Leistung, Wörter mit noch unvollständig erkannten Bedeutungen zu verknüpfen. Die Mütter schränken in dieser Zeit intuitiv das Ausmaß ihrer Bedeutungsspiele, d. h. die Anzahl der Versuche, dem Kind spielerisch Bedeutungen für Wörter vorzuschlagen, deutlich ein (Grimm u. Wilde 1998, S. 461). Ungefähr 10 % der Kinder sprechen in diesem Alter nur einzelne Wörter. Diese Kinder werden als »Late Talkers« bezeichnet. Unter ihnen gibt es Kinder mit Spracherwerbsstörungen, die möglichst früh logopädisch behandelt werden müssen, und die »Late Bloomers«, also die »Spätsprecher«. Diese Kinder fangen erst spät und dann recht plötzlich an zu sprechen. Ein Dreijähriges verfügt durchschnittlich über ca. 250 Wörter, wobei der Zeitpunkt, zu dem es diese Anzahl an Wörtern zur Verfügung hat, im Einzelfall natürlich erheblich variieren kann. Nomina machen zu diesem Zeitpunkt den größten Teil des Wortschatzes aus. Später kommen Verben und Adverbien dazu und machen dann einen kleineren Teil aus. Mit der Sprachexplosion und dem Hinzukommen der Verben werden gleichzeitig die Voraussetzungen für den Grammatikerwerb geschaffen. Ein Dreijähriges kann in der Regel Drei-Wort-Sätze sprechen. Es kann sich also mit Wörtern schon ganz gut ausdrücken. Reime und Lieder nimmt es begeistert auf und gibt sie wieder. Mit Einsetzen der Symbolisierungsfähigkeit ungefähr ab dem 18. Lebensmonat beginnt auch der Humor. Bereits ein Zweijähriges kann einen Suppenlöffel im Als-ob-Spiel als Telefon benutzen und damit einerseits viel Heiterkeit auslösen, andererseits selbst viel Spaß haben. Mit drei Jahren kommt die Möglichkeit hinzu, mit Wörtern witzige Aussagen zu kreieren. »Die Kuh bellt« – darüber kann sich das dreijährige Kind köstlich amüsieren.

In Bezug auf die Eigensprache können wir festhalten, dass das Dreijährige seine Eigenheiten, die bereits bei Geburt bestanden und sich bis zum ersten Lebensjahr in der Interaktion mit den primären Bezugspersonen ausgeformt haben, weiter ausdifferenziert und gefestigt hat. Es kann aber noch nicht richtig mentalisieren, d. h. noch nicht im anderen eigenständige Gefühle und Gedanken erkennen. Es denkt noch sehr konkret und gegenstandsbezogen über die Welt nach. Hier bietet die idiolektische Technik ein sehr brauchbares Handwerkszeug mit ihrer Herangehensweise, einfache und konkrete Fragen zu stellen und nach Bildern zu fragen. Denn je einfacher eine Frage ist, desto eher verstehe ich sie, und desto leichter kann ich antworten. Häufig werden Fragen zu kompliziert, zu abstrakt und zu lang gestellt. Ein Erwachsener fängt dann an nachzudenken, um die Frage zu verstehen und einzuordnen sowie einen Teil auszuwählen, auf den er noch am ehesten antworten will und kann. Kurz gesagt: Er antwortet nicht spontan, sondern geht in den Kopf. Das dreijährige Kind antwortet in einem solchen Fall gar nicht oder irgendetwas und versucht mit dieser Überforderungssituation umzugehen. Wenn wir aber unsere Frage einfach, kurz und konkret stellen, ermöglichen wir dem Kind, mit den ihm bereits zur Verfügung stehenden Wörtern auf seine eigene Art und Weise zu antworten. Im besten Falle erlebt das Kind durch die Frage keine Störung und kann eine Tätigkeit fortführen, an der es gerade dran ist. Es kann dann seine Tätigkeit mit eigenen Worten begleiten oder kommentieren, oder es entsteht ein kurzer Dialog. Diese Vorgänge fördern natürlich die Sprachentwicklung, weil sprachbezogene neuronale Netzwerke gestärkt und vergrößert werden. Kleinkinder haben von sich aus eine sehr bildhafte Sprache, und das Aufgreifen und Vertiefen dieser Bilder ist ihnen nicht fremd, sondern sogar vertraut, weil sie das unter Altersgenossen selbst praktizieren. Erleichternd kommt hinzu, dass Kinder in diesem Alter generell weniger kontrolliert, sondern spontan, kreativ und zugleich fantasievoll sind. Sie haben Lust am Entdecken allgemein und speziell auch Lust am Entdecken von Sprache. Das Aufgreifen von Schlüsselwörtern ist mit Dreijährigen schon gut möglich und eine einfache Art, einen Dialog zu führen und Beziehung zu fördern.

Das Vorschulkind: Ich kann auch lügen! Was denkt und fühlt der andere? Warum ist das so?

Als Vorschulkind wird hier das Kind im Alter von drei bis sechs Jahren bezeichnet. Die entwicklungspsychologisch größten Errungenschaften in dieser Periode sind die Fähigkeiten, zu mentalisieren, sich selbst in der Zeit zu erleben und verschiedene Perspektiven zu übernehmen. Die Voraussetzungen für diese Entwicklungssprünge habe ich oben beschrieben:

Es sind die bis zu diesem Alter bereits etablierten Bindungsmuster, also unsere internen Arbeitsmodelle nach denen wir unsere Beziehungen gestalten. Alle Bindungsmuster teilen sich grundsätzlich in die organisierten (ca. 90 %) und die desorganisierten (ca. 10 %) auf. Die organisierte Bindung schließt neben dem sicheren auch die beiden unsicheren Bindungsmuster mit ein.

Die sichere Bindung, die statistisch in 55–60 % der Fälle vorkommt, bietet die besten Voraussetzungen für gutes Mentalisieren und generell für eine gelingende kindliche Entwicklung. Die beiden unsicheren Bindungstypen (vermeidend 15–20 %, ambivalent 5–10 %; vgl. Brisch 2014 sowie Grossmann u. Grossmann 2007) bieten wahrscheinlich nicht optimale Voraussetzungen, können aber allein schon aufgrund ihrer Häufigkeit nicht mit einer per se pathologischen Entwicklung gleichgesetzt werden. Weitere Voraussetzungen sind ein gewisses Maß an Aufmerksamkeitsregulation und die Fähigkeit zur *joint attention,* d. h., die Aufmerksamkeit gemeinsam mit einer anderen Person auf etwas zu richten und gemeinsam dabei etwaszu erleben und teilen zu können (vgl. Tomasello 2007). Weitere Voraussetzungen sind Objektpermanenz und Selbsterkennung im Spiegel sowie Vorstellungsvermögen und Symbolisierung. Der Begriff der Mentalisierung wird rasch mit dem Leiter des Anna-Freud-Centers in London, Peter Fonagy, assoziiert. Er hat viel zu diesem Thema geforscht und veröffentlicht (vgl. z. B. Fonagy 2004; Fonagy, Sleed a. Barandon 2016). Aufbauend auf der Bindungstheorie, integriert er eine kognitionspsychologische Theorie, nämlich die »Theorie of Mind«, mit psychoanalytischen Konzepten (vgl. Fonagy 2005). Mittlerweile haben sich verschiedene mentalisierungsbasierte Behandlungsansätze für Kinder, Jugendliche und Erwachsene etabliert. In einigen Studien konnte eine Wirksamkeit dieser Behandlungen nachgewiesen werden (z. B. Bolm 2009; Allen et al. 2011). Allen Ansätzen ist gemeinsam, dass sie die Fähigkeit zu mentalisieren stärken wollen.

Einfach ausgedrückt, geht es in der Entwicklungsphase des Vorschulkindes darum: Das Kind entdeckt, dass es selbst und andere Personen Wesen mit mentalen Zuständen sind, d. h. eigene Gefühle und Gedanken haben. Es geht also um den Schritt, ab dem das Kind hinter dem bloßen Verhalten, zum Beispiel einem Gesichtsausdruck, einen inneren Zustand des anderen erkennen kann. Zum einen sind es Gefühle, die das Kind zum Beispiel hinter einem Gesichtsausdruck erkennen kann, und es kann sich auch in diese Gefühle hineinversetzen. Dies ist die emotionale Komponente der Mentalisierung. Zum anderen erkennt das Kind hinter dem Gesichtsausdruck oder den Äußerungen des anderen eigenständige Gedanken. Der vermutete innere Zustand des anderen kann dann selbst wieder Gegenstand für eigene Gedanken werden. Diese Fähigkeit zum Denken über das Denken wird Metakognition genannt und umschreibt die »Theory of Mind«. Bewusstseinsinhalte können nun als Ergebnis mentaler Akte und somit als subjektiv erkannt werden (Bischof-Köhler 2011, S. 331).

> Das sogenannte Maxi-Paradigma verdeutlicht den Entwicklungsschritt, der in der Mentalisierungsentwicklung zwischen dem dritten und vierten Lebensjahr erfolgt. Das Kind bekommt mit Puppen eine Situation vorgespielt, in der ein Protagonist namens Maxi Schokolade in eine Schublade legt und danach aus dem Raum geht. Während seiner Abwesenheit wird die Schokolade in eine andere Schublade gelegt. Das Kind wird gefragt, wo Maxi nach der Schokolade schauen wird, wenn er zurückkommt. Die meisten Dreijährigen sagen, dass Maxi in der neuen Schublade schauen wird. Erst Vierjährige sind in der Lage, das Informationsdefizit, das bei Maxi im entscheidenden Zeitraum entstanden ist, bei ihrer Voraussage zu berücksichtigen. Sie sagen, Maxi wird in der Schublade schauen, in die er die Schokolade gelegt hat.

An diesem Experiment wird gleichzeitig deutlich, wie eng ein explizites Zeitverständnis an die Mentalisierung geknüpft ist. Dreijährige sind sich selbst in der Zeit noch nicht bewusst, halten Gedanken für Abbilder von Realität und sind in diesem Sinne »naive Realisten«, sie können die Abbilder nicht für Repräsentationen von Realität erkennen. Kinder, die den Entwicklungsschritt der Mentalisierung vollzogen haben, erkennen die eigenen Gedanken als Annahmen und begreifen nun auch auf einer einfachen Ebene, dass die eigene Überzeugung bezüglich eines Sachverhalts unzutreffend gewesen sein kann, wenn die Realität einen zwingt, die Überzeugung zu ändern. Gleichzeitig erwerben sie die Fähigkeit zu Täuschung und Lüge. So können sie jetzt auf einen Ort hinweisen, an dem etwas nicht versteckt ist, wenn sie nicht wollen, dass die Person, mit der es ein Versteckspiel spielt, es findet.

Erheiternd sind die Übergangsstadien, die auch wieder in Spielsituationen deutlich werden können. Wenn man mit Kindern ein Ratespiel macht, bei dem eine Süßigkeit hinter dem Rücken in einer Hand versteckt wird, dann verstecken Kinder, die sich in einem Übergangsstadium der Mentalisierungsfähigkeit befinden, die Süßigkeit, aber sie helfen beim Raten. Sie identifizieren sich mit dem Gegenüber und handeln aus seiner Perspektive, sie verlieren dabei aber sozusagen ihren eigenen Standpunkt.

Empathie ist vorhanden, aber noch nicht die Fähigkeit, mehrere Bezugssysteme, hier das eigene und das des anderen, sich gleichzeitig zu vergegenwärtigen.

Ich kann nur mentalisieren, also den anderen als eigenständig denkendes und fühlendes Wesen erkennen, wenn ich seine Perspektive übernehmen kann. Es werden verschiedene Komplexitätsgrade von Perspektivenübernahme beschrieben: Während bereits ein Zweijähriges versteht, dass eine andere Person ein Objekt hinter einer Wand nicht sehen kann, obwohl das Kind selbst es sieht (Stufe 1), realisiert erst das Vierjährige, dass ein vor ihm liegendes Bild eines Menschen für den Gegenübersitzenden auf dem Kopf steht (Stufe 2). Was sich hier vollzieht, ist die Relativierung der eigenen Perspektive. Ich erkenne, dass die Wahrnehmung des anderen, im Beispiel ganz konkret die Ausrichtung eines Bildes, ein anderes Bezugssystem hat.

Die nächste komplexere Stufe der Perspektivenübernahme ist dann, rekursiv denken zu können. Beispiele für diese Perspektivenübernahme finden sich in Strategiespielen, die auf der Fähigkeit beruhen, den Spielpartner zu täuschen, sich in ihn hineinzuversetzen und gleichzeitig die eigene Perspektive behalten zu können (z. B. Poker, Dog, Kuhhandel, Mäxchen, Mörder).

Ein Fünfjähriger versteht, dass eine andere Person sich selbst täuschen kann, wenn sie denkt, dass eine andere Person etwas Bestimmtes denkt. Z. B: »Der Hans glaubt, dass der Ernst denkt.« Erweitert wird dieses rekursive Denken, wenn die andere Person auch über eine dritte Person denken kann. Z. B: »Die Sabine denkt, dass der Hans von Andrea denkt, sie würde an ihn denken.« Da muss man jetzt schon zweimal nachlesen, wer da über wen und an wen denkt. Umso erstaunlicher ist, dass das Sechsjährige in der Regel bereits können.

Mit dem Schuleintritt kann sich also das Kind vorstellen, was ein anderer über einen Dritten oder über es selbst denkt. Ebenfalls kann es die Perspektive einer Person auf die einer anderen beziehen, z. B: »Der Vater will mit dem Kind spazieren gehen, weil das Kind sich darüber freut.«

Mit diesem Beispiel bietet es sich an, den Blick auf die Sprachentwicklung dieser Entwicklungsphase zu lenken. Zunächst müssen wir uns darüber klar werden, wie ein Kind überhaupt Regeln erlernt. Dies beruht keinesfalls, wie früher angenommen (z. B. Skinner 1957) auf bloßer Imitation und Habituation. Auch die Theorie, dass es eine angeborene Universalgrammatik gibt, die allen Sprachen zugrunde liege (Chomsky 1968), konnte mittlerweile widerlegt werden. Heute geht man davon aus, dass Kinder aus dem hochkomplexen Angebot ihrer Umwelt selbst die Regeln generieren. Sie sind ausgezeichnete Regelgeneratoren (Spitzer 2008a). Diese Erkenntnis basiert einerseits auf computergestützten Netzwerksimulationen zu Sprachregelaufbau und andererseits auf Experimenten mit Säuglingen, denen man eine einfache künstliche Sprache anbot. Es konnte bewiesen werden, dass die Kinder selber die strukturellen Regeln dieser Kunstsprache nach wenigen Durchgängen lernen. Das Regellernen geschieht parallel mit der Hirnreifung von einfach zu komplex. Es werden immer gerade diejenigen Sinnesreize ausgewählt, die einfach genug sind, damit sie sinnvoll verarbeitet werden können. Manfred Spitzer (ebd., S. 94) schreibt dazu:

> »Babys und Kleinkinder baden in Sprachsoße, d. h. sind immer wieder von den verschiedensten Sprechern umgeben. Wir stellen uns zwar etwas darauf ein, wenn wir mit einem Säugling kommunizieren, verwenden jedoch vor allem Lautmalerei und eine übertriebene Sprachmelodie, ohne auf Grammatik oder Syntax zu achten. Schon mit kleinen Kindern reden wir fast wie mit Erwachsenen. Wir gehen also keinesfalls systematisch vor wie ein Lehrer im Sprachunterricht, beginnen mit Einwortsätzen und fahren erst mit Zweiwortsätzen fort, wenn die Einwortsätze ›sitzen‹. Während des Spracherwerbs ist ein Kind damit einer sprachlichen Umgebung ausgesetzt, die wenig oder gar keine Rücksicht auf seine jeweiligen Lernbedürfnisse nimmt. Wären Kinder auf eine lerngerechte Reihenfolge sprachlicher Erfahrung angewiesen, so hätte wahrscheinlich keiner von uns je sprechen gelernt.«

An einem weiteren Beispiel wird der selbstständige Regelerwerb deutlich. Es geht um das allgemein als »Sprachgefühl« bezeichnete Phänomen. Woher weiß ich, dass das Partizip Perfekt des Verbs »radieren««radiert« ist und von »danken« »gedankt«? Fordert man Kinder auf, aus Fantasiewörtern, wie z. B. »patieren«, die Vergangenheitsform zu bilden, sagen sie »patiert«, und aus »quangen« wird »gequangt«. Sie speichern also nicht einfach erlernte Beispiele ab, sondern die Regel, die dahinter steckt (vgl. Spitzer 2005).

Auch bei komplexeren grammatischen Konstruktionen, die einen höheren Abstraktionsgrad bezüglich Verben erfordern, ist dieses Phänomen zu beobachten. Woher weiß ein Kind, dass der Satz »Ich weiß dies wohl zu unterscheiden« richtig und der Satz »Ich weiß über etwas nach« falsch ist? Umgekehrt geht »Ich denke über etwas nach« und »ich denke dies wohl zu unterscheiden« passt nicht. Wieder müssen es die Regeln sein, die sich das Kind aus den Satzkontexten ableitet, die ihm die Unterscheidung ermöglichen (vgl. Grimm und Wilde 1998).

Die grammatischen Kompetenzen haben sich also bis zum sechsten Lebensjahr erheblich erweitert. Das Kind spricht jetzt Mehrwortsätze, benutzt Nebensätze, den Konjunktiv und kann Verben in der Aktiv- und Passivform benutzen. Es verfügt also über die hauptsächlichen Satzkonstruktionen seiner Muttersprache (vgl. Grimm und Weinert 2002). Betrachten wir den Konjunktiv noch etwas genauer, so ist er der sprachliche Ausdruck für die Perspektivenübernahme des rekursiven Denkens. Bevor ein Rollenspiel beginnt, sagt Peter zu Anne: »Du wärst die Prinzessin und ich der Prinz.« Diese Spielaufforderung im Konjunktiv benennt ein Als-ob-Spiel und zeigt auf, dass sich Peter den Perspektivenwechsel zum Prinzen vorstellen kann. Der Konjunktiv bringt zum Ausdruck, dass sich der Sprecher der Tatsache des Perspektivenwechsels bewusst ist. Kurz gesagt: Theorie of Mind drückt sich in Grammatik aus.

Jean Piaget hat 1923 eine empirische Studie über die Sprachverwendung von zwei sechsjährigen Kindern veröffentlicht (Piaget 1972). Grundlage waren minutiöse Aufzeichnungen über die sprachlichen Äußerungen dieser beiden Kinder – einen Monat lang jeweils vormittags in einer Vorschule. Piaget kommt zu dem Schluss, dass die Funktionen von Sprache bei Sechsjährigen (es sind insgesamt 8) vielfältig sind, wobei sich zwei Grundfunktionen unterscheiden lassen, die »egozentrische« und die »sozialisierte« Funktion:

> »Wenn das Kind egozentrische Sätze spricht, kümmert es sich nicht darum, mit wem es spricht und ob man ihm zuhört. Es spricht entweder mit sich selbst oder [um] des Vergnügens willen, irgendjemand an seiner unmittelbaren Handlung teilhaben zu lassen. Das Kind empfindet nicht das Bedürfnis, auf den Gesprächspartner einzuwirken, ihm wirklich etwas beizubringen. Es geht hier wie bei so manchem Kaffeekränzchen zu: Jeder redet von sich, und keiner hört zu« (ebd., S. 21).

Während es sich bei »egozentrischen« Sätzen um Monologe oder Wiederholungen handelt, sind »sozialisierte« Sätze dialogische Äußerungen. Piaget unterteilt dies weiter in echten Gedankenaustausch, Kritik, Befehle, Fragen und Antworten. Interessant ist, dass hier Piaget – mal abgesehen von seinen humorvollen Vergleichen mit Kaffeekränzchen –, auf reiner Beobachtung beruhend, phänomenologisch die beiden Funktionen von Sprache beschreibt, die Christina Papaeliou und Colwyn Trevarthen mit einer modernen computertechnologischen Analysetechnik bereits bei Säuglingen im Alter von neun Monaten beim Vokalisieren feststellen konnten (2006, siehe oben). Sie haben die beiden Grundfunktionen des in diesem Alter noch sinnfreien Einsatzes von Sprache als die »erforschende« (das Kind vokalisiert vor sich hin, während es exploriert) und die »kommunikative« (das Kind vokalisiert in einem dialogischen Kontext) Funktion genannt.

Schließlich möchte ich auf einen interessanten Befund zum Sprachgebrauch von Vorschulkindern aus der experimentellen Verhaltensforschung hinweisen. Matthews, Lieven und Tomasello (2010) untersuchten den Sprachgebrauch von drei- bis fünfjährigen Kindern im Rahmen von kooperativem Verhalten und konnten »referential pacts« (»bezogene Pakte«; Übers.: D. B.) in der Verwendung von Begriffen nachweisen. Untersucher spielten in einem ersten Durchlauf mit einem Kind und verwendeten für einen Gegenstand immer einen bestimmten Begriff wie z. B. »Busch«. In einem zweiten Durchlauf wurden sowohl die Untersucher als auch die Begriffe, z. B. zu »Baum«, variiert. Zusammenfassend fanden sie, dass Kinder sensitiv in Bezug auf partnerspezifischen Sprachgebrauch sind. Dieser Befund mag für die Leserin/den Leser gut nachvollziehbar oder gar banal sein. Er ist aber bemerkenswert, weil er aufzeigt, wie Sprache – und in der Folge eben auch Eigensprache – geprägt wird von den Dialogen, die wir mit den uns umgebenden Menschen zumindest in kooperativen Situationen und in unterstützender Atmosphäre führen.

Und die Eigensprache des Vorschulkindes?

Piaget beschreibt im erwähnten Buch (1972, S. 192 ff.), dass Kinder ab dem vierten Lebensjahr beginnen, die Warum-Frage zu stellen. Der Gebrauch dieser Frage ist bis zum siebten Lebensjahr extrem häufig, wobei die Beweggründe und die Funktionen dieser Frage vielfältig sind und sich im Laufe der Mentalisierungsentwicklung verändern. Ein dreijähriges Kind fragt zunächst »Warum?«, wenn z. B. ein gewünschter Gegenstand fehlt oder ein erwartetes Ereignis nicht eintritt, also wenn es enttäuscht oder überrascht ist. Hier steht weniger eine intellektuelle Wissbegier im Vordergrund, sondern eine affektive Motivation. Doch schon bald setzt ein Wissensdurst ein, der so manche Eltern zur Verzweiflung bringen kann. Kinder können z. B. fragen: »Warum haben Bäume Blätter?« Hinter dieser einfachen Frage, die je nach Anspruch an den Differenzierungsgrad der Antwort ja gar nicht so einfach beantwortet werden kann, können die unterschiedlichsten Motive stecken: Während ein Erwachsener eher nach der Kausalität (»... weil ein Baum eine Pflanze ist«) oder der Finalität fragt (»... damit der Baum aus Sonnenlicht Energie gewinnen kann«), kommen beim Kind viele andere Möglichkeiten hinzu. Vielleicht möchte es durch seine Frage »nur« sein Erstaunen zum Ausdruck bringen und sich selbst eine Antwort geben. Es könnte sich auch damit beschäftigen, wer die Blätter an den Baum gemacht hat (z. B. »der liebe Gott«), oder mit einem Zweck oder einer möglichen Verwendbarkeit (»... damit er schön aussieht, damit man darunter im Schatten stehen kann«). Wir sehen, dass die Motive des Vorschulkindes für eine Warum-Frage vielseitiger sind und die Haltung oder die Erwartung, mit der diese Frage gestellt wird, offener ist, als dies bei einem Erwachsenen in der Regel der Fall ist. In der idiolektischen Gesprächsführung mit Erwachsenen wird meistens auf Warum-Fragen verzichtet, weil sie auf die erwähnte Kausalität oder Finalität abzielen. Sie nötigen unseren Gesprächspartner, seine Aussagen zu begründen, und versetzen ihn eher in einen Verteidigungsmodus als einen Annäherungsmodus (vgl. Grawe 2004). Führt man sich hingegen den Gebrauch der Warum-Fragen von Kindern vor Augen, so ist es durchaus sinnvoll und förderlich, Kindern in diesem Alter Warum-Fragen zu stellen.

Fassen wir die Errungenschaften des sechsjährigen Kindes zusammen, so verfügt es über episodisches und autobiografisches Gedächtnis (siehe Abb. 1). Es kann sich selbst in der Zeit erleben und ist sich seiner selbst und seiner eigenen Lebensgeschichte bewusst. Aufgrund der sprachlichen Ausdrucksmöglichkeiten mit mehreren Tausend Wörtern und den ausgeführten Grammatikkompetenzen des Vorschulkindes ohne Spracherwerbsstörung sind nun kurze idiolektische Gespräche möglich. Da ein sechsjähriges Kind mentalisieren kann, ist die sprachbezogene Interaktion nun wesentlich differenzierter. Es kann über eigene Gefühle sprechen und weiß, dass die anderen auch eigene Gefühle haben. Manchen Kindern fällt es in diesem Alter leicht, über Gefühle zu sprechen. Dies zu tun ist sinnvoll, weil es Mentalisierung fördert. Anderen Kindern fällt es schwer, über Gefühle zu reden. In solchen Situationen erleichtert die idiolektische Methode den Dialog. Die im Zusammenhang mit dem Kleinkind gemachten Ausführungen zur bildhaften Sprache und den Möglichkeiten, über das Schlüsselwortprinzip darauf einzugehen, gelten gleichermaßen für Vorschulkinder.

In der pädagogischen Arbeit mit Kindern nehmen wir oft eine dem Kind überlegene und vermeintlich beschützende Haltung ein. Wir meinen, die Welt zu kennen, und versuchen, sie dem Kind zu erklären. Sachverhalte versuchen wir in kindgerechter Form näherzubringen. Konflikte lösen wir oft fremdbestimmt und direktiv. In krisenhaften Situationen übernehmen wir verantwortungsbewusst das Zepter und klären sie gut gemeint nach unseren Erfahrungen. Dabei gehen wir davon aus, die Wissenden und Erfahrenen zu sein. Es gibt durchaus Situationen, in denen konkretes Handeln und direktives Eingreifen dafür nötig sind, das Kind selbst oder andere Kinder zu schützen oder ihm aktiv konstruktive Lösungsmöglichkeiten aufzuzeigen. Aber es sind dann jeweils fremde Lösungen und nicht unbedingt passend für das Kind, obwohl die Grenzsetzung ihm durchaus Orientierung geben kann. Eine andere Möglichkeit der Konfliktlösung bietet die idiolektische Vorgehensweise, die auch schon mit Vorschulkindern in einer einfachen und zeitlich sehr begrenzten Form angewendet werden kann. Nur schon das Aufgreifen eines vom Kind benutzten Wortes erleichtert die Beziehungsaufnahme, vermindert seine Abwehr und Weigerung und knüpft rein neurophysiologisch an seinem Erleben an. Neben der Technik, die Eigensprache präzise aufzunehmen und dem Kind gegenüber fremde Sprachkonzepte zu vermeiden, ist eine wertschätzende, achtsame und anerkennende Grundhaltung Voraussetzung dafür, dass sich das Kind in einer subjektiv schwierigen Situation auf einen anderen Menschen einlassen kann. Durch eine sich anschließende einfache Nachfrage wie z. B. »Wie geht das?« kann das Kind selbst auf Lösungswege kommen. Ein so gefundener Weg wird vom Kind in einer gestärkten Haltung begangen. Dies bewirkt ein gutes Selbstwertgefühl, unterstützt das Prinzip der Selbstwirksamkeit und baut vertrauensvolle Beziehungen auf.

Ein letztes wirkungsvolles Prinzip in der idiolektischen Methode – und nicht nur in ihr, sondern in anderen Ansätzen auch – welches bei Menschen aller Altersgruppen bedeutsam ist, sei an dieser Stelle erwähnt. Es ist das Prinzip der Würdigung dessen, »was ist«. Es braucht dazu manchmal keine Sprache mit Worten, sondern eine Geste oder ein vollkommenes »Da-Sein«. Nicht beschwichtigt zu werden wie z. B. durch »Das ist ja nicht so schlimm«, sondern gesehen und gehört zu werden mit dem Gefühl »Ich und meine Themen sind wichtig« ist dann die Erfahrung des Kindes. Wenn wir uns auch als Professionelle von dieser kindlichen Welt berühren lassen, können »glanzvolle« Momente beispielsweise mitten im Kindergartenalltag entstehen.

Das Schulkind: Ich kann ziemlich gut denken, mich vergleichen und aus den Augen meiner Freunde sehen! Wie komme ich bei den anderen an?

Ein Blick von außen auf die Lebensperiode zwischen sechs und zwölf Jahren lässt zunächst einmal feststellen, dass der Einfluss von anderen Kindern zu- und der von Eltern abnimmt. Gleichzeitig nimmt aus der subjektiven Perspektive die Bedeutung meiner sozialen Kontakte zu: »Habe ich Freunde? Machen mich meine sozialen Kontakte zufrieden? Wie finden mich die anderen?« Dies sind zentrale Fragen, die ein Kind früher oder später in diesem Lebensabschnitt beschäftigen. Die Gruppe und welche Rolle es in ihr bekommt und einnimmt, wird immer wichtiger. Gleichaltrige werden zum Referenzpunkt. Nicht alle Kinder sind gleich erfolgreich, in einer Gruppe akzeptiert zu sein und sich einer Gruppe zugehörig zu fühlen. Viele der in den vorausgehenden Abschnitten ausgeführten Errungenschaften und Fähigkeiten wie z. B. organisierte Bindung, triadische Kapazität, Mentalisierung, Empathie und Perspektivenwechsel bilden notwendige Grundlagen für erfolgreiche soziale Interaktion in einer Gruppe. Wenn diese Fähigkeiten nicht gut ausgebildet sind und darüber hinaus ernsthafte Vernachlässigung oder Misshandlungen erlebt wurden, sind Kinder sehr vulnerabel und haben große Schwierigkeiten, befriedigende Beziehungen zu pflegen. Sie haben mehr interpersonelle Konflikte und zeigen weniger kooperatives Verhalten. Einige Untersuchungen (z. B. Dunn 2004) konnten zeigen, dass Kinder mit Geschwistern ohne großen Altersunterschied langfristig bessere interaktive Fähigkeiten haben, auch wenn die geschwisterliche Beziehung phasenweise von Rivalität und Aggression geprägt ist. Kinder, die mehr Zeit mit Geschwistern verbrachten, zeigten später mehr kooperatives Verhalten in Zweiersituationen, und sie machten häufiger Aussagen, die Bezug nahmen auf Gedanken und Gefühle von anderen.

Während ich *als Kind* anfangs nichts mit dem anderen Geschlecht zu tun haben will, rückt die Frage, ob es mich attraktiv findet, später mehr und mehr ins Zentrum.

In der psychoanalytischen Literatur wird die Lebensspanne zwischen dem Vorschulkind und der Adoleszenz als Latenzphase bezeichnet. Dieser Begriff verweist darauf, dass hier etwas heranreift, sich ausdifferenziert und festigt. Nicht die großen Umwälzungen wie in der frühen Kindheit und Pubertät sind angesagt, sondern Kontinuität, Stabilität und Reifen in ruhigerem Fahrwasser. Das heißt nicht, dass Kinder in diesem Alter nicht große Schwierigkeiten haben, mit ihrem Verhalten anecken oder psychische Störungen entwickeln können. Aber schon ein Blick in die Fachliteratur der Entwicklungspsychologie zeigt erheblich mehr Veröffentlichungen zur frühen Kindheit und zur Adoleszenz. Entwicklungspsychologisch vollziehen sich in dieser Lebensphase zwischen sechstem und zwölftem Lebensjahr Veränderungen in der Selbst- und Fremdwahrnehmung. Dabei kommt zur Außenwahrnehmung allmählich die bewusstere Innenwahrnehmung hinzu (vgl. Bischof-Köhler 2011). Zu Beginn dieser Entwicklungsphase beschreiben Kinder Gefühle mit Situationen und koppeln sie daran (Beispiel: »Stefan ist glücklich, weil er ein Fest feiert«). Später kann das Gefühl mit einer äußeren Situation und einem inneren Zustand in Zusammenhang gebracht werden (Beispiel: »Andrea stößt mich, und ich bin wütend«). Zu Beginn dieser Phase ist es auch kaum möglich, mehrere Gefühle gleichzeitig zu haben, während dies am Ende durchaus möglich ist (Beispiel: »Ich bin gleichzeitig glücklich und traurig«). Während sich anfangs Gefühle nur durch die äußere Situation verändern können (Beispiel: »Ich bin nicht mehr wütend, wenn wir Pizza essen gehen«), kann ich später meine Gefühle selber beeinflussen (Beispiel: »Ich bin nicht mehr wütend, wenn ich an etwas anderes denke«). Während ich zu Beginn Gefühle nur verbergen kann, indem ich sie buchstäblich versorge (Beispiel: »Ich verstecke meine Wut unter dem Tisch«), kann ich später Gefühle vortäuschen (Beispiel: »Ich kann böse gucken, aber innerlich lache ich euch aus«). Zwischen dem siebten und zehnten Lebensjahr vervielfältigen sich die Möglichkeiten für Vergleiche, die Verhalten und psychische Merkmale betreffen können. Solche Vergleiche werden möglich, weil in dieser Altersspanne die Anzahl von Kategorien und Beschreibungsmerkmalen sprunghaft ansteigt. Ich beobachte beispielsweise zwei Freundinnen beim Spielen und sage: »Sabine spielt nicht so lieb mit der Puppe wie Alexandra.« Oder ich vergleiche eine Person mit einem Kollektiv: »Peter ist der Beste in Mathematik in der Klasse.« Ich kann auch überdauernde Eigenschaften zuschreiben: »Rainer ist blöd und tyrannisiert immer die anderen.« Oder ich vergleiche einzelne Eigenschaften von anderen: »Paul ist geiziger als Robert.« Ein Vergleich kann auch in Bezug auf den Durchschnitt oder die Normen erfolgen: »Niemand ist so freundlich wie Claudia.« Oder: »René ist zurückhaltender, als Kinder dies sonst sind.«

Sprachlich tauchen in dieser Entwicklungsphase Adverbien wie zum Beispiel »zurückhaltend«, »besorgt« oder »empfindlich« auf. Ich kann als zehnjähriges Kind so das Verhalten einer anderen Person oder auch ihre Persönlichkeit psychologisch differenziert beschreiben. Das Nachdenken über die Welt nimmt auch durch die Möglichkeit des rekursiven Denkens eine komplexere und differenziertere Form an. Ich kann über abstrakte Themen wie Physik, das Leben nach dem Tod oder den Sinn des Lebens nachdenken und sprechen. Der Tod wird als etwas Unumkehrbares erkannt. Gegen die Pubertät hin nimmt die Wichtigkeit dessen zu, wie ich von Gleichaltrigen gesehen werde.

Und die Eigensprache des Schulkindes?

In der Entwicklungsphase zwischen sechs und zwölf Jahren geht es um die Konsolidierung und weitere Ausdifferenzierung unserer sprachlichen Ausdrucksmöglichkeiten. Nun wird das logische Denken über das Denken und das »paralogische« Denken über Bildhaftes, Symbolisches, Geschichten, Rollenspiele, Metaphorisches und Intuition geübt. Dazu können wir einerseits den klaren, präzisen, logischen Verstand und andererseits das auf intuitiver Wahrnehmung fundierte symbolische Erkennen in aktionalen Repräsentationen, in Bildern und Metaphern nutzen (siehe Abb. 1). Im besten Falle lernt das Schulkind, beide Denkarten anzuwenden. Hier spielt die Eigensprache eine entscheidende Rolle. Denn sie ist die »tatsächlich vermittelte Sprache des limbischen Systems«, wie Horst Poimann (1996) David Jonas zitiert. Das limbische System dient, bildlich gesprochen, als »Relaisstation« zwischen dem Endhirn, wo bewusstes Erleben verarbeitet wird, und dem Zwischenhirn, wo die basalen Lebensfunktionen reguliert und gesichert werden, ohne dass wir uns dessen bewusst sind. Im limbischen System werden Gefühle reguliert. Es spielt eine wichtige Rolle bei unserem sozialen Verhalten. Über Eigensprache erhalten wir als Fachpersonen und Kommunikationspartner wichtige Informationen über unser Gegenüber aus diesem Bereich. Andersherum können wir, indem wir Eigensprache aufnehmen und auf sie eingehen, bereits bei Schulkindern Verständnis für sich selbst und andere und damit die Mentalisierungsfähigkeit fördern. Genau das ist, wie ausgeführt, eine der zentralen Entwicklungsaufgaben dieses Alters, die wir damit unterstützen können. Durch die idiolektische Technik, einfache und konkrete Fragen zustellen und Tätigkeiten und Bilder aufzugreifen, kann insbesondere das hier »paralogisch« genannte Denken gestärkt werden. In konflikthaften Situationen, bei Blockaden und in psychischen Belastungssituationen geht es zunächst einmal darum, den Raum für dieses Denken zu öffnen und es zuzulassen. Dies kann sowohl den Schulalltag als auch den psychotherapeutischen Rahmen betreffen. Idiolektische Gespräche mit Schulkindern müssen jeweils in Form und Methodik ihrem Entwicklungsalter und dem Kontext der Situation angepasst werden. Bei den jüngeren Kindern sind mehr das Spiel und das Handeln das Medium der Sprache.Ein Erlebnis, das sich in einem Spiel gestalterisch darstellt und so »zur Sprache« kommt, kann dann auf einer tieferen Ebene verstanden und bewusst werden.Mit den älteren können wir uns ausgezeichnet mit Worten unterhalten. Wir begeben uns in Resonanz zum anderen. Wir stellen uns, bildlich gesprochen, als Resonanzkörper für den Klang des gesprochenen Wortes, aber auch für Bewegungen, Mimik und Gestik zur Verfügung. Wir hören Schlüsselworte und greifen sie auf. In dieser Haltung lassen sich Ressourcen zuweilen gar ohne Anstrengung und leicht entdecken. Durch das Aufgreifen von Verben statt Substantiven können aktionale Repräsentationsformen, also prozedurales Wissen, aktiviert werden. Dies fördert das oben erwähnte, für diesen Altersabschnitt besonders wichtige Verständnis für das eigene Erleben. Auch das methodische Aufgreifen und Beschreibenlassen von Bildern aktiviert Verknüpfungen zwischen explizitem und implizitem Wissen. Das Schulkind lernt das logische Denken in den Regeln der Schrift, der Grammatik, der Sprachen, der Natur, der Mathematik und der sozialen Gemeinschaft. Das logische Denken erfordert gerichtete Aufmerksamkeit und führt zu schulischem Wissen, sozialer Zugehörigkeit, Kontrolle und Sicherheit. Das »paralogische« Denken braucht eine offene Aufmerksamkeit mit achtsamer Wahrnehmung und Beobachtung von Sinneswahrnehmungen im Hier und Jetzt. Hier geht es um Loslassen, darum, den Geist denken zu lassen, was er will. Hier werden Bilder, Geschichten und Metaphern geboren und weitergesponnen. Und noch mal: Im besten Falle lernt das Schulkind, beide Denkarten zu nutzen. Denn beides ist für einen guten und ungestörten Lernprozess erforderlich. Dabei können wir es mit idiolektischen Gesprächen unterstützen und die erwähnte Rückbindung zum impliziten Wissen stärken.

Jugendliche: Ich will's selber machen! Wer bin ich, und wer bist du?

Mit Adoleszenz wird die Zeit zwischen Kindheit und Erwachsensein bezeichnet. Es ist in der Tat eine Übergangszeit mit riesigen, aufregenden Entwicklungsschritten. Man geht mittlerweile davon aus, dass diese Entwicklungsphase ein ganzes Jahrzehnt umfasst. Allein an dieser Tatsache wird deutlich, dass Adoleszenz nicht einfach nur eine Übergangszeit zwischen zwei Lebensperioden, sondern einen eigenständigen Lebensabschnitt darstellt. Es vollziehen sich Umwälzungen und Neuerungen im körperlichen, mentalen und sozialen Bereich, die jeweils mit Infragestellen, Auflockerung, Verunsicherung, Neuorientierung und Neubildung einhergehen (vgl. Bürgin u. Berger 1988). Nicht nur Menschen, sondern auch andere Primaten und Nagetiere engagieren sich in der entsprechenden Lebensperiode plötzlich mehr in sozialen Interaktionen mit Altersgenossen, nehmen mehr Risiken auf sich und suchen mehr nach neuen, stimulierenden Erfahrungen. Die Sterblichkeit ist in dieser Phase des Übens in vielen Spezies erhöht (Music 2011). Sowohl die subjektiven Herausforderungen als auch die kollektiven Vorstellungen bezüglich Adoleszenz sind sehr kulturabhängig. So gibt es beispielsweise verschiedene afrikanische Ethnien, die ihre Jugendlichen rituell beim Übergang in die Erwachsenenwelt begleiten. Meistens beinhalten die entsprechenden Riten sowohl eine Trennung der Geschlechter als auch eine Trennung von der Gesamtgruppe, rituelle körperliche Handlungen, häufig »einschneidende« Handlungen im wörtlichen Sinne und mentale Herausforderungen. Die Vorstellungen davon, ab wann ein Mädchen heiratsfähig sein und Kinder kriegen soll, variieren stark. Ebenso variiert der Zeitpunkt der Menarche. In der westlichen Kultur hat sich der durchschnittliche Zeitpunkt der Menarche im letzten Jahrhundert deutlich ins jüngere Alter verschoben. Allerdings zeigen Mädchen, die sehr früh in die Pubertät eintreten, statistisch mehr Hinweise auf Stress und Probleme mit der psychischen Gesundheit. Neben genetischen Faktoren für den frühen Eintritt in die Pubertät werden auch psychosoziale Faktoren verantwortlich gemacht. Bessere Familienbeziehungen, höhere elterliche Präsenz und eine gute Vater-Tochter-Interaktion führen zu einem späteren Eintritt in die Pubertät. Aus einer evolutionären Sichtweise kann die frühere Menarche als Reaktion auf Stress und niedrigere Lebenserwartung verstanden werden. Der Überlebensvorteil liegt darin, sich früher reproduzieren zu können.

Die körperlichen Veränderungen betreffen aber nicht nur die sexuelle Reifung mit den entsprechenden hormonellen Umstellungen, sondern auch die Hirnentwicklung. Ähnlich wie in der frühen Kindheit finden im jugendlichen Gehirn verstärkt Umbauprozesse statt. Sie umfassen auf Zellebene das »Pruning«, d. h. die Vernichtung von Nervenzellsynapsen, den Verlust von grauer Hirnsubstanz und die Myelinisierung, d. h. die Ausbildung der Nervenhüllen, was schnellere Signalübertragung ermöglicht. Das jugendliche Gehirn wird so effizienter, aber weniger anpassungsfähig. Was die Aktivität einzelner Hirnregionen angeht, finden auch erhebliche Veränderungen statt. Der präfrontale Kortex, der für die sogenannten exekutiven Funktionen, z. B. Impulssteuerung, zuständig ist, wird erst im frühen Erwachsenenalter vollständig aktiv. Hingegen steigt mit Eintritt in die Pubertät, verallgemeinernd gesagt, die Aktivität des limbischen Systems an. Dort werden unsere Emotionen und das mit ihnen verbundene Verhalten reguliert und auch Triebbefriedigung und Risikobereitschaft gesteuert. Die Fähigkeit, in Maßen zu genießen, wächst mit der Reifung des limbischen Systems. Generell werden Jugendliche mehr von unmittelbaren emotionalen Stimuli bestimmt und abgelenkt als jüngere Kinder oder Erwachsene. Impulsivität und Risikobereitschaft, unter denen Eltern von Jugendlichen ja häufig leiden, eröffnen gleichzeitig Entwicklungsmöglichkeiten. Denn Jugendliche müssen sich der elterlichen Kontrolle entziehen und Risiken in Kauf nehmen, um eigene Erfahrungen machen zu können, um sich zu finden, die eigene Identität aufzubauen. Die Suche nach neuen, aufregenden Erfahrungen – nach dem »Kick« – und die damit einhergehende Risikobereitschaft sind also für die Ablösung und die eigene Identitätsbildung fördernd. Damit sind zwei zentrale Aufgaben der Adoleszenz angesprochen, die sowohl auf der Ebene der Hirnfunktion als auch auf denen des Verhaltens und des zu erreichenden Entwicklungszieles zum Ausdruck kommen. Jugendliche wollen ausprobieren, wer sie sind. Sie müssen die Sicherheit der Eltern verlassen, um ihren eigenen Weg gehen zu können. Dies bringt eine erhöhte Verletzlichkeit, ein Gefährdungspotenzial und eine erhöhte emotionale Instabilität mit sich. Dies alles kann nicht einfach auf »Hormone« zurückgeführt werden, sondern hat mit einer vorübergehenden gehirnreifungsbedingten Schwäche der emotionalen Informationsverarbeitung zu tun (Spitzer 2008a, S. 95). In einer Studie konnte gezeigt werden, dass Jugendliche zu Beginn der Pubertät länger brauchen, um Emotionen in dargebotenen Gesichtern lesen zu können, als jüngere Kinder. Die Autoren dieser Studie (McGivern et al. 2002) bringen die Ergebnisse mit dem Wachstum und der anschließenden Vernichtung von Synapsen in Verbindung.

Weitere zentrale Entwicklungsaufgaben der Adoleszenz sind das Finden von Sinnhaftigkeit des Daseins und die Prüfung der Gültigkeit von Regeln, Traditionen und Konventionen. Hierfür ist eine gute Fähigkeit, zu mentalisieren und zu reflektieren, hilfreich. Dies setzt sprachliche Ausdrucksmöglichkeiten voraus.

Und die Eigensprache von Jugendlichen?

Dass es nicht einfach ist, mit Jugendlichen ins Gespräch zu kommen, haben schon viele Eltern, Lehrer, Sozialarbeiter und Therapeuten erfahren müssen. Im Beratungskontext und in psychotherapeutischen Situationen mit Jugendlichen schätzen wir »Handwerkszeug«, das es uns leichter macht, den Dialog aufzunehmen. Eine Möglichkeit ist die idiolektische Gesprächsführung. Jugendlich reden selten gerne über Probleme. Deshalb ist es hilfreich, wenn wir von uns aus auch nicht auf die Probleme fokussieren, selbst wenn die Jugendliche genau wegen dieser Probleme zur Beratung oder in Therapie kommen. Auch mit Jugendlichen lässt sich das Schlüsselwortprinzip mit großem Nutzen anwenden. Gerade bei wortkargen Jugendlichen kann das Gespräch in Fluss kommen, wenn ich genau dasjenige Wort aufgreife, das für mich am lebendigsten oder lustvollsten klingt. Es zeigt sich, dass eine »saubere«, konsequente Technik von Vorteil ist. Ich nehme das Schlüsselwort, das die stärkste positive Resonanz hervorruft, und löse mich von der lexikalischen Bedeutung. Dies können auch Kraftwörter, Schimpfwörter oder Modewörter sein, sie können vordergründig problembehaftet sein oder unverfänglich – das alles spielt keine Rolle bei der Auswahl des Schlüsselwortes. Das primäre Ziel ist ja zunächst, ins Gespräch zu kommen, den Jugendlichen in einem einladenden Sinne zum Reden zu bringen. Ist das Gespräch erst einmal am Laufen, zeigen sich relevante Themen in der Regel auch auf »Nebenschauplätzen«. Auch Jugendlichen – nicht nur Erwachsenen – fällt es leichter, über weniger belastete Themen zu sprechen. Sie können dann sozusagen auf hinreichend sicherem Terrain ausprobieren, wie es sich anfühlt, mit diesem Gegenüber zu sprechen. Wenn es gelingt, sowohl den Prozess des Dialoges als auch die Schau nach innen (»Wie sieht das bei dir aus?«, »Wie machst du das?«) in Gang zu bringen, dann unterstützen wir auch den Autonomieprozess und die Identitätsbildung. Denn die Zuwendung und das Interesse erfährt das Individuum selbst, nicht irgendjemand sonst. Auch das Gespräch über Idole kann hier sehr ergiebig sein: »Was findest du an dieser Sängerin/diesem Schauspieler toll?« Eigene idealisierte Vorstellungen werden auf das Idol projiziert. So können die Betroffenen leichter drüber sprechen und müssen nicht über sich selbst reden. Die Frage: »Was hat das mit dir zu tun?«, könnte hinderlich sein und das Gespräch zum Erliegen bringen. Wenn ein Jugendlicher sich abwertet, das Gefühl hat zu versagen, dies oder jenes nicht zu können, kann die Frage: »Kennst du jemanden, der das gut kann?«, weiterführen. Bei einem »Ja« ist die nächste Frage: »Wie macht er oder sie das?« Der Leser merkt, dass es hier um sprachliche Möglichkeiten der Ressourcenaktivierung geht. Bei der prozessualen Ressourcenaktivierung werden Fähigkeiten des Klienten angesprochen.

Dieses Vorgehen hat sich als wirksamstes therapeutisches Agens (Grawe 2004) erwiesen, deutlich wirksamer als Problemlösung oder Verhaltensverstärkung. Es spricht sehr viel dafür – von Anfang an und immer wieder –, Ressourcen zu aktivieren. Die idiolektische Gesprächsführung bietet viele Varianten, das Prinzip der prozessualen Ressourcenaktivierung auf sprachlicher Ebene anzuwenden (vgl. Poimann 2010a). Sollte sich zeigen, dass man so nicht weiterkommt, werden andere therapeutische Mittel eingesetzt. Es lohnt sich aber, es später wieder zu probieren. Es gibt auch Jugendliche, die keinen Gesprächspartner finden, um existenzielle Themen, die das Leben infrage stellen, zu besprechen. Hier kann auch eine Frage nach einem philosophischen oder spirituellen Thema (»Was, stellst du dir vor, ist nach dem Tod?«) das Gespräch in Gang bringen und die erwähnte zur Entwicklungsphase gehörende Auseinandersetzung mit der Sinnhaftigkeit des Daseins fördern.

2 Die Eigensprache des Babys und Kleinkindes

Daniel Bindernagel

Einführung

Seit 2004 beschäftige ich mich intensiv mit Babys, Kleinkindern und ihren Familien. Für mich hat in dieser Zeit ein fruchtbarer und wechselseitiger Austausch zwischen der idiolektischen Methode, insbesondere den nonverbalen Anteilen von Eigensprache, und den Erkenntnissen der Säuglingsforschung und Erforschung der frühen Eltern-Kind-Interaktion stattgefunden. Dabei haben neueste Befunde aus der Bindungsforschung und den Neurowissenschaften insbesondere im Bereich der nonverbalen Kommunikation wenig Widersprüche zur idiolektischen Methode, sondern viel häufiger Bestätigung erbracht. Dies ist für mich insofern erstaunlich, als David Jonas, der Begründer der Methode, schon ungefähr Ende der 1960er-Jahre seine Vorgehensweise, aufbauend auf seiner psychoanalytischen Ausbildung, sowie seinen Umgang mit nonverbalen Signalen sowohl von Beobachtungen an Primaten als auch seinen Erfahrungen mit Patienten mit psychosomatischen Symptomen abgeleitet hatte.

Entwicklungsaufgaben des Babys und Kleinkindes

Die Entwicklungsaufgaben des Babys und Kleinkindes sind sehr komplex, das Entwicklungstempo ist rasant. In diesem Abschnitt erfolgt eine Zusammenfassung dieser Thematik. Ausführlicher wird sie mit entsprechenden Literaturhinweisen in Kapitel 1 dargestellt.

Ein Neugeborenes ist eine physiologische Frühgeburt. Es ist im Vergleich zu Tieren extrem unreif und auf umfassende körperliche und emotionale Pflege angewiesen. Möglicherweise verfügen Neugeborene gerade deswegen bereits über erstaunliche Fähigkeiten zur sozialen Interaktion. Bemerkenswert ist, dass Säuglinge bereits fähig sind, zu dritt zu kommunizieren und nicht nur mit einer einzigen Person. Sie müssen die sie pflegenden Erwachsenen dazu bringen, dass sie sich um sie kümmern, damit sie sich sicher fühlen können. Neugeborene versuchen auf verschiedene Weisen sehr aktiv, »Bonding«-Reaktionen von Erwachsenen auszulösen. Sie ziehen lebendige Gesichter unbelebten Objekten vor und reagieren auf sie anders, indem sie den Blickkontakt suchen, auf Erwiderung warten und auf Lächeln. Bereits Neugeborene sind lernfähig. Sie erkennen die mütterliche Stimme und den mütterlichen Geruch. Sie können hervorragend nachahmen. Das erste Lebensjahr ist vermutlich das wichtigste von allen für unser Lebensfundament. Hier wird mit unserer Bindungssicherheit die Basis gelegt für unsere Beziehungsfähigkeit und unsere Fähigkeit, mit der Welt in Kontakt zu treten und zu lernen. Das Baby macht hier die Erfahrung, ob seinen Äußerungen feinfühlig und responsiv begegnet wird und ob es sich sicher und gehalten fühlen kann. Im Alter von einem Jahr haben sich die wesentlichen Grundmuster unseres Bindungsverhaltens bereits aufgebaut. Fühlen wir uns sicher, können wir die Welt spielerisch entdecken und locker mit anderen Menschen Kontakt aufnehmen. Fühlen wir uns unsicher, müssen wir uns vermehrt rückversichern und stehen mehr unter Stress, wenn wir in die Welt gehen, uns für einen Moment trennen oder mit anderen Menschen in Kontakt treten.

Der Vorgang des Sichaufrichtens vom Kriechen in den aufrechten Gang entspricht einem Sprung in der Menschheitsentwicklung, der den Übergang vom Affen zum Menschen zum Ausdruck bringt. Im ersten Lebensjahr vollziehen sich zwei von insgesamt drei sozialen Revolutionen. Die erste findet um den dritten Lebensmonat herum statt und wird erkennbar an der Fähigkeit zum sozialen Lächeln, der intensiven Erkundung des Gesichtes der Eltern und vermehrten vokalen Kommunikationen. Die zweite soziale Revolution ereignet sich um den neunten Lebensmonat herum und wird erkennbar an der Fähigkeit zur gemeinsam geteilten Aufmerksamkeit (*joint attention*), zur Kommunikation über Objekte und zu sozialen Rückversicherungsblicken (*social referencing*). Damit erwirbt der Säugling die Basis für eine enorme Erweiterung seiner interaktiven Kompetenzen. Er zieht emotionale Ausdrücke, meistens Gesichtsausdrücke, anderer heran, um unklare Situationen zu interpretieren. Er beginnt selbst soziale Aktionen, führt sie fort, variiert und beendete sie. Er verfügt über die sogenannte Objektpermanenz. Der Begriff beschreibt die Fähigkeit, Dinge oder Personen als inneres Bild zu behalten, auch wenn sie abwesend sind. Das einjährige Kind findet rasch ein Objekt wieder, das vor seinen Augen versteckt wurde, und hat eine Vorstellung von seiner Mutter, auch wenn sie nicht zugegen ist. Es macht Explorationsspiele, das heißt, Gegenstände werden ergriffen und mit Auge, Hand und Mund erkundet. Es liebt es, Effekte zu wiederholen und die erwarteten Reaktionen der Erwachsenen bestätigt zu sehen. Es möchte die Welt entdecken und Funktionen von Gegenständen ausprobieren. Die sogenannte Funktionslust beschreibt die Lust, z. B. Dinge runterzuwerfen, Geräusche zu produzieren, Behälter zu füllen und auszuleeren oder Klötze zu stapeln. Ein einjähriges Kind zeigt auf Dinge oder Gegenstände. Dabei verfügt es bereits über die drei wesentlichen Motive für Sprachverhalten. Das erste ist ein direktives Motiv (imperatives Zeigen), bei dem ich erreichen möchte, dass der andere etwas tut. Das zweite Motiv ist ein informatives. Ich möchte, dass der andere etwas weiß, das ihm nützlich sein kann. Zum Beispiel zeigt ein einjähriges Kind auf einen Schlüssel, den ein Erwachsener verloren hat, aber nicht zu finden scheint. Das Motiv für dieses Zeigen ist klar ein informatives. Das Kind will den Erwachsenen informieren und ihm helfen, den Schlüssel zu finden, es will ihn nicht selber haben. Bereits in diesem Alter beginnt also kooperatives Verhalten. Das dritte ist ein expressives Motiv. Ich will, dass der andere etwas fühlt, das ich auch fühle. Ich will Gefühle – z. B. Freude oder Ärger – oder Einstellungen zu Dingen mit dem anderen teilen. Besonders die Momente gemeinsam geteilter Freude sind wichtig für die positive Entwicklung des Kindes. Sie sind ein – wenn auch nicht der einzige – Indikator für eine gelingende Eltern-Kind-Beziehung.

Das dreijährige Kind erkennt sich selbst und den anderen, und es verfügt über das semantische Gedächtnis (siehe Abb. 1), kann sich also Fakten merken. Es hat differenzierte Absichten und einen eigenen Willen. Zum Beispiel möchte es vieles selber machen und sein Handeln selbst steuern. Es verfügt über eine breite Palette an Selbstberuhigungsstrategien und über einen reichhaltigen Wortschatz. In Bezug auf die Sprachentwicklung vollzieht sich ein Entwicklungssprung offenbar um das zweite Lebensjahr herum. Es sind nicht nur die Verben, die nun zu den Nomina hinzukommen, sondern ab der Anzahl von ca. 50 Wörtern setzt hier die sogenannte Sprachexplosion ein. Nahezu täglich produziert das Kind neue Wörter. Ein Dreijähriges verfügt durchschnittlich über ca. 250 Wörter, wobei der Zeitpunkt im Einzelfall natürlich erheblich variieren kann. Nomina machen zu diesem Zeitpunkt den größeren Teil und die später dazukommenden Verben und Adverbien den kleineren Teil aus. Mit der Sprachexplosion und dem Hinzukommen der Verben werden gleichzeitig die Voraussetzungen für den Grammatikerwerb geschaffen. Ein Dreijähriges kann in der Regel Dreiwortsätze sprechen. Es kann sich also mit Wörtern schon ganz gut ausdrücken. Reime und Lieder nimmt es begeistert auf und gibt sie wieder. Mit Einsetzen der Symbolisierungsfähigkeit (mit ca. 18 Monaten) beginnt auch der Humor. Bereits ein Zweijähriges kann einen Suppenlöffel im Als-ob-Spiel als Telefon benutzen und damit einerseits viel Heiterkeit auslösen, andererseits selbst viel Spaß haben. Mit drei Jahren kommt die Möglichkeit hinzu, mit Wörtern witzige Aussagen zu kreieren.

Eigensprache des Babys und Kleinkindes

Es sind nicht nur die Temperamentsfaktoren, die das Kind mit auf die Welt bringt, sondern Eigenheiten des winzigen Menschen, die über Temperament hinausgehen. Es ist die ganz eigene Art, in Kontakt zu treten, zu schauen, den Kopf zu drehen, zu lächeln und »Grimassen zu schneiden«. Vermutlich handelt es sich bereits in den ersten Lebenstagen um eine Frühform von Eigensprache. Wenn die Eigenheiten des Babys respektiert und ähnlich, wiederkehrend und verlässlich beantwortet werden, ja wenn sie Freude auslösen, wird es sie weiter ausbilden und ausdifferenzieren. Die Art und Weise des Zeigens, das etwa ab dem neunten Lebensmonat auftritt, und auch des Blickkontaktes ist keineswegs stereotyp und bei allen gleich. Auch der Gebrauch der Stimme ist hochgradig individuell. Die Prosodie, die Sprachmelodie, die Tonfärbung und die zeitlichen Konturen der vokalen Äußerungen sind bereits sehr nuanciert. Bei sorgfältiger Betrachtung wird klar, dass wir hier bereits von einer nonverbalen Eigensprache sprechen können, die unverwechselbar und einzigartig ist. In der Regel hören die meisten Eltern intuitiv, wie es ihrem Einjährigen geht, wie es sich fühlt. In Situationen, in denen sie den Klang der Stimme, seine Gesten oder anderweitige Körpersignale nicht direkt deuten können, wenden Sie sich Ihrem Kind zu, beschäftigen sich mit ihm, machen verbale Vorschläge und schauen auf seine Reaktionen. Ein intuitives Elternverhalten setzt ein. Dazu gehört ein Einfangen und Zentrieren der Aufmerksamkeit, eine Synchronisation von Vokalisationen und rhythmischen Bewegungen, eine sanfte Strukturierung des kindlichen Verhaltens und eine zeitweise übertriebene Darbietung der elterlichen Mimik (vgl. Rauh 2014). Dieses Repertoire an elterlichem Verhalten nimmt bereits vom dritten Lebensmonat zum ersten Lebensjahr hin ab. Unabhängig von Einsatz und Ausmaß des Repertoires läuft dieses interaktive Wechselspiel idealerweise so lange, bis eine Beruhigung und ein »Verstehen« eintreten. Dieses »Verstehen« ist nicht rational, sondern eher relational, ähnlich wie sich in einem idiolektischen Gespräch ein Gefühl einstellen kann, verstanden worden zu sein, ohne dass dies explizit in Worte gefasst wird.

Stellen wir uns vor, das Einjährige sagt mit Lust und Elan »Dodo«. Mutter oder Vater antworten selber mit einem freudigen »Dodo«, ohne den Sinn dieses Wortes sofort zu verstehen. Diese alltägliche selbstverständliche Szene können wir als Analogie zu einem idiolektischen Gespräch betrachten. Die Eltern begeben sich in Resonanz mit dem Kind und nehmen in idiolektischer Hinsicht vorbildlich das Schlüsselwort ihres Gegenübers auf. Sie suchen nicht krampfhaft nach dem logischen Inhalt dieses Wortes, sondern nehmen dieses Wörtchen »Dodo« wertfrei als einen kondensierten Ausdruck des momentanen Gemütszustandes und der momentanen subjektiven Wahrnehmungswelt des Kindes entgegen. Vielleicht machen sie ihm Vorschläge, was das Wort »Dodo«, welches vonseiten des Kindes in seiner Bedeutung noch wenig festgelegt ist, jetzt in diesem Moment heißen könnte. Dabei sind sie aber offen für seine Reaktionen und werden intuitiv erkennen, worauf ihr Kind positiv anspricht. Und so geht es hin und her, es finden Synchronisation, womit der zeitliche Aspekt betont wird, und Affektabstimmung, womit der gefühlsmäßige Aspekt betont wird, statt.

Man kann durch Analyse der Tonhöhe und Kontur von vokalen Einheiten bereits bei neun Monate alten Säuglingen zwei unterschiedliche Funktionen von Vokalisationen herausfiltern. Die eine Funktion ist die oben beschriebene kommunikative Funktion, die erkennbar ist, wenn das Baby z. B. mit der Mutter spielt. Die andere ist eine erforschende Funktion. Das Baby begleitet seine eigenen explorativen Aktivitäten, also Tätigkeiten, mit denen es die Welt erkundet, mit seiner eigenen Stimme.

In Bezug auf die Eigensprache können wir festhalten, dass das Dreijährige seine Eigenheiten, die bereits bei Geburt bestanden und sich bis zum ersten Lebensjahr in der Interaktion mit den primären

Bezugspersonen ausgeformt haben, weiter ausdifferenziert und gefestigt hat. Es kann aber, wie bereits beschrieben, noch nicht richtig mentalisieren, noch nicht im anderen eigenständige Gefühle und Gedanken erkennen und denkt noch sehr konkret und gegenstandsbezogen über die Welt nach. Die idiolektische Technik bietet hier mit ihren einfachen und konkreten Fragen ein sehr brauchbares Handwerkszeug. Denn je einfacher eine Frage ist, desto eher wird sie verstanden und desto leichter ist sie zu beantworten. Wenn wir unsere Frage einfach, kurz und konkret stellen, ermöglichen wir es dem Kind, mit den ihm bereits zur Verfügung stehenden Wörtern auf seine eigene Art und Weise zu antworten. Im besten Falle erlebt das Kind durch die Frage keine Störung und kann die Tätigkeit fortführen, an der es gerade dran ist. Es kann dann seine Tätigkeit mit eigenen Worten begleiten oder kommentieren. Dies entspricht der oben erwähnten erforschenden Funktion von Sprache. Die kommunikative Funktion von Sprache wird dann gebraucht, wenn kurze Dialoge mit interaktiven Motiven entstehen. Der Gebrauch beider Funktionen fördert natürlich die Sprachentwicklung, weil sprachbezogene neuronale Netzwerke gestärkt und vergrößert werden. Kleinkinder haben von sich aus eine sehr bildhafte Sprache, und das Aufgreifen und Vertiefen dieser Bilder ist ihnen nicht fremd, sondern sogar vertraut, weil sie das unter Altersgenossen selbst praktizieren. Erleichternd kommt hinzu, dass Kinder in diesem Alter generell weniger kontrolliert, sondern spontan, kreativ und zugleich fantasievoll sind. Sie haben Lust am Entdecken allgemein und speziell auch Lust am Entdecken von Sprache. Das Aufgreifen von Schlüsselworten ist mit Dreijährigen schon gut möglich und eine einfache Art, kurze Dialoge zu führen und Beziehung zu fördern.

Eltern-Kleinkind-Psychotherapie

Bevor ich einige Fallbeispiele zu Therapien mit Babys und Kleinkindern darstelle, werde ich zunächst für den in diesem Bereich unkundigen Leser die Grundzüge einer Eltern-Kleinkind-Psychotherapie sowie von frühen Hilfen allgemein erläutern. Dazu eignet sich ein Pyramidenmodell, das von der Psychologin Maria Mögel, die mit mir die St. Galler »Babysprechstunde« gemeinsam geleitet hat, und von mir entwickelt wurde. In dieser »Babysprechstunde«, die eine Spezial-

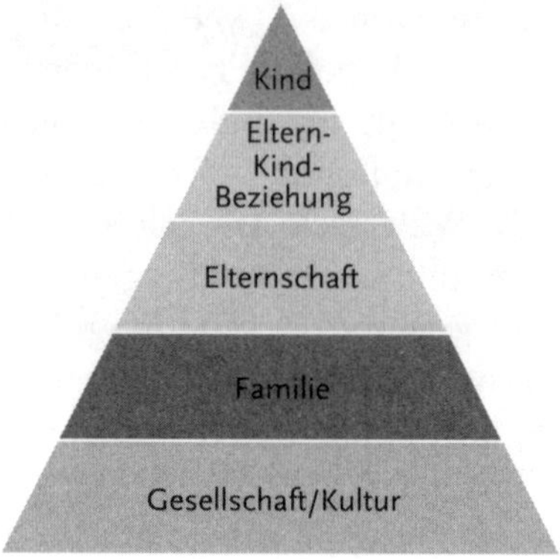

Abb. 2: Pyramidenmodell (nach Bindernagel und Mögel 2016)

sprechstunde für Babys, Kleinkinder und ihre Eltern ist, konzeptualisieren wir den diagnostischen und therapeutischen Zugang an diesem Modell. Es gibt eine Orientierungshilfe in einer komplexen und vielschichtigen Situation, die entsteht, wenn ein Kind geboren wird. Im Modell wird visualisiert, auf welchen Ebenen existenzielle Herausforderungen beim Übergang zu einer Familie gemeistert werden müssen. Anhand dieses Schichtenmodells kann reflektiert werden, auf welcher Ebene das Hauptgewicht einer Intervention sinnvollerweise liegen soll.

Wenn ein Kind – vor allem das erste – geboren wird, gibt es, vereinfachend dargestellt, fünf neue Herausforderungen zu meistern: Das Kind ist da, die Eltern-Kind-Beziehung ist »neu«, die Elternschaft entsteht, zwei Herkunftsfamilien müssen in irgendeiner Form zur Bildung einer neuen generativen Einheit integriert werden, und schließlich muss sich die Familie als solche in Kultur und Gesellschaft integrieren. Zur obersten Ebene, der Pyramidenspitze, stellen sich folgende Fragen: Was bringt das *Kind* selbst mit auf die Welt? Auf welches Temperament lässt sein Verhalten schließen? Ist das Kind empfindlich, irritabel oder übererregt? Wie bringt es sich in die Interaktion ein? Ist es selbst feinfühlig, responsiv oder eher zurückgezogen und schwer zu involvieren? Wie reagiert es auf Veränderungen? So kann es Kinder geben, die extrem irritabel und unruhig sind; wir finden zwar eine gut funktionierende Elternschaft vor, die Eltern-Kind-Beziehung ist aber durch das schwierige Kind sehr belastet. In diesem Fall kann eine Elternberatung mit genau diesem Inhalt eine rasche Entlastung und Normalisierung der Eltern-Kind-Beziehung herbeiführen. Das Kind wird sein Temperament nicht grundsätzlich, allenfalls im Grad der Verhaltensausprägung ändern, aber die Eltern werden besser mit ihm umgehen können.

Auf der zweiten Ebene, der der *Eltern-Kind-Beziehung*, ist zunächst die der beobachtbaren Verhaltensebene der Interaktion, die analysiert wird. Dies kann im Rahmen eines gemeinsamen Gespräches mit Spielanteilen oder mittels Videoaufzeichnung erfolgen. Bewährt hat sich hier die Video-Interaktions-Analyse, weil Signale so »unter die Lupe« genommen und vertieft verstanden werden können. Auf diese Art und Weise lassen sich Interaktionsmuster vor allem der körperlichen, aber auch der verbal-vokalen Kommunikation erkennen, die sich der normalen klinischen Beobachtung entziehen oder in der kommunikativ hochkomplexen Untersuchungssituation untergehen. Sind hier dysfunktionale Muster zu erkennen, ist eine interaktionsbasierte Eltern-Kind-Therapie anzustreben. Damit werden nicht nur die aktuellen Symptome des Kindes behandelt, sondern entscheidende Grundlagen für seine weitere Entwicklung gestärkt. Die Stabilität dysfunktionaler Kommunikationsmuster über die Zeit und ihr Einfluss auf die spätere Entwicklung des Kindes in Bezug auf prosoziales Verhalten und Psychopathologien verschiedenster Ausformung wurden in zahlreichen Untersuchungen nachgewiesen (Sarimski 2014). Des Weiteren sind in Bezug auf die Eltern-Kind-Beziehung die Vorstellungen, Interpretationen und Fantasien der Eltern bezüglich ihres Kindes zu erfragen und zu reflektieren; sie sind hoch bedeutsam, weil sie die kindliche Symptomatik hervorrufen und unterhalten können.

Als besondere Variante dieser Eltern-Kind-Dynamik ist die Traumatisierung von Müttern durch interpersonelle Gewalt – meistens durch ihren Lebenspartner – zu erwähnen. In dieser Konstellation triggert das Schreien des Babys, welches situativ durchaus adäquat sein kann, eine traumatische Reaktion im Erleben der Mütter, die zu einem zunächst unverständlichen Verhalten führt: Sie dissoziieren, werden handlungsunfähig oder selbstaggressiv. Sie erleben das Schreien des Babys in einer verzerrten Art und Weise als intendierten Angriff, so wie bei der zurückliegenden tatsächlich stattgefundenen Misshandlung (vgl. Schechter u. Rusconi Serpa 2013). Die Eltern-Kind-Beziehung kann so erheblich beeinträchtigt werden.

Auf der dritten Ebene stellen wir Fragen zur Funktionalität der *Elternschaft*. Das englische Wort »Co-Parenting« (vgl. McHale 2007a,

b) beschreibt die Zusammenarbeit der beiden Eltern in Bezug auf das Kind als Voraussetzung für eine funktionale Versorgung, Pflege und Förderung des Kindes. Ein schreiendes, nicht schlafendes oder nicht essendes Kind zum Beispiel stellt diese Zusammenarbeit hart auf die Probe. Weil die Elternschaft eine Schlüsselfunktion auch für eine gute Entwicklung des Kindes einnimmt, sollte in jedem Fall die elterliche Zusammenarbeit gestärkt werden. Es gibt Fälle, bei denen allein die Förderung der elterlichen Kooperation zu einem Rückgang einer kindlichen Symptomatik, z. B. exzessiven Schreiens, Schlafstörungen oder Fütterproblemen, führt. Vor dem Hintergrund einer psychodynamischen Theorie vollzieht sich diese Beruhigung über eine Stärkung des elterlichen »Containing« (Bion 1962). Das Kind fühlt sich mit seinen unangenehmen Gefühlen besser gehalten und weniger auf sich allein gestellt. Es gibt Situationen, in denen die Kooperation in der Elternschaft deutlich eingeschränkt ist, was nach und nach zu Störungen in der triadischen Kommunikation (siehe unten) führt und wobei das Kind allmählich auffällig wird. Hier liegt dann der Fokus darauf, zunächst die Kooperation der beiden Elternteile und dann die triadische Kommunikation zu verbessern.

In die vierte Ebene, die der *Familie,* fließen familiäre Faktoren wie psychisches Befinden der Eltern, Paardynamik und Unterstützung der Herkunftsfamilien ein. Generationskonflikte, welche bei einer Geburt reaktiviert werden können, haben einen entscheidenden Einfluss auf die Befindlichkeit des Säuglings. Säuglinge sind eindrückliche »Seismografen«. Ein unruhiges Kind zum Beispiel kann die Beunruhigung der Familie durch diese Konflikte zum Ausdruck bringen. Gelingt es im Rahmen der therapeutischen Intervention, diese Konflikte zu bearbeiten und Unterstützungstendenzen von Großeltern oder anderen Bezugspersonen zu fördern, kann das über eine Beruhigung der Gesamtsituation und über eine Stärkung des mütterlichen Zugehörigkeitsgefühls und der »unterstützenden Matrix« (Stern 1998) zu einem Rückgang der kindlichen Symptomatik führen, ohne dass andere therapeutische Interventionen nötig werden.

Auf der fünften Ebene, der der *Gesellschaft und Kultur,* bildet sich die gesellschaftlich-kulturelle Einbettung und Bedingtheit der Familie ab. Psychosozialer Status und Migrationshintergrund wirken sich stark auf Bewertung von und Umgang mit kindlichen Verhaltensweisen aus. Jede Familie ist eine *Kultur für sich,* die vom Therapeuten so weit wie möglich berücksichtigt und gewürdigt werden sollte. Auf dieser Ebene fließen auch die kulturellen Vorannahmen, die Werthaltungen und die theoretischen Vorannahmen des Therapeuten und der institutionelle Kontext der Ärztin oder des Therapeuten mit ein, die ihr Handeln bewusst oder unbewusst bestimmen.

Im Rahmen eines diagnostischen Prozesses versuchen wir, uns nicht nur ein Bild von jeder dieser fünf Ebenen zu machen, sondern auch von der Kommunikation untereinander, insbesondere der Kommunikation zu dritt, der sogenannten triadischen Kommunikation. Sie lässt sich hervorragend mit dem Lausanner Trilogspiel einschätzen, welches von Elisabeth Fivaz-Depeursinge (Fivaz-Depeursinge u. Corboz-Warnery 2001; Fivaz-Depeursinge 2009; Fivaz-Depeursinge a. Philipp 2014) im Rahmen ihrer Forschungstätigkeit in Lausanne entwickelt wurde. Sie spricht im gegebenen kommunikativen Dreieck von den positiven »Allianzen von zweien für den Dritten« und den negativen »Koalitionen von zweien gegen den Dritten«. Das Untersuchungsparadigma beruht auf der Annahme, dass sich die impliziten Fähigkeiten, gemeinsam zu kommunizieren und sich zu unterstützen, statt einen Dritten auszuschließen, in einer einfach strukturierten Spielsituation, die auf Video aufgezeichnet wird, erkennen lassen. Die Eltern erhalten folgende Anweisung: Fünf Minuten spielt ein Elternteil mit dem Kind, fünf Minuten der andere Elternteil, fünf Minuten spielen beide Eltern mit dem Kind, und fünf Minuten sprechen beide Eltern miteinander, das Kind ist für sich. Es ist zu vermuten, dass sich in dieser einfachen Anordnung einige Phänomene familiärer Interaktion aus dem Alltag modellhaft zeigen. Zudem ist das Modell für viele Eltern verständlich und kann mit ihnen anhand der Videoaufzeichnung gewinnbringend bearbeitet werden. Die Fähigkeit zur triadischen Kommunikation kann so gefördert werden.

Praxisbeispiele im Säuglingsalter

Das Alter des Kindes in den Fallbeispielen bezieht sich jeweils auf den Zeitpunkt des Erstgespräches. Die Fallbeispiele und das Vorgehen werden anhand des Pyramidenmodells konzeptualisiert und veranschaulicht. Dies ermöglicht eine systematische fallbezogene Orientierung in den komplexen klinischen Situationen. Die Perspektive der weiteren Falldarstellungen ist dann die Frage nach dem Beitrag der Idiolektik in diesen Behandlungen. Die Beschreibungen sind folglich nicht umfassend, sondern stellen Ausschnitte und Fokussierungen auf die Teilaspekte Eigensprache und idiolektische Gesprächsführung dar.

Andreas (sechs Monate): »Grüne Insel«

Erstes Gespräch

Andreas wird vom Kinderspital als »Schreibaby« mit Regulationsstörung während einer akuten Entlastungshospitalisation in der »Babysprechstunde« angemeldet. Die Mutter sei sehr erschöpft und wirke depressiv. Im ersten Gespräch mit der Mutter allein ohne Baby, welches zu diesem Zeitpunkt noch im Krankenhaus ist, zeigt sich eine differenzierte, hoch belastete, häufig weinende Frau. In den kurzen Phasen, in denen die Tränen versiegen, erzählt sie, dass Andreas nach einer freudvollen und körperlich ohne Komplikationen verlaufenen Schwangerschaft spontan in der 38. Schwangerschaftswoche für die Mutter nahezu schmerzlos und zügig geboren worden sei. Er sei in der zweiten Lebenswoche abgestillt worden. Das vermehrte Schreien habe in der achten Lebenswoche begonnen. Sie beschreibt dann, wie sie an ihren eigenen Ansprüchen, Andreas beruhigen zu können, immer für ihn da zu sein, ihm ganz allgemein eine gute Mutter zu sein, scheitert. Auch werde sie dem zwei Jahre älteren Bruder und ihrem Ehemann, der sie vorbildlich unterstütze, nicht mehr gerecht. Es zeigen sich überhöhte Selbstansprüche, deutliche Selbstabwertungstendenzen, Denkmuster, die den Leidensdruck und die Erwartungen an sich selbst weiter erhöhen, und vielfältige Erschöpfungssymptome.

MUTTER Ich bin keine gute Mutter. Die Schwangerschaft und die Geburt sind so schön verlaufen, es war perfekt. Und jetzt kann ich mein Baby nicht beruhigen. Ich verstehe das nicht, beim Bruder ging es ja auch. Nun kommen alle zu kurz!

THERAPEUT Was brauchen Sie, damit Sie allen gerecht werden können?

MUTTER (lächelt kurz) Der Tag müsste doppelt so lang sein.

THERAPEUT Was noch?

MUTTER Ich müsste mich erholen können.

THERAPEUT Wie machen Sie das?

MUTTER Ich mache gerne Sport, z. B. Joggen, dazu komme ich aber nicht mehr. Auch müsste ich selber wieder einmal richtig ausschlafen können.

THERAPEUT Wie ist das, wenn Sie richtig ausgeschlafen sind und gejoggt haben?

MUTTER (weint) Ich weiß fast nicht mehr, wie das ist.

THERAPEUT (wartet ab).

MUTTER Wenn ich selber unruhig und gestresst bin, kann ich Andreas nicht beruhigen.

THERAPEUT Das ist eine sehr wichtige Erkenntnis!

Am Ende des ersten Gespräches erkläre ich der Mutter, welche Hilfestellungen ich geben kann. Ich empfehle ihr, zum nächsten Gespräch mit Andreas und Ehemann zu kommen. Wenn es einfacher für sie sei, könne sie auch den älteren Sohn mitbringen. Die Mutter wirkt hoch belastet, überreizt, angespannt und depressiv. Dabei scheinen die Erschöpfung und die aktuelle Belastung im Vordergrund zu stehen und einen Teufelskreis in Gang gesetzt zu haben. Selbstvorwürfe führen zu mehr eigener Gereiztheit und angespannter Interaktion zwischen Mutter und Kindern, dies wiederum zu angespannteren und gereizteren Kindern und dies wieder zu neuen Selbstvorwürfen. Aufgrund der ersten mütterlichen Schilderungen scheinen bei Andreas mindestens Regulationsschwierigkeiten oder ein sogenanntes schwieriges Temperament vorzuliegen. Ich gebe der Mutter ein Schlafprotokoll mit, welches sie ausfüllen könne, wenn es ihr nicht zu viel Aufwand sei.

Zweites Gespräch

Im zweiten Gespräch mit Mutter, Vater und Andreas lässt sich ein altersgemäß entwickelter Säugling beobachten, der sowohl mit den Eltern als auch mit mir in einen wechselseitigen, teilweise fröhlichen Kontakt geht. Es zeigen sich kurze Phasen von Unzufriedenheit ohne erkennbare Auslöser sowie einige Hinweise auf eine Regulationsempfindlichkeit. Der Vater macht einen stabilen, ausgeglichenen und emotional präsenten Eindruck. Er schildert die Belastungssituation aus seiner Sicht. Die familiäre Atmosphäre und die Paarbeziehung würden zunehmend beeinträchtigt. Beide Eltern können ihre Hilflosigkeit beschreiben. In der Mutter-Kind-Interaktion lässt sich eine angespannte Überinvolvierung der Mutter bei sonst guten interaktiven Fähigkeiten feststellen. Dies lässt sich daran erkennen, dass sie extrem schnell auf Unmutsäußerungen von Andreas anspringt, ihn sofort auf den Arm nimmt und heftig im Arm hin und her wiegt. Dies beruhigt ihn verständlicherweise nicht, sondern verstärkt seine Unruhe. Tempo und Anspannung der Mutter übertragen sich auf das Baby. Hingegen ist die Mutter äußerst wachsam und erkennt in vielen Situationen die kindlichen Signale. Sie verbalisiert gut, d. h., sie spricht Andreas direkt an, sie begleitet sein Verhalten mit Worten und benennt ihr eigenes Tun. Allerdings ist ihre Stimme in der Tonqualität hart, wenig moduliert und etwas starr. Dies ist Folge ihres eigenen Stresses und steht in direktem Zusammenhang mit ihrer eigenen körperlichen Anspannung. Körperliches Empfinden, hier die Anspannung, vermittelt sich sofort und automatisch über den Klang der Stimme. Dies wiederum hat einen direkten Einfluss auf das Erleben des Babys, dessen Erregungsniveau weiter ansteigt. Der Vater hat in dieser Situation eine ausgleichende und beruhigende Wirkung. Andreas sucht die Nähe zu ihm, bei der er sich schnell beruhigt. Dies ist ein Beispiel für eine gut funktionierende triadische Kommunikation. Das Problem ist hier nicht, dass die Mutter den Vater aus der Kommunikation ausschließt oder mit ihm rivalisiert. Im Gegenteil, sie kann seine Hilfe gut annehmen. Die Schwierigkeit liegt darin, dass dies bei ihr zu einer weiteren Herabsetzung des Vertrauens in ihre eigenen Kompetenzen und ihres bereits geschwächten Selbstwertgefühls führt. Exemplarisch für den triadischen Aspekt der familiären Kommunikation und die Bedeutung des Vaters hier ein kurzer Gesprächsausschnitt.

THERAPEUT (zum Vater) Ihre Frau hat im letzten Gespräch sehr positiv über Ihr Engagement in Ihrer Familie berichtet. Wie gelingt Ihnen das?

VATER (strahlt) Ich freue mich einfach auf meine Kinder, wenn ich nach Hause komme. Ich beschäftige mich gerne mit ihnen und entlaste meine Frau, wo ich kann.

THERAPEUT Ich habe den Eindruck, Ihre Frau weiß das sehr zu schätzen.

VATER (mit Tränen in den Augen) Ja, aber es geht ihr trotzdem sehr schlecht. Ich mache mir große Sorgen um sie. Ich spüre das in den ersten fünf Sekunden, wenn ich ins Haus komme. Ich weiß nicht, wie ich ihr noch helfen kann.

MUTTER Du musst nicht mehr helfen. Irgendwie muss ich selber einen Weg finden, mich erholen zu können, weniger angespannt zu sein.

Die Mutter bringt ein 24-Stunden-Schlafprotokoll mit, welches äußerst sorgfältig und lückenlos über zwei Wochen ausgefüllt ist. Wie dieses Protokoll ausgefüllt ist, verweist ebenfalls auf die etwas zwanghafte, äußerst korrekte und um Kontrolle bemühte Art der Mutter. Inhaltlich lassen sich häufige kurze Schreiepisoden tagsüber und nachts ohne Koppelung an die Nahrungsaufnahme, mit einer Häufigkeit von acht bis zehn Episoden pro 24 Stunden, sowie ein fehlender regelmäßiger Fütterrhythmus erkennen. Den Eltern werden verschiedene Optionen des therapeutischen Vorgehens angeboten und erläutert. Die Mutter entscheidet sich zunächst für eine verhaltensorientierte Beratung und möchte die Möglichkeit für eine interaktionsbasierte Eltern-Kind-Therapie für später offenhalten. Das Thema der Regulationsempfindlichkeit von Andreas wird ausführlich mit beiden Eltern besprochen. Es wird darauf hingewiesen, dass sich diese Empfindlichkeit besonders im Zusammenhang mit anstehenden Entwicklungsaufgaben – aktuell ist dies vor allem das Erlangen der motorischen Fähigkeiten zur Fortbewegung – zeigen kann. Nach Erlangen der neuen Bewegungsfreiheit seien solche Regulationsschwierigkeiten häufig rückläufig. Ich empfehle ihr, als Erstes einen klaren Fütterrhythmus zu etablieren.

Drittes Gespräch

Zum dritten Gespräch kommt die Mutter mit Andreas deutlich entlastet und in guter Stimmung. Auch die Interaktion zwischen beiden wirkt deutlich entspannt. Das erneute Schlafprotokoll zeigt einen klaren und regelmäßigen Rhythmus mit sechs Mahlzeiten, die Schreiepisoden haben auf vier pro 24 Stunden deutlich abgenommen.

THERAPEUT Sie wirken auf mich entspannter. Stimmt das?
MUTTER (lächelt) Ja, das stimmt in der Tat. Es läuft viel besser zwischen mir und Andreas.
THERAPEUT Wie haben Sie das geschafft?
MUTTER Andreas schreit nicht mehr so viel und ist nicht mehr so gereizt, er ist ausgeglichener.
THERAPEUT Und Sie?
MUTTER (lächelt) Ja, ich weiß schon: Auch ich habe dazu etwas beigetragen.
THERAPEUT Was?
MUTTER Ich habe eine kleine Insel im Alltag gefunden, wo ich mich erholen kann. Es gelingt erst sehr selten.

THERAPEUT Wie sieht die Insel aus?
MUTTER Es ist eine grüne, bewachsene Insel mit viel Wiese und ein paar großen Bäumen. Ich sitze am Ufer und schaue über das felsige Ufer aufs Meer. Es ist warm, und ich höre nur das Meer und die Möwen.
THERAPEUT Das hört sich sehr wohlig und entspannend an.
MUTTER (lächelt) Ja.
[Nach einer Weile zeigt mir die Mutter ihr erneut ausgefülltes Schlafprotokoll.]
THERAPEUT Wow, da ist jetzt ein deutlicher Rhythmus sichtbar.
MUTTER Ja, wirklich?
[Ich lege das erste Schlafprotokoll neben das neue und zeige ihr den Unterschied.]
MUTTER (überrascht) Ja, tatsächlich! Das hätte ich gar nicht so gedacht.
THERAPEUT Das haben Sie gut hinbekommen. [Spürt eine positive Regung bei ihr.] Können Sie darauf stolz sein?
MUTTER Ein bisschen!

Die Mutter hat an Selbstsicherheit gewonnen. Sie ist sehr zufrieden mit den Entwicklungen und möchte die Behandlung bereits beenden.

Reflexion zum Einsatz der Idiolektik

In diesem Fallbeispiel wird die integrative diagnostisch-therapeutische Vorgehensweise deutlich, die den aktuellen Bedürfnissen und Möglichkeiten der Mutter angepasst wird. Der Fokus der Intervention liegt im Pyramidenmodell auf den beiden Ebenen »Familie« und »Elternschaft«. Gleichzeitig wird deutlich, wie die beiden höheren Ebenen, »Eltern-Kind-Beziehung« und »Kind«, durch die Schwierigkeiten auf den unteren Ebenen beeinflusst werden bzw. wie sie interagieren. Das Baby zeigt zum Zeitpunkt des Erstgespräches Hinweise auf eine Regulationsempfindlichkeit. Wie sie ursächlich entstanden ist, kann zu diesem Zeitpunkt nicht beurteilt werden. Hinweise auf die Beschaffenheit und die Veränderbarkeit dieser Verhaltensauffälligkeiten ergeben sich dann aus dem Verlauf. Auch auf der zweiten Ebene, der Eltern-Kind-Beziehung, zeigen sich Schwierigkeiten, hier in Form eines angespannten, überinvolvierenden Interaktionsverhaltens der Mutter, was wiederum zu einer Verstärkung der Regulationsempfindlichkeit führt. Andererseits zeigt der Verlauf des Fallbeispiels sehr schön auf, wie die beiden oberen Ebenen, also die des

Verhaltens des Kindes und die der Eltern-Kind-Beziehung, positiv durch eine Intervention auf den unteren Ebenen beeinflusst werden können. Entscheidend für den Erfolg einer Intervention ist, wie sie von den Eltern an- und aufgenommen werden kann. An dieser Stelle leistet die Idiolektik einen wesentlichen Beitrag. Nach einer ersten Analyse werden verschiedene Varianten des therapeutischen Vorgehens transparent dargestellt. Dies kann bei manchen Menschen zu einer Überforderung führen. In solchen Fällen kann eine konkrete Empfehlung für eine Variante die Entscheidung erleichtern. Im vorliegenden Fall war es allerdings umgekehrt. Die Mutter konnte sehr viel Kontrolle behalten dadurch, dass sie aus verschiedenen Varianten auswählen konnte. Die idiolektische Methode kann in diesem Prozess der Entscheidungsfindung sehr nützlich sein, wenn ich als Therapeut die Haltung habe, dass der Klient über eine »innere Weisheit« verfügt. Dieses innere Wissen über seine Potenziale ist möglicherweise aktuell verschüttet, kann aber durch die zieloffene und an der Eigensprache orientierten Art des Nachfragens wieder zugänglich gemacht werden. Im vorliegenden Fall war es vermutlich das Wissen der Mutter über sich selbst, dass sie viel Orientierung an Strukturen braucht, dass klare, ritualisierte Abläufe nicht nur ihrem Baby, sondern ihr selbst Sicherheit vermitteln. Die Befunde des Schlafprotokolls sind für die Mutter offenbar am leichtesten aufzunehmen und zu bearbeiten. Ebenso ist es ihr möglich, sich im Gespräch auf bildhafte Elemente, wie z. B. die »grüne Insel«, einzulassen. Ressourcen können so im Hier und Jetzt deutlich spürbar aktiviert werden, was im ersten Gespräch nicht möglich war. Die Hinweise auf die Regulationsempfindlichkeit von Andreas fließen in eine entwicklungspsychologische Beratung der Eltern ein. Die Mutter bestätigt im dritten Gespräch, dass sich Andreas nun besser am Boden fortbewegen könne. Vielleicht habe dies ja auch zu seiner Zufriedenheit beigetragen. Der Befund einer Überinvolvierung der Mutter aus der Interaktionsbeobachtung wird indirekt berücksichtigt, indem die Mutter ein Feedback über ihre guten interaktiven Fähigkeiten erhält, eine Rückenstärkung ihrer mütterlichen Rolle erfährt und ermuntert wird, sich eine eigene – wenn auch nur sehr kleine – »Insel im Alltag« zur Erholung und zum Kraftschöpfen einzurichten. Sie kann entspannen, ihr überhöhtes mütterliches Ideal kann etwas gelockert werden. Die Elternschaft kann gestärkt werden, indem die Leistungen beider Elternteile gewürdigt und die Sorgen des Vaters um seine Ehefrau aufgenommen werden. Natürlich wäre es wünschenswert, mit dieser Mutter vertieft biografisch an den Wurzeln ihrer eher rigiden, zur Selbstabwertung neigenden Verhaltensmuster zu arbeiten. Weil aber ihre Ziele innerhalb der drei Konsultationen erreicht worden sind, wünscht sie diese Fortsetzung aktuell nicht und ist mit der positiven Entwicklung zufrieden. In der routinemäßig durchgeführten Verlaufsevaluation zu Beginn, zum Abschluss der Behandlung und sechs Monate nach Abschluss zeigen sich eine signifikante Reduktion der Problembelastung, eine vollständige Rückbildung der depressiven mütterlichen Symptome in der »Edinburgh Postnatal Depression Scale« und eine Steigerung des mütterlichen Selbstvertrauens im Umgang mit dem Kind in der »Karitane Parenting Confidence Scale«.

Kevin (acht Monate): »Wie komme ich zur Ruhe?«

Am Beispiel von Kevin kann die Bedeutung der nonverbalen Eigensprache aufgezeigt werden. Indem ich auf die nonverbale Eigensprache von Kevin eingehe und in verbale Sprache bringe, eröffnen sich neue Möglichkeiten der Behandlung.

Kevin wird auf Empfehlung einer Mütter- und Väterberaterin von einem Kinderarzt in die Babysprechstunde überwiesen. Die junge Mutter ist 20 Jahre alt und nach kurzer Partnerschaft ungewollt mit Kevin schwanger geworden. Der Vater möchte, dass Kevin abgetrieben wird. Die Schwangerschaft ist überschattet zunächst von Paarkonflikten, dann von der Trennung des Vaters. Die Mutter fühlt sich im Stich gelassen und wird depressiv. Die Depression hält mehrere Monate an und mildert sich nach der Geburt von Kevin. Körperlich verlaufen die Schwangerschaft und die Geburt unauffällig.

Erstes Gespräch

Im ersten Gespräch beschreibt die Mutter, dass Kevin vom ersten Lebenstag an sehr lebendig, unruhig, schreckhaft und geräuschempfindlich sei. Sie müsse ihn ständig auf sich herumtragen, was für sie recht anstrengend sei. Kevin schlafe schlecht ein und wache in der Nacht häufig auf, wolle die Brust haben, die er dann auch bekomme. Tagsüber erlebe sie Kevin als ein unzufriedenes Kind. Er könne keinen Moment ruhig auf ihrem Schoß sitzen, sondern sei ständig in Bewegung. Sie habe den Eindruck, sie könne es ihm nie recht machen. Es gebe wenig ruhige Situationen. Manchmal greife ihr Kevin ins Gesicht, was wehtue. Manchmal reiße er sie an den Haaren. Sie selbst beginnt, als Kevin vier Monate alt ist, wieder zu 50 % zu arbeiten. Kevin wird in dieser Zeit von verschiedenen Personen betreut, eineinhalb Tage in der Kinderkrippe, einen weiteren von der Großmutter und einen Tag am Wochenende vom Vater. Als Anliegen formuliert die Mutter, dass sie das Problem verstehen wolle, dass eine Lösung gefunden werde, dass Kevin ruhiger und zufriedener werde und dass er alleine schlafen und durchschlafen könne. Sie ist auch unzufrieden damit, dass Kevin ständig ihre Nähe brauche, keinen Moment alleine sein könne.

Ich erlebe Kevin im Erstgespräch als einen wachen, körperlich altersgerecht entwickelten Säugling, der zwar mit mir Kontakt aufnimmt, mich auch auf Ansprache anlächelt, im Gesamten aber einen recht ernsten Eindruck macht. Es gibt viele Momente von »Joint Attention«, also Momente gemeinsam geteilter Aufmerksamkeit. Dabei entstehen auch kurze Momente von körperlicher Ruhe und Fokussierung zum Beispiel auf einen Ball, ein Spielzeugschaf oder anderes Spielzeug. Die körperliche Aktivität ist generell sehr hoch. Die meiste Zeit strampelt Kevin mit den Füßen, schaut sehr wach im Raum herum, möchte alles entdecken. Es gibt häufig Momente der Unzufriedenheit. Kevin lässt sich dann von der Mutter, einmal auch von mir, beruhigen.

Wenn wir das bisher Gesagte aus der Perspektive des Pyramidenmodells (Abb. 2) anschauen, dann können wir festhalten: Kevin (oberste Ebene) ist ein Kind mit Regulationsschwierigkeiten. Er ist ein herausforderndes Kind, weil unruhig, bewegungsfreudig und sehr anhänglich. Die Mutter-Kind-Beziehung (zweite Ebene) ist grundsätzlich funktionstüchtig. Die Mutter zeigt ein Interaktionsverhalten, das als »gut genug« eingestuft werden kann. Es fehlt die Freude bei beiden Interaktionspartnern. Die Elternschaft (dritte Ebene) ist belastet. Mit dem Elternpaar kann ich nicht arbeiten, weil der Vater nicht zu Gesprächen kommt. Die Identifikation der Mutter mit ihrer Rolle ist beeinträchtigt durch mehrere Belastungsfaktoren auf der vierten Ebene, der Familie (junge Mutter, ungewollte Schwangerschaft, Schwangerschaftsdepression, Paarkonflikt mit Trennung). Als Ressource ist hier eine unterstützende mütterliche Großmutter zu nennen. Zur gesellschaftlichen und kulturellen Ebene ist zu erwähnen, dass es sich bei der Herkunftsfamilie der Mutter um einen in einer ländlichen Region der Schweiz verwurzelten Unterschichtskontext handelt. Psychiatrische Erkrankungen, insbesondere von ADHS betroffene Familienmitglieder, sind nicht bekannt. Die Mutter berichtet, dass sie selbst gemäß Aussage der Großmutter als Baby das »pure Gegenteil«

von Kevin gewesen sei. Sie sei extrem ruhig gewesen und habe sehr viel geschlafen.

Zweites Gespräch

Die Mutter bringt Kevin auf dem Arm ins Zimmer. Er nimmt wach und aufmerksam Kontakt mit mir auf und erwidert mein Lächeln. Zu Beginn ist er motorisch sehr unruhig. Nur in kurzen Momenten, meistens wenn er ein neues Spielzeug erkundet, beruhigt sich seine Motorik etwas. Sonst strampelt er heftig mit den Füßen, krabbelt am Boden mit viel Anstrengung, kann sich auch bereits etwas fortbewegen. In Momenten der Unzufriedenheit sucht er sofort den Körperkontakt zur Mutter, welchen sie erwidert, ihn auf den Schoß nimmt, woraufhin er sich rasch beruhigt. Die ruhigen Phasen sind dann von kurzer Dauer. Schnell wird er wieder motorisch aktiv, möchte am liebsten stehend von der Mutter gehalten werden, ist auch dann ständig in Bewegung. Es sind immer wieder bezogene und wechselseitige Interaktionen zwischen Mutter und Kind zu beobachten. Sie spricht viel mit Kevin, verbalisiert gut, lässt auch Pausen für Reaktionen von ihm. Als einziger verbesserungsbedürftiger Punkt in der Qualität der Körperinteraktion ist anzuführen, dass die Mutter etwas zu schnell und harsch reagiert. Dieser Punkt kann aber offen angesprochen und reflektiert werden. Die Gefühlslage ist generell, also bei beiden, ernst und etwas angespannt. Es ist wenig Freude zu spüren.

In einer zweiten Phase liegt Kevin mit dem Rücken am Boden und ist mit seinen Füßen im Körperkontakt zur Mutter. In dieser Phase, die über zehn Minuten dauert, ist er recht zufrieden, es finden ruhigere wechselseitige Interaktionen hauptsächlich mit der Mutter statt. Währenddessen unterhalten wir uns. Irgendwann sage ich:

THERAPEUT Merken Sie, wie lange Kevin jetzt ruhig – und ich meine auch zufrieden – bei Ihnen liegt?

MUTTER Ja, das stimmt, eine solch lange Zeit habe ich das noch gar nie erlebt. Zu Hause gibt es das nicht.

Drittes Gespräch

Die dritte Stunde beginnt wie die zweite damit, dass die Mutter sagt, dass sich nichts gebessert habe. Im Gespräch und in der Betrachtung des Schlafprotokolls, das sie auf meine Bitte hin über sieben Tage geführt hat, wird dann aber klar, dass sich sehr wohl einiges gebessert hat, insbesondere das Einschlafen. Ein mögliches Schlaftraining, das ich in einer zurückhaltenden Art und Weise mit ihr besprochen hatte, hält sie nun nicht mehr für nötig und angebracht. Sie möchte auch weiterhin Kevin bei sich im Bett haben. Die Eltern- und Paarthematik nimmt einigen Raum ein, wird aber hier nicht weiter vertieft. Stattdessen möchte ich auf einen zweiten bedeutsamen Moment im Behandlungszimmer eingehen, bei dem es – wie schon im zweiten Gespräch bei der Ruhephase zwischen Mutter und Sohn – darum geht, eine nonverbale Schlüsselsituation aufzugreifen. Kevin kann sich heute schon besser fortbewegen. Kriechenderweise fängt er an, in meinem Zimmer seine Runden zu ziehen, erst eine kleinere, dann eine größere. Dabei schaut er immer wieder sehr intensiv auf das, was ihm ins Blickfeld kommt. Irgendwann hat er den Bereich unter meinem Schreibtisch, der sich am anderen Ende des Zimmers befindet, erreicht.

Nun sage ich zu Kevin:

THERAPEUT Kevin, dir ist es ganz wichtig, dich zu bewegen. Jetzt kannst du schon kriechen und die Welt schon ein bisschen ohne Mama entdecken.

Er hält inne, schaut mich und Mama intensiv an und beginnt, strahlend zu lächeln. Mutter und ich lachen.

Verlauf der Behandlung

In der Tat tritt nach dieser Stunde eine Entspannung der Mutter-Sohn-Beziehung ein. Kevin wird zufriedener und kann längere Zeiten für sich sein. Welche Faktoren zu dieser positiven Entwicklung geführt haben, ist schwierig zu beurteilen. Mehrere können dazu beigetragen haben. Zunächst zu den Faktoren auf Mutters Seite: Hier kann die Förderung der mütterlichen Identität und des mütterlichen Containings, die bessere mütterliche Befindlichkeit selbst und die Förderung der mütterlichen Feinfühligkeit angeführt werden. Die Entspannung der Mutter-Kind-Beziehung wirkt sich positiv auf Kevin aus. Er selbst kommt schon zu Beginn zu mehr und regelmäßigerem Schlaf. Er dürfte sich besser gehalten fühlen und weniger negativen Affekten von Mutter ausgesetzt sein. Vermutlich wirken die verschiedenen Faktoren nicht nur kumulativ, sondern verstärken sich auch in positiver Weise wechselseitig. Ergänzend zur Behandlung von Sohn und Mutter, unterstütze ich die Mutter in psychosozialer Hinsicht mit der Empfehlung einer Beistandschaft, damit die Kontakte von Kevin zum Vater besser gestaltet werden können.

Reflexion zum Einsatz der Idiolektik

Im zweiten Gespräch greife ich im Dialog mit der Mutter einen nonverbalen Aspekt der Eigensprache von Kevin auf, der auf eine Ressource in der Mutter-Sohn-Interaktion hinweist. Die nonverbale Eigensprache von Kevin könnte ausdrücken: »Im Moment fühle ich mich wohl. Ich bin ruhig und genieße es, einfach da zu sein, während ihr euch unterhaltet.« Das ist eine mögliche Interpretation, die sich bei mir einstellt, wenn ich die Resonanz mit Kevin spüre. Die Interpretation an sich ist nicht so wichtig, entscheidender ist, dass ich die positive Resonanz auch für die Mutter bewusst mache. Technisch mache ich dies in Form einer geschlossenen Frage, in der ich die beiden Schlüsselwörter »ruhig« und »zufrieden« (nicht »unruhig« und »unzufrieden«!) aus ihrem Grundanliegen aufgreife: »Merken Sie, wie lange Kevin jetzt ruhig – und ich meine auch: zufrieden – bei Ihnen liegt?« So lenke ich die Aufmerksamkeit der Mutter auf einen positiven Beziehungsaspekt zwischen ihr und Kevin. Auch wenn sie zurzeit im Alltag diese positiven, ruhigen gemeinsamen Momente noch nicht erleben kann, ist es doch wichtig für sie zu erkennen, dass sie möglich sind. Der Transfer in den Alltag kann später wachsen. Gemäß idiolektischem Vorgehen ist es wichtig, dass diese kostbaren und bedeutsamen Momente ihren Raum bekommen und so belassen werden. Ein vom Therapeut angestrebter Transfer in den Alltag kann rasch zu einem Stress bei der Mutter führen und die nachhaltige Wirkung des Momentes vermindern.

Im dritten Gespräch fasse ich einen positiven Aspekt der nonverbalen Eigensprache von Kevin, nämlich das Bewegen, das aufmerksame Entdecken des Raumes und die Autonomie, in Worte. Dabei adressiere ich die Worte, anders als im Beispiel aus dem zweiten Gespräch, direkt an Ihn: »Kevin, dir ist es ganz wichtig, dich zu bewegen. Jetzt kannst du schon kriechen und die Welt schon ein bisschen ohne Mama entdecken.« Man mag hier einwenden, dass ein Kind im Alter von neun Monaten meine Worte doch gar nicht verstehen kann. Doch scheint dieses direkte Ansprechen von Kevin hier zu einem bedeutsamen Ereignis der Begegnung zu führen. Wir erleben zu dritt erstmalig einen gemeinsamen Moment der geteilten Freude. Eine finnische Forschungsgruppe (Mäntymaa et al. 2015) hat in einer Studie Kinder, die im Alter von zwei Monaten untersucht worden waren, mit zwei Jahren nachuntersucht und dabei aufzeigen können, dass Momente geteilter Freude in der Eltern-Kind-Interaktion ein Schutzfaktor bezüglich Belastungsfaktoren wie z. B. elterlicher Psychopathologie sind und damit eine gesunde kindliche Entwicklung unterstützen. Björn Salomonsson (2013, 2014) hat die Bedeutung der Tatsache, dass mit dem Baby in der Mutter-Baby-Therapie direkt gesprochen wird, hervorgehoben. Er spricht von der »Musik des Containments«, das heißt, dass sich nicht über den lexikalischen Gehalt des Gesprochenen, sondern durch den Klang und die Musik des Gesprochenen ein Verstehen einstellt, das hier im Fall von Kevin möglicherweise zu dem Gefühl führt, in diesem Augenblick erkannt und gesehen zu werden. Nie zuvor habe ich bei ihm ein solches strahlendes Lächeln auf seinem Gesicht beobachtet.

Weiterer Verlauf der Behandlung

Der weitere Entwicklungsverlauf gestaltet sich zunächst insofern positiv, als die Beruhigung von Kevin anhält. Die Mutter kann nach einigen Wochen eine eigene Wohnung beziehen, nachdem sie vorübergehend mit Kevin bei ihrer Mutter eingezogen war. Ihre Lebenssituation empfindet sie auch dadurch als zufriedenstellender. Die Kontakte von Kevin zum Vater sind weiterhin Anlass für Sorgen bei der Mutter und bedürfen weiterhin der Klärung und Begleitung. Nichtsdestoweniger können beide, Mutter und Kind, »besser zur Ruhe kommen«. Die Mutter-Kind-Konsultationen können nun in größeren Abständen, nämlich alle sechs Wochen, stattfinden. Nach weiteren vier Monaten berichtet die Mutter über einen für sie sehr zufriedenstellenden Verlauf und möchte die Behandlung beenden.

Sarah (acht Monate): »Flickenteppich« und »Nabelschnur«

Erstes Gespräch (mit Mutter, Vater und Sarah)

Die acht Monate alte Sarah wird vom Kinderarzt angemeldet, weil sie viel weine und schreie. Sie lasse sich nur schwer trösten und wenn, dann nur von der Mutter. Die Mutter stelle hohe Ansprüche an sich selbst, möchte alles perfekt machen und werde ihren Vorstellungen nicht gerecht. Zum ersten Gespräch kommen beide Eltern mit Sarah, die zweieinhalbjährige Schwester wird in dieser Zeit von der mütterlichen Großmutter betreut. Die Eltern berichten, Sarah sei unzufrieden, weine sehr oft, habe manchmal Einschlafschwierigkeiten von bis zu zwei Stunden und habe sehr kurze Schlafphasen. Sie müsse immer bei der Mutter auf dem Arm sein, brauche ständig Aufmerksamkeit und Nähe. Das vermehrte Weinen und die kürzeren Schlafphasen hätten etwa im Alter von sechs Monaten begonnen. Der Vater sei beruflich als Bauleiter auf einer großen Baustelle sehr stark gefordert. Seine zeitlichen Möglichkeiten zur Unterstützung seien zurzeit begrenzt. Er leide insofern unter der Situation, als sich Sarah von ihm nicht beruhigen lasse, sie ihn sogar wegstoße und immer zur Mutter wolle. Die Mutter leide vor allen Dingen darunter, dass sie nicht wisse, warum Sarah so viel weine. Ihr sei es einerseits zu extrem, wie Sarah den Körperkontakt zur ihr suche und ihn immer brauche. Andererseits freue sie sich darüber und könne Sarah viel schwieriger abgeben als die ältere Tochter. Sarah habe eine sehr schwierige Geburt gehabt und sei nach der Geburt 48 Stunden lang wegen eines Aufenthaltes auf der Intensivstation von der Mutter getrennt gewesen und beatmet worden. Die Mutter mache sich diesbezüglich Sorgen, frage sich, ob Sarah beinahe gestorben wäre und traumatisiert worden sei. Dieses Thema beschäftige sie sehr. Sie sei sehr empfindlich gegenüber Bemerkungen von anderen, insbesondere durch die mütterliche Großmutter, fühle sich dann schnell verunsichert. Die kurzen Schlafphasen und die Einschlafschwierigkeiten seien für sie, die Mutter, eigentlich nicht das Hauptproblem. Sie stille Sarah dann, beide, sowohl Mutter als auch Sarah, würden schnell wieder einschlafen. Sie hätten beide kein Schlafdefizit. Es sei einfach zusätzlich anstrengend, dass Sarah insgesamt sehr wenig Schlaf brauche, jedenfalls weniger als die ältere Schwester. Sarah schlafe auch wegen des Stillens noch im Bett der Eltern, was für beide kein Problem sei.

Die Mutter möchte, dass Sarah weniger weint und weniger auf sie fixiert ist. Das letztgenannte Anliegen ist widersprüchlich, da sie die Nähe zu Sarah auch sehr genießt und nicht weiß, ob sie Sarah überhaupt mehr abgeben möchte. Zentral für sie sei die Frage, warum Sarah so viel weine. Sie möchte sich auch mit der Geburt und ihrer Verarbeitung befassen. Der Vater möchte die Mutter unterstützen. Über eine nähere Beziehung zu Sarah würde er sich freuen. Problematik und Anliegen betreffen also sowohl Sarah, die Mutter wie auch die gesamte junge Familie. Sarah macht im ersten Gespräch einen altersgerecht entwickelten, aber auch empfindlichen und gereizten Eindruck. Die Eltern nehmen Sarah auch sonst generell als unzufrieden wahr. Sarah weint und wimmert im ersten Gespräch, aber nur für kurze Episoden, die Auslöser sind unklar. Sie kann dann jeweils durch Zuwendung, insbesondere der Mutter, schnell beruhigt werden. Über weite Strecken ist Sarah mit der Erkundung von Spielzeug und Gegen-

ständen am Boden beschäftigt. Sie kann sich vom Bauch auf den Rücken drehen, Kopf und Beine heben. Sie ist sehr interessiert an den Gegenständen und den Personen. Sie nimmt zu Beginn kurz mit dem Vater und seinen Schuhen Kontakt auf. Auch mit mir tritt sie in einen lebendigen, bezogenen und wechselseitigen Kontakt. Hier zeigen sich ein reges Blickverhalten und einzelne kurze Episoden von angedeutetem Lächeln.

Wenn Sarah unzufrieden ist, sucht sie die Nähe zur Mutter. Anfangs gibt die Mutter Sarah in den Schoß des Vaters. Beim ersten Signal von Unzufriedenheit gibt der Vater Sarah sofort der Mutter zurück. Beide Eltern zeigen ein insgesamt feinfühliges und responsives Interaktionsverhalten. Sie vokalisieren, machen »Babytalk«. Beim Stillen und auch in anderen Situationen ist bei der Mutter eine Anspannung zu beobachten. Auch das Tempo der mütterlichen Reaktionen ist etwas hoch. Die triadische Situation ist von einer sehr engen Mutter-Kind-Beziehung und einem etwas außenstehenden, motivierten, beruflich belasteten, aber emotional präsenten Vater geprägt. Bezüglich der Zuordnung zu den fünf Ebenen der Pyramide zeigt sich auf der ersten Ebene ein unzufriedenes und empfindliches Kind, das viel weint und schreit. Auf Ebene zwei eine belastetet Mutter-Kind-Beziehung durch eine übersteigerte Bezogenheit, angespannte Momente in der Mutter-Kind-Interaktion und erhebliche Selbstvorwürfe und Sorgen der Mutter, betreffend die Geburt von Sarah. Die Vater-Kind-Beziehung ist belastet durch eine Tendenz zum Ausschluss des Vaters aus dem primären Dreieck. Auf der dritten Ebene, der Elternschaft, sehe ich sehr aufeinander bezogene und grundsätzlich als Paar miteinander zufriedene Eltern. Von der Unzufriedenheit der Mutter mit ihrem Ehemann erfahre ich erst später. Ein deutlicher Leidensdruck in der Elternschaft ist spürbar. Am Ende des ersten Gespräches diskutiere ich drei Varianten des weiteren Vorgehens mit den Eltern: erstens Fokussieren der triadischen Kommunikation mit dem Lausanner Trilogspiel (siehe oben) und therapeutische Videoarbeit mit den Eltern; zweitens Elternberatung mit Erhebung eines Schlafprotokolls; drittens therapeutische Arbeit zunächst mit der Mutter zur Reflexion und Bearbeitung der als traumatisch erlebten Geburt und postpartalen Situation. Die Mutter entscheidet sich ohne Zögern für die dritte Variante des Vorgehens. Der Vater stimmt dem zu. Ich vereinbare zunächst drei Gesprächstermine mit der Mutter. In dieser Zeit wird der Vater Sarah betreuen, was die triadische Situation ebenfalls positiv beeinflussen kann.

Zweites Gespräch (mit der Mutter)

Die Mutter erscheint wie vereinbart zwei Wochen nach dem ersten Gespräch alleine.

THERAPEUT Ist Ihnen seit unserem letzten Gespräch etwas in den Sinn gekommen?

MUTTER Ja!

THERAPEUT Worüber möchten Sie sprechen?

MUTTER Ich verspüre einen ungeheuren Druck. Ich habe ständig ein schlechtes Gewissen.

THERAPEUT Fällt Ihnen ein Bild ein zu dem Druck?

MUTTER Es ist wie ein Druckkessel.

THERAPEUT Wie sieht der aus?

MUTTER Der Druckkessel ist oben, der ist riesig, unten ist kaum etwas. [Denkt nach.] Es ist wie mit meinen Gedanken, ich mache mir viel zu viele Gedanken darüber, was die anderen über mich denken könnten. Und meinen Gefühlen vertraue ich nicht so. [Pause.] Alles muss perfekt sein, der Haushalt muss in Ordnung sein, alles muss bis in den letzten Winkel geputzt, ordentlich und sauber sein. Ich habe nahezu allen Menschen gegenüber ein schlechtes Gewissen. Sarah gegenüber habe ich ein schlechtes Gewissen, weil sie sehr viel weinen muss und ich nicht weiß, warum. Der älteren Schwester gegenüber hab ich ein schlechtes Gewissen, weil ich zu wenig Zeit für sie habe. Auch für meinen Mann habe ich zu wenig Zeit. Es ist wie ein Flickenteppich. Auf gut gemeinte Ratschläge meiner Mutter reagiere ich extrem empfindlich. Ich ärgere mich dann, dass ich mich über ihre Äußerung ärgern muss. Ich habe das Gefühl, alles falsch zu machen. Weil ich alleine zu Hause Angst habe, gehe ich, wenn mein Mann abends nochmals zur Arbeit muss, mit den beiden Mädchen zu meinen Eltern. Dann fühle ich mich schlecht, weil es wieder wie früher ist und ich nicht selbstständig bin.

THERAPEUT Wie sieht der Flickenteppich aus?

MUTTER Er hat viele Flicken, verschiedene Farben, die nicht zusammenpassen.

THERAPEUT Wo kommt dieser Flickenteppich her?

MUTTER Er ist zu viel benutzt worden, abgenutzt, hat viele Löcher bekommen, musste geflickt werden. Es ist Flickwerk. Es ist wie bei mir in der Pubertät. Dort hat es einen großen Knacks gegeben, eine große Enttäuschung. Seitdem ist irgendetwas kaputt. Ich habe damals die Lehre nach einem Jahr abgebrochen, weil ich dort sehr unglücklich war. Meine Eltern haben das nicht verstanden, meine Mutter hat nur geweint. Heute kann ich sie verstehen, aber damals fühlte ich mich alleingelassen und unverstanden.

THERAPEUT Haben Sie darüber sprechen können?

MUTTER Nicht richtig, mein Vater ist viel zu empfindlich, er kann keinen Streit vertragen.

THERAPEUT Wie ist es jetzt?

MUTTER Jetzt ist es genauso. Ich fühle mich von meinem Partner alleingelassen und nicht verstanden.

THERAPEUT Was brauchen Sie?

MUTTER Ich möchte von meinem Partner gesehen werden, er soll mich verstehen. Er soll sich mehr mit Sarah beschäftigen, sie mir nicht sofort zurückgeben, wenn sie »Piep!« macht. Vielleicht ist auch alles so schwierig wegen der Geburt. Ich wollte unbedingt spontan gebären, obwohl sich Sarah in meinem Bauch in die Steißlage gedreht hatte. Die Ärzte und viele andere haben mir empfohlen, einen Kaiserschnitt zu machen. Ich aber wollte sie unbedingt natürlich gebären. Mein Mann hat gesagt, ich solle es entscheiden, er stehe hinter mir. Dann ging es Sarah sehr schlecht nach der Geburt. Sie hatte einen Apgar von 2/3/5 [dieser Apgar-Score besagt, dass das Baby tendenziell gefährdet ist; vgl. Beller u. Holzgreve 2007]. Sie musste auf die Intensivstation, beatmet werden und dort 48 Stunden alleine verbringen. Das mit dem Beatmen habe ich erst viel später erfahren. Ich mache mir seitdem ständig Vorwürfe. Ich habe Angst, dass ich ihr geschadet habe. Ich schäme mich dafür, dass ich mich selbst in den Vordergrund stellte.

[Bei diesem Gesprächsabschnitt fließen viele Tränen.]

THERAPEUT Sie haben sehr viel durchgemacht und wollten es ganz besonders gut machen!

MUTTER Ja, ich muss immer alles perfekt machen.

THERAPEUT Ich kann die Schilderungen Ihrer Gedanken und Gefühle gut nachvollziehen. Was brauchen Sie, damit es besser ist?

MUTTER Statt es allen anderen recht zu machen, müsste ich mehr auf mich hören, mehr Selbstvertrauen haben.

THERAPEUT Welche Fähigkeit brauchen Sie dazu?

MUTTER Genießen! [Nach einer längeren Pause:] Und Energie tanken!

THERAPEUT Wie können Sie Energie tanken?

MUTTER (zögerlich) Etwas für mich alleine machen, zum Beispiel basteln und gestalten.

THERAPEUT Möchten Sie noch etwas sagen?

MUTTER Es tut einfach sehr gut, mit jemand Neutralem darüber sprechen zu können, dass mir jemand einfach zuhört.

Drittes Gespräch (mit der Mutter)

MUTTER Ich habe nachgedacht.

THERAPEUT Worüber?

MUTTER Über meine Mami. Es ist, als ob ich immer noch mit einer Nabelschnur mit ihr verbunden bin. Ich brauche für alles, auch die kleinste Kleinigkeit, ihren Rat und ihre Zustimmung.

THERAPEUT Wozu ist eine Nabelschnur gut?

MUTTER (lacht) Sie schont das Portemonnaie!

THERAPEUT (lacht auch) Und wofür noch?

MUTTER Sie ernährt das Kind. [Denkt nach.] Es ist, wie wenn ich den Segen vom Mami brauche. Den bekomme ich dann auch irgendwie. Aber sie muss immer recht haben. Das stört und ärgert mich.

THERAPEUT Möchten Sie die Nabelschnur durchschneiden?

MUTTER (überrascht) Nein.

THERAPEUT Möchten Sie etwas verändern?

MUTTER Ich weiß es nicht. [Denkt nach.] Gut wäre, wenn wir weiter von einander entfernt wohnen würden.

THERAPEUT Wie weit?

MUTTER 20 Minuten statt 10 Minuten!

THERAPEUT (nun er überrascht) Das würde schon ausreichen?

MUTTER Vielleicht. [Pause.] Es wäre schon gut, wenn ich ihren Segen nicht für alles bräuchte.

THERAPEUT Welche Fähigkeit brauchen Sie dafür?

MUTTER Mehr Selbstbewusstsein!

THERAPEUT Woran merken Sie, wenn Sie mehr Selbstbewusstsein haben?

MUTTER Ich habe sehr wenig davon, ich brauch ja sogar noch eine Nabelschnur.

THERAPEUT Ja, das ist in der Tat ein sehr enges Verbundensein.

MUTTER (weint) Manchmal, besonders nach Gesprächen, habe ich so einen Knäuel im Kopf.

THERAPEUT Wie sieht dieser Knäuel aus?

MUTTER (lächelt und macht Bewegungen mit den Händen um den Kopf herum, die für mich zuerst wild und durcheinander aussehen, dann ruhiger werden).

THERAPEUT Was kann man mit so einem Knäuel machen?

MUTTER Man kann ihn entwirren, auseinanderziehen. [Deutet diesen Vorgang mit den Händen an.]

THERAPEUT Wie ist es dann?

MUTTER Ruhiger.

THERAPEUT Hatten Sie das nach unserem letzten Gespräch auch?

MUTTER Ja, ein bisschen.

THERAPEUT Was können Sie dann tun?

MUTTER Ich habe über Ihre Frage vom letzten Mal nachgedacht, wie ich Energie tanken kann.

THERAPEUT Ja?

MUTTER Erst brauche ich Zeit für mich alleine, ein gutes Lied hören oder einen schönen Film sehen. Dann brauchen wir Zeit für uns beide als Paar. Nach unserem letzten Gespräch hat mich mein Mann abgeholt, und wir sind zusammen durch die Stadt geschlendert – ohne Kinder! [Lächelt, strahlt über das ganze Gesicht.]

THERAPEUT Sie strahlen so, wenn Sie das erzählen.

MUTTER Es ist so eine strenge Zeit, wir haben einfach zu wenig Zeit füreinander. Ich glaube, mein Mann ist nicht richtig depressiv, sondern sehr erschöpft. [Sie erzählt dann ausführlich, was ihr Mann in den letzten Jahren erleiden und leisten musste.]

THERAPEUT Können Sie sich mit Ihrem Mann über Ihre gegenseitigen Bedürfnisse austauschen?

MUTTER Weniger. Wir lieben uns, aber das mit dem Reden über solche Dinge geht nicht so gut.

THERAPEUT Möchten Sie schon nächstes Mal ein gemeinsames Gespräch mit Ihrem Mann und mir führen?

MUTTER Ja, gerne.

Viertes Gespräch (mit Mutter und Vater)

Mutter und Vater kommen allein, beide Kinder werden in der Zeit des Gespräches von Freunden betreut.

THERAPEUT Wir hatten bereits in unserem ersten Gespräch von der Möglichkeit gesprochen, weitere gemeinsame Gespräche zu führen, z. B. über Themen, wie Sie sich in Ihrer Elternschaft gegenseitig unterstützen oder was Sie in dieser Beziehung für Bedürfnisse haben. Möchten Sie mit der Frage beginnen, was bei Ihnen in dieser Hinsicht gut läuft?

MUTTER Letzten Sonntag haben wir zu viert als Familie schön und in Ruhe miteinander in der Stube gespielt.

THERAPEUT Was hat dazu beigetragen, dass das schön und ruhig ging?

VATER Wir hatten Zeit füreinander. Wir konnten uns beiden Kindern widmen.

MUTTER Ja, auch mit Sarah geht es jetzt besser. Sie ist nicht mehr ganz so unzufrieden.

Es entsteht eine ausführlicher wechselseitiger Dialog über Themen der Zuständigkeiten, Freizeitbeschäftigungen, Bedürfnisse nach Zeiten für sich selbst. Dabei entsteht eine positive Atmosphäre des Nachdenkens. Auch schwierige Themen haben Platz. Die Mutter beschäftigen die kommenden zwei Monate, in denen der Vater seinem Hobby der Guggenmusik (Blasmusik zu Zeiten der Fasnacht[1]) noch »ein letztes Mal« nachgehen möchte. Sie befürchtet, diese Zeit nicht durchzustehen, weil ihr Mann dann so viel weg von zu Hause ist und müde ist. Beide erfahren Neues über das Erleben des anderen. Es geht auch darum, wo sich beide jeweils zugehörig fühlen und durch wen sie sich außerhalb der Partnerschaft und Elternschaft unterstützt fühlen.

VATER Allein die Tatsache, dass ich jeden Tag aus dem Haus zur Arbeit komme, ist für mich eine Abwechslung und Erholung. Besonders die Fahrt zur Arbeit und zurück genieße ich, weil ich da Zeit für mich habe. Ich bewundere meine Frau, ich könnte mich nicht den ganzen Tag um die Kinder kümmern.

MUTTER (lächelt) Aber es wäre schön, wenn du mehr Zeit hättest.

VATER Wir haben uns jetzt vorgenommen, einen Abend im Monat zu zweit auszugehen. Einmal haben wir es schon gemacht.

MUTTER Ja, das war sehr schön. [Pause.] Ich habe über unser letztes Gespräch über meine Mutter und das mit der Nabelschnur nachgedacht. Ich habe gemerkt, dass ich da gar nichts verändern möchte. Ich bin sehr froh um die Unterstützung, die ich von meiner Mutter bekomme. Und das mit dem Flickenteppich bei mir ist auch in Ordnung so!

1 Schweiz. für »Fastnacht«.

Reflexion zum Einsatz der Idiolektik

Eindrücklich für mich ist in diesem Fallbeispiel, wie genau die Mutter weiß, was sie von und mit mir möchte und was nicht. Die idiolektische Grundhaltung, dass mein Gegenüber den Inhalt und das Tempo des Gespräches bestimmt, ist hier für mich hilfreich. Meine erste Vermutung ist, dass diese Mutter – wie im Fallbeispiel »Andreas« – eine verhaltensorientierte Beratung wünscht. Diese Hypothese muss ich spätestens im zweiten Gespräch fallen lassen. Auch dieser Vorgang, nämlich die hohe Bereitschaft, Hypothesen über Bord zu werfen, ist ein Merkmal der idiolektischen Haltung und Methode. Die Mutter sagt mir, dass sie kein Interesse am Führen und Auswerten eines Schlafprotokolls habe. Im Gegenteil, sie hätten beim ersten Kind die Methode »Jedes Kind kann Schlafen lernen« anzuwenden versucht. Das Buch sei »im Papierkorb gelandet, wo es hingehört«. Sie hätten sich im Nachhinein Vorwürfe darüber gemacht, was sie ihrer ersten Tochter angetan hätten. Mit Sarah wolle sie es anders machen, ihr die Aufmerksamkeit geben, die sie brauche. Eine andere Hypothese, die ich zu Beginn habe, ist, dass Mutter, Vater und Kind von einer Eltern-Kind-Therapie profitieren werden. Ziel einer solchen Behandlung könnte sein, die familiäre Interaktion, die ja einige verbesserungsfähige Elemente aufweist, zu fördern. Dazu würden die Stärkung der Vater-Tochter-Beziehung, eine Flexibilisierung der Mutter-Tochter-Beziehung und eine Entspannung der Mutter-Tochter-Interaktion gehören. Das sind alles differenzierte und therapeutisch ambitionierte Überlegungen, nur scheinen sie nicht auf eine Bereitschaft und ein Bedürfnis der Mutter zu stoßen. Nun muss ich auf dem Boden der beschriebenen Grundhaltung nicht auf meinen Ideen beharren, sondern kann mich stattdessen auf die Anliegen dieser Mutter einlassen. Ich greife das Schlüsselwort »Druck« auf und frage nach einem Bild zu diesem Wort. Das von ihr spontan angesprochene Bild des »Druckkessels« kann sie in Form und Größe differenzieren und von sich aus Bezüge zu ihrer Person herstellen. Dies ist ein Beispiel für ein »paralogisches« Gespräch. Ich folge nicht dem logischen Inhalt (z. B.: »Was verursacht bei Ihnen den Druck?«), sondern frage konkret nach dem auftauchenden Bild (hier: »Wie sieht der Druckkessel aus?«) und lasse mich von den positiven nonverbalen Signalen leiten. Es gibt im Verlaufe der Gespräche weitere solche Momente, siehe »Flickenteppich« und »Nabelschnur«. Die Vorstellung und die Erfahrung bei einem solchen Vorgehen ist, dass die spontanen eigenen Bilder die momentane Thematik intuitiv umfassender und fassettenreicher abbilden und durch Verknüpfungen mit dem impliziten Wissen (siehe Kap. 1) nachhaltiger wirksam sind. Dies zeigt sich im Fallbeispiel dadurch, dass sowohl der »Flickenteppich« als auch die »Nabelschnur« als Engramm für eine komplexe Thematik, die sowohl explizite als auch implizite Anteile umfasst, von der Mutter selbst in den Folgegesprächen wieder aufgegriffen wird. Im Falle der »Nabelschnur« führen dieser durch das Bild angestoßene Prozess und das weitere zieloffene Gespräch darüber zu einer Förderung der Fähigkeit, sich selbst hinsichtlich der Beschaffenheit der Beziehung zu ihrer eigenen Mutter zustimmen zu können. Zieloffen ist das Gespräch an dieser Stelle, weil ich die Antwort der Mutter, dass sie die Nabelschnur nicht durchtrennen möchte, ohne Wenn und Aber akzeptiere. Möglicherweise führt genau die Kombination der Bildhaftigkeit und dieser annehmenden, zieloffenen Haltung dazu, dass diese Mutter am Schluss zum Bild der »Nabelschnur« sagt: »Ich habe gemerkt, dass ich da gar nichts verändern möchte. Ich bin sehr froh um die Unterstützung, die ich von meiner Mutter bekomme.« Sie stimmt sich selber damit in ihren Bezügen zu ihrer eigenen Mutter zu und kann diese Situation mehr als Unterstützung denn als Bevormundung oder Abhängigkeit annehmen. Ähnliches gilt für ihren Schlusskommentar zum »Flickenteppich«, wobei hier im Dunklen bleibt, was sie mit »Und das mit dem Flickenteppich bei mir ist auch in Ordnung so!« meint. Hier scheint mir wichtig, dass ich mich als Therapeut damit zufriedengebe und nicht alle Details explizit haben möchte. Die Erfahrung zeigt, dass gerade dann, wenn diese Bilder ein wenig rätselhaft im Verborgenen bleiben dürfen, nachhaltiger weiterwirken können. Hans Georg Gadamer beschreibt diesen Vorgang in seinem letzten Buch, *Über die Verborgenheit der Gesundheit* (1993).

Einen weiteren in diesem Fallbeispiel wichtigen Themenkreis möchte ich hervorheben. Es ist das zieloffene Gespräch über die als traumatisch erlebte Geburt und die postpartale Zeit, die bei der Mutter zu extremen Selbstvorwürfen geführt hat. Dadurch, dass über die Ereignisse in einer wohlwollenden, zugewandten Atmosphäre erzählt werden kann, können die Schuldgefühle etwas entlastet und weitere Möglichkeiten des Umgangs mit der Thematik erarbeitet werden. Die Mutter äußert am Ende des entsprechenden Gesprächsabschnittes das Bedürfnis, mehr medizinische Informationen über die Geburt und die Beatmung von Sarah und den Grad ihrer Gefährdung zu erfahren. Durch sorgfältiges Nachfragen erkennt sie, dass es ihr weniger um die medizinischen Fakten geht als darum, sich mit jemandem auszutauschen, der die Geburt ebenfalls erlebt hat. Ich bestärke ihre Idee, nochmals mit der Hebamme Kontakt aufzunehmen und sie um ein Gespräch zu bitten.

Ein letzter Themenkreis, der aus meiner Sicht einen bedeutsamen Wirkfaktor in dieser Behandlung darstellt, betrifft die Reflexion über Elternschaft und Partnerschaft. Diese Reflexion entwickelt sich in einem offenen, wechselseitigen Dialog ohne Einengung auf eine zu findende Lösung.

Interessant ist, dass Sarah selbst nur am ersten Gespräch teilnimmt und dennoch gemäß Rückmeldung der Eltern eine positive Entwicklung bei ihr in Gang gesetzt wird. Dies ist ein weiteres Beispiel dafür, wie sich die therapeutische Arbeit auf den unteren Ebenen der Pyramide, »Elternschaft« und »Familie«, positiv auf die höheren, hier »Eltern-Kind-Beziehung« und »Kind«, auswirken können.

3 Die Eigensprache der Vorschulkinder

Ivonne Krüger und Franz Jochen Pelzer

Einführung

Als wir uns im Rahmen der Ausbildung zur idiolektischen Gesprächsführung kennenlernten, entdeckten wir schnell Gemeinsamkeiten in der Arbeit mit Vorschulkindern. Unser Ringen um eine kindgerechte Umgebung und Haltung, durch die das Kind angemessen in seiner Entwicklung begleitet und, wo nötig, gefördert werden kann, führte uns immer wieder zu einem spannenden und fruchtbaren Austausch. Es wurde uns deutlich, dass wir Kinder in ihrer Entwicklung nicht behindern wollen. Wir möchten vielmehr die Würde, das Eigene und Einzigartige im Kind wahrnehmen, anerkennen und uns daran freuen.

Obwohl unsere Arbeit mit dem Kind in sehr unterschiedlichen Einrichtungen stattfindet – auf der einen Seite in einer Kindertagesstätte im Stadtzentrum und auf der anderen Seite in einem Kindergarten im Wald –, haben wir festgestellt, dass Haltung und Methoden der Idiolektik in jedem Umfeld praktiziert werden können.

Dies ist nicht nur dem Kind in seiner Entwicklung förderlich, sondern ermöglicht auch uns selbst im Sinne einer Selbstfürsorge eine bereichernde Leichtigkeit im Alltag. In einer kurzen Zusammenfassung gehen wir zunächst auf die Entwicklungsaufgaben des Vorschulkindes und die Potenziale der Eigensprache ein. Dabei verweisen wir auf das Kapitel 1. Danach stellen wir uns in unserem Arbeitsgebiet vor und beschreiben unseren persönlichen Nutzen aus unterschiedlichen Formen idiolektischen Handelns mit Kindern. Die Fallbeispiele zeigen ganz konkret auf, wie die Anwendung in der Praxis aussehen kann.

Entwicklungsaufgaben des Vorschulkindes

Es ist wichtig zu verstehen, mit wem wir es zu tun haben, wenn wir von Drei- bis Sechsjährigen sprechen. Wir wollen insbesondere die sprachliche, psychosoziale, kognitive und motorische Entwicklung genauer betrachten, um mit Erkenntnissen aus diesen Betrachtungen die idiolektischen Möglichkeiten dieser Altersstufe erläutern zu können.

Menschen im Alter bis zu sechs Jahren befinden sich in einer äußerst empfindlichen Entwicklungsphase. Je kleiner das Kind, umso angewiesener ist es auf die Hilfe der Eltern oder anderer primärer Bezugspersonen. Im Entwicklungsalter von drei bis sechs Jahren erlangt das Kind immer größere und differenziertere Autonomie im Handeln, Denken und Fühlen.

Schuldgefühle empfinden zu können ist eine Fähigkeit einer ersten Bewusstwerdung der eigenen Identität und wird in einer einfachen Form bereits ab dem zweiten Lebensjahr erlangt. Die Fähigkeit zu lügen erwirbt das Kind im vierten Lebensjahr mit der Fähigkeit zu mentalisieren (vgl. Kap. 1, Abschn. »Das Vorschulkind«). Im Spiel entwickelt das Kind durch Nachahmung erwachsene Fertigkeiten, erlernt in Kooperation mit anderen »scheinbar« mühelos Regeln sowie etliche Fähigkeiten wie z. B. Kreativität und Fantasie. Der Entwicklungspsychologe Oerter differenziert dabei Spiel von Arbeit durch die Unterschiedlichkeit der Folgen. Gespielt wird nach Oerter um des Spiels willen (vgl. Weiß 2008b, S. 83).

Erst mit dem Schuleintritt beginnt das Kind zu lernen, Schein und Wirklichkeit klar voneinander zu trennen, vorher ist sein Denken magisch geprägt. Tatsächlich beendet ist die magische Phase erst mit dem zwölften Lebensjahr (Weiß 2008a, S. 6; Gaede 2007a, S. 322; Mewe u. Mattejat 2011, S. 9).

Das Kind erfährt die Entwicklung seiner Selbstständigkeit und Unabhängigkeit vor allem über seinen Körper und seine Bewegungen:

> »Körperliche Fähigkeiten und Möglichkeiten dienen dem Kind als Mittel und Symbole seines ›Größerwerdens‹« (Zimmer 2006, S. 191).

So kommen die Kinder zunächst an der Hand, dann mit dem Laufrad und später mit dem Fahrrad zum Kindergarten.

Hilft es erst beim An- und Ausziehen mit, so bewältigt es das immer selbstständiger, bis es zum Beispiel selbst auf die Toilette gehen kann. Kinder bewegen sich gerne ausgelassen, rennen rückwärts, spielen Ball, springen über Pfützen, klettern auf Bäume, springen Seil, rollen den Hang hinunter, balancieren auf Baumstämmen und erfahren so ihre körperlichen Möglichkeiten und Grenzen. Darüber lernen sie, sich selbst einzuschätzen, sich herauszufordern und sich selbst zu vertrauen. Wichtige Erfahrungen von Können und auch (Noch-)Nichtkönnen, von Erfolg und Misserfolg werden gemacht. Hand in Hand differenzieren sich dabei ihre Reaktionsfähigkeit, die räumliche Orientierungsfähigkeit, die Gleichgewichtsfähigkeit und die Rhythmusfähigkeit (Dordel 2003, S. 269f).

Bei feinmotorischen Tätigkeiten wird deutlich, welche Hand das Kind bevorzugt. Malt es, so hält es den Stift mehr und mehr gezielt zwischen den Fingern und den Fingerspitzen. Die Koordination von Auge und Hand entwickelt sich weiter. Mit der Kinderschere lernt das Kind, immer genauer auf einer Linie zu schneiden und Formen auszuschneiden. Es fädelt Perlen auf, faltet Papier, bastelt ein Geschenk und übt sich darin, die Schnürsenkel seiner Schuhe zu binden:

> »Jetzt kann das Kind interessante Dinge mit Konzentration planen, durchführen und Freude daran haben« (Spitzer u. Herschkowitz 2010, 3. CD).

Abgesehen von dieser produktiven Funktion von Bewegung, die Handlungsziele verfolgt, drücken Vorschulkinder durch ihren Körper und seine Bewegung auch Gefühle und Empfindungen aus. Sie hüpfen vor Freude, jauchzen aus Lust oder legen sich auf den Boden, wenn sie müde sind und am liebsten getragen werden wollen. Gleichzeitig lernen sie, Stimmungen und Befindlichkeiten körperlich zu erspüren. Bewegung ist für das Kind demnach auch ein wesentliches Mittel des Ausdrucks und der Mitteilung. Die Möglichkeit, über den Körper und Bewegung mit Mimik, Gestik und Gebärden nonverbal zu kommunizieren, hat das Kind schon lange vor dem Spracherwerb entwickelt. Später ermöglicht immer mehr die gesprochene Sprache eine Form der Verständigung, wobei die anderen Kommunikationsebenen erhalten bleiben. Bisher hat das Kind über seinen Körper Dinge getan und damit auch kommuniziert, wie zum Beispiel einen Ball treten oder einen Stein ins Wasser werfen. Nun lernt es mit Worten Dinge in Bewegung zu bringen, zum Beispiel sich ein weiteres Papier zum Malen geben zu lassen:

> »Sprache und Bewegung haben also eine expressive, aber auch eine instrumentelle Funktion – sie sind Medium der Mitteilung und des Ausdrucks und ebenso Werkzeug des Handelns« (Zimmer 2006, S. 193).

Sprache ist eine Kulturleistung. Damit Sprache erworben werden kann, braucht es Zuwendung und Förderung, menschliches Zusammensein und Kommunizieren. Diese Faktoren haben einen erheblichen Einfluss auf Qualität und Geschwindigkeit der Entwicklung von Sprache.

Kinder im Vorschulalter sind »mittendrin« in der Sprachentwicklung. Sie haben Lust und Freude am Sprechen und an der Sprache. Sie mögen das Spiel mit der Sprache, indem sie Lieder singen (»Drei Chinesen mit dem Kontrabass ...«), sich dazu bewegen (»Mit dem Klapperschnabel, horch, klappert laut der Klapperstorch ...«), Reime sprechen (»Morgens früh um sechs, da kommt die kleine Hex ...«) und Bilderbücher betrachten, in denen mit der Sprache gespielt wird (Schmidt u. Schmidt 2009). Kinder hören und sehen auch gerne mündlich erzählten Geschichten zu und lernen so, wie verschiedene Wörter ausgesprochen werden.

Um den anderen »mit auf die Reise nehmen« zu können in ihre Spielwelt, tauschen sich Kinder intensiv sprachlich miteinander aus und üben sich so, oft von uns wenig beachtet, im Sprechen und in der Sprache. Kinder erschaffen auch Sprache. In ihrem fantasievollen Spiel lösen sie sich von der Zweckgebundenheit eines Gegenstandes und seinem Namen, beseelen und benennen ihn neu, um ihn kurze Zeit später wieder loszulassen (wie z. B. »Bobigan«, »Wasserschal« oder »Bananenkäse«).

Mit ungefähr zwölf Monaten beginnt ein Kind, aktiv seinen Wortschatz zu entwickeln, und spricht erste einfache Wörter, wie »Da« oder »Oh«. Während der folgenden Monate erweitert sich das Repertoire auf »Auto« oder » Lampe«. Die Wörter werden Begriffen zugeordnet. Ein zweijähriges Kind sollte über einen aktiven Wortschatz von 50 Wörtern verfügen, dabei kann der passive Wortschatz durchaus 200 Wörter umfassen (Kannengießer 2012, S. 225). Ein sprachlich gut entwickeltes zweijähriges Kind kann deutlich mehr Wörter benutzen. Im dritten Lebensjahr wird rechnerisch jeden Tag ein neues Wort gelernt, sodass ein zweieinhalb Jahre altes Kind schon zwischen 200 und 500 Wörter benutzen kann. Die Entwicklungskurve ist jedoch individuell sehr unterschiedlich. Wichtig ist hier nicht so sehr die Menge des Erlernten, sondern die Kontinuität des Lernens. Ein dreijähriges Kind kann bereits in Dreiwortsätzen sprechen, d. h., nun werden nicht nur Wörter erlernt, sondern auch grammatische Strukturen verfeinert, und es verfügt über einen Sprachschatz von

500 bis 2000 Wörtern. Mit sechs Jahren ist es möglich, dass der aktive Wortschatz zwischen 3000 und 5000 Wörter umfasst, passiv kann ein Sechsjähriges sogar auf 14 000 Wörter zurückgreifen (ebd., S. 225 f.).

Mit drei und vier Jahren haben Kinder ein besonders großes Interesse an ihrer Umwelt und erforschen sie durch tausenderlei Warum- und Wie-Fragen. Kinder mit vier Jahren können einfache Fragen schon meist fehlerlos stellen, z. B.: »Was machst du da?«, und ihre Sätze können aus bis zu sechs Wörtern bestehen. Fünfjährige erzählen sogar kurze, zusammenhängende Geschichten und fragen nach Wortbedeutungen. Dabei ist es durchaus typisch, dass Wortwahl, Grammatik sowie Lautbildung im Kindergartenalter noch fehlerhaft sein können. Beispielsweise gehören Verwechslungen der Buchstaben »d« und »g« zu üblichen Fehlern (Weiß 2008a, S. 6; Paetsch 2008, S. 75; Gaede 2007a, S. 321).

Diese Entwicklungsleistungen sind enorm und erstaunen uns Erwachsene im Einzelfall. Es soll dies aber kein Maßstab sein, an dem Kinder in ihrer ganz individuellen und immer beeindruckenden Leistung verglichen werden. Entwicklung hat eine große Spannbreite und muss immer wieder neu sehr umsichtig und wertschätzend betrachtet werden.

Zweieinhalbjährige formulieren ihre Wünsche und Bedürfnisse eher in einem »Telegrammstil« (»Trinken haben«, »Wasser bäh«). Dieser »Telegrammstil« entspricht der Fähigkeit, Zweiwortsätze zu bilden. Dreijährige können hingegen häufig schon Mehrwortsätze und abstrakte Begriffe wie »Liebe« und »Freude« benutzen. Mit einem sechsjährigen Kind kann sich unter Umständen ein Gespräch entwickeln, das sich nur in der Wahl des Themas von dem mit einem Sechzehnjährigen in seiner sprachlichen Komplexität unterscheidet. Redegewandte Kinder können im Alter von sechs Jahren auf das komplette Lautsystem der Muttersprache, die Grammatik und einen Großteil der Wortbedeutungen zurückgreifen (Berger 2008, S. 54 f.).

Auch der Humor hat in der Sprachentwicklung unterschiedliche Stufen. In der ersten Hälfte des zweiten Lebensjahres kann das Kind zum ersten Mal aktiv Humor einsetzen. Dabei bleibt der Spaß objektbezogen. Kinder dieses Alters finden es beispielsweise ausgesprochen witzig, wenn Alltagsgegenstände zweckentfremdet werden, z. B. der Kochlöffel zum Telefon wird oder Dinge bzw. Personen beim falschen Namen genannt werden, z. B. die Erzieherin »Oma«

genannt wird. Mit drei Jahren kommt die Möglichkeit, Eigenschaften in den Witz mit einzubeziehen, dazu: »Das Schaf kräht« – darüber kann sich das dreijährige Kind köstlich amüsieren. Sechsjährige mit ihrem beinahe vollkommenen Spracherwerb schaffen mit der Verfeinerung ihres sprachlichen Humors nun einen weiteren Sprung in der Entwicklung. Alle Kinder auf der ganzen Welt leisten in dieser Zeit mit viel Spaß den Aufstieg in den humoristischen Sprachschatz. Wortverdrehungen, ulkige Rätsel und Spaßreime versetzen die »Schulanfänger« im Kindergarten in gute Laune. Dies wird auch in vielen Kinderliedern deutlich, z. B. »Meine Oma fährt im Hühnerstall Motorrad« oder »Trat ich heute vor die Türe« sind allzeit beliebte Klassiker und erheitern seit Generationen die Schulanfänger. Mit »Popo- und Pipiwitzen« kann diese Altersstufe ihre Umwelt unter Umständen auch mal an den Rand der Verzweiflung bringen – währenddessen amüsieren sie sich köstlich! (Gaede 2007c, S. 957).

Die Eigensprache des Vorschulkindes

Bei der Arbeit mit Kindern nehmen wir oft eine ihnen überlegene und vermeintlich beschützende Haltung ein. Wir meinen, die Welt zu kennen, und versuchen, sie ihnen zu erklären. Sachverhalte versuchen wir in kindgerechter Form näherzubringen, und kindliche Erforschungen und Erfahrungen unterstützen wir und ermöglichen sie durch ein gestaltetes Umfeld. Konflikte klären wir oft fremdbestimmt und direktiv. In krisenhaften Situationen übernehmen wir verantwortungsbewusst das Zepter und klären sie gut gemeint nach unseren Erfahrungen. Dabei gehen wir jedoch oft davon aus, die Wissenden und Erfahrenen zu sein. Das hat seine guten Gründe und soll hier auch nicht grundsätzlich angezweifelt oder verpönt werden. Es geht vielmehr um einen bewussten Methodenwechsel und das achtsame Überprüfen einer Grundhaltung.

Ist denn ein idiolektisches Gespräch mit einem Kindergartenkind überhaupt möglich?

Das Vorschulkind ist in seiner Sprachentwicklung noch nicht ausgereift. Die idiolektische Gesprächsführung mit Vorschulkindern geschieht nicht vorrangig durch den Austausch über eine »gereifte«, fertige Sprache wie bei Erwachsenen, sondern außer über paraverbale, nonverbale und präverbale Signale vor allem über die »eigene«

Sprache, auch wenn sie noch »unfertig« ist. Gerade das »Unfertige« ist ihr dann »eigen«!

In der Vorschulzeit entwickelt sich natürlich mit der Sprache auch die »eigene« Sprache. Das hinter den Wörtern Spürbare, Sehbare und Hörbare wird ja durch selbst Erfahrenes, Erlebtes, Erworbenes (= »Eigenes«) geschaffen. Wenn ich in einem idiolektischen Gespräch mit Erlebnissen aus der Kindheit in Berührung komme, tun sich »Welten« auf, wie zum Beispiel erste Freundschaften, Fahrrad fahren, schwimmen lernen oder der erste Familienurlaub am Meer.

Nicht immer ist im pädagogischen Kontext Idiolektik die angemessene Methode, es gibt durchaus Situationen, in denen konkretes Handeln und direktives Eingreifen nötig sind. Aber idiolektische Haltung und Technik können eine ausgesprochen hilfreiche Erweiterung des Methodenschatzes eines Pädagogen darstellen und den Alltag im Kindergarten um ein wesentliches Instrument reicher machen. In krisenhaften Situationen und Konflikten schafft die Idiolektik für beide Gesprächspartner in einer vertrauensvollen Atmosphäre neue Möglichkeiten für einen selbst gefundenen Lösungsweg. Ein so gefundener Weg wird von dem Kind in einer gestärkten Haltung begangen. Dies bewirkt ein zutiefst selbstwertstärkendes Gefühl und unterstützt das Prinzip der Selbstwirksamkeit. Idiolektik kann mit immer wieder kurz ausgeführten Sequenzen diese starke innere Entwicklung positiv unterstützen.

Kinder haben von sich aus eine sehr bildhafte Sprache, und das Aufgreifen und Vertiefen dieser Bilder ist ihnen nicht fremd. Das idiolektische Gespräch mit Kindern hat im Gegensatz zu ebendiesem mit Erwachsenen natürlich spezielle Parameter. Da wir uns aber grundsätzlich an Ton, Tempo und Thema des Gegenübers halten, werden wir als Gesprächsführer gut geleitet. Sicherlich sind idiolektische Gespräche mit Kindern durch eine zeitlich sehr begrenzte Dauer, je nach Alter des Kindes, gekennzeichnet. Man kann sich jedoch immer wieder wundern, wie einfach und intensiv sich Kinder auf solch ein Gespräch einlassen. Das noch nicht »verkopfte« Wesen des Kindes erleichtert ihm oft den Zugang zu inneren Bildern und fantasievollen Lösungen. Im Alltag mit Kindern sind es oft nur einzelne anders gestellte Fragen, die eine Situation respektvoll begleiten oder tatsächlich eine Wendung des Geschehens gelingen lassen. Ein sehr wirkungsvolles Element ist das Würdigen dessen, was gerade ist. Dazu braucht es manchmal auch keine Sprache, sondern nur ein »da sein«. Vollkommenes Da-Sein. Ohne zu beschwichtigen, z. B. durch: »Das ist ja nicht so schlimm.« In dem Gefühl »Ich und meine Themen sind wichtig« öffnet sich das Kind in einer ganz anderen Weise. Wenn wir uns von dieser Welt berühren lassen, entstehen glanzvolle Momente mitten im Kindergartenalltag.

Auch das Mischen mit anderen Methoden oder kreativen Ideen bietet sich im Kindergarten an. In Morgen- und Abschlusskreisen gibt es die Möglichkeit, Gesprächsrunden zu etablieren, in denen auf einfache Weise die idiolektische Haltung vermittelt wird. Erzählenlassen und Zuhören werden gelernt. Das Würdigen dessen, was jeder Einzelne ist, wird geschätzt. *Nicht*werten und *Nicht*urteilen fällt anfangs noch schwer, aber es lohnt die Mühe, das in einer Kindergruppe einzuführen. So darf jeder sein, wie er ist.

Im Malatelier sind kreative »Flow«-Erlebnisse besonders gut möglich, wenn dies in einer idiolektischen Haltung begleitet wird. Als »Flow«-Erlebnis bezeichnet man eine kreative Schaffensphase, in der der Akteur Zeit und Raum vergessen kann, weil er vollkommen im Geschehen aufgeht. Manchmal bieten sich hier auch kleine idiolektische Gespräche an über ein gemaltes Bild im Anschluss an solch eine kreative Phase. So kann das Erlebnis noch vertieft und bereichert werden.

Schwierige Situationen für ein oder mehrere Kinder in der Gruppe können über ein kleines idiolektisches Stegreiftheater wundersam gelöst werden. Dabei fällt auf, dass gerade die betroffenen Kinder oft die »Lösungsfinder« sind. Die Erzieher und Erzieherinnen verwenden hierfür z. B. Handpuppen. Im Spiel kann nun ein Protagonist dem anderen sein Problem schildern. Der weiß auch nicht so recht weiter und fragt wiederum die Kindergruppe. Wenn der Berater auch nicht weiterweiß, würdigt er das Problem: Es ist tatsächlich nicht so leicht zu lösen, es braucht bessere Berater. Die Kinder werden nun als Fachleute und Spezialisten angesprochen. Erfahrungsgemäß melden sich die Kinder, die das Problem selbst kennen, auch zu Wort! Sie schaffen es, eine Lösung zu finden!

In der idiolektischen Gesprächstechnik wird diese Interventionsmöglichkeit »Dissoziieren« genannt. Die problematische Situation wird auf eine externe Bühne übertragen (Poimann 2008, S. 74 f.). In anderen Ansätzen ist in diesem Zusammenhang von »Externalisieren« die Rede (z. B. White u. Epston 1994). Aus einer Distanz heraus können die Kinder besser beobachten und Lösungsstrategien entwickeln, die sie für sich allein nicht gefunden hätten. Das empathische Mitgehen und die Hoffnung, der Protagonist möge eine gute Lösung für sich finden, zaubert oft erstaunlich gut funktionierende Hilfen herbei, die auch in der Realität wirksam werden können. Auch die restliche Gruppe stimmt sich mitfühlend auf das Thema ein, es entsteht ein neuer Gruppenprozess. Die Kinder werden in der Gruppe von den Protagonisten gewürdigt und mit Dank versehen. Hilfreich kann es sein, die Lösung auf die Probe zu stellen, denn so einfach ist es meistens nicht. So entsteht die Möglichkeit, die Lösung weiterzuentwickeln, sie zu festigen – oder auch zu scheitern. Auch wenn ein Problem nicht so einfach zu lösen ist, will das gewürdigt sein.

Vorstellung des Arbeitskontextes Waldkindergarten

Franz Jochen Pelzer

Unser Waldkindergarten ist ein als Kindertagesstätte anerkannter Träger der freien Jugendhilfe. Betreut werden 35 Kinder von drei bis sechs Jahren in zwei Gruppen an fünf Tagen in der Woche von 7:30 bis 13:30 Uhr. Unser Team besteht aus zwei Erziehern, einer Diplom-Pädagogin, einer Berufspraktikantin, einer Ergotherapeutin als Inklusionsfachkraft und unserer Berner Sennhündin Tara als »Hilfserzieherin«. Über das Jahr wird das Team durch wechselnde Kurzzeit- und Blockpraktikanten ergänzt.

Unser Zuhause im Wald ist eine abgelegene, alte ehemalige Holzmacherhütte mit eigener Quelle und Brunnen davor. Sie liegt knapp einen Kilometer vom Bring- und Abholplatz entfernt am Waldrand. Es gibt kein vorgefertigtes Spielzeug, stattdessen spielen die Kinder mit dem Naturmaterial aus der Umgebung, wie zum Beispiel Steinen, Stöcken, Rinden, Blättern, Zapfen. Innerhalb eines größeren Radius können die Kinder auch Felsen, Stämme, Stümpfe, Bäume, einen Bach und verschiedene Hänge zum Spielen nutzen. Weitere Möglichkeiten und natürliche Abwechslung bieten das Wetter mit Sonne, Regen, Wind und Nebel und die Jahreszeiten mit Schnee und Eis, Hitze und Kälte. Schutz vor den Unbilden der Witterung gewähren entsprechende Kleidung, die Hütte und der wärmende Schwedenofen.

Im Waldkindergarten arbeiten wir in Anlehnung an den lebensbezogenen Ansatz nach Huppertz (2008). Hierbei stehen das Leben und Lernen der Kinder in Gemeinschaft mit den Bezugspersonen im Vordergrund. Das einzelne Kind wird als Person ernst genommen in seinen Bedürfnissen nach Zuwendung und Bindung, sozialer Einbindung in eine Gruppe, nach Anerkennung, Bewegung und Bildung. Als Werte und Ziele, an denen sich der lebensbezogene Ansatz orientiert, formuliert Huppertz unter anderem Weltbürgerlichkeit, Natur- und Umweltbewusstsein, Friedensfähigkeit, Solidarität, Verantwortungsbewusstsein und ethisches Bewusstsein. Hervorzuheben ist bei diesem Ansatz die Originalität, was bedeutet, dass echtes Er-leben immer Vorrang hat vor Berichten aus zweiter Hand und mediatisierten Informationen. Huppertz beschreibt als Formen und Methoden seines Ansatzes das freie Spiel, individuelle und kleingruppenbezogene Bildungsangebote und das allmähliche Kennenlernen der erweiterten Lebensumgebung des Kindes.

Der lebensbezogene Ansatz findet seine Umsetzung bei der Gestaltung des Tagesablaufs im Waldkindergartenalltag. Aus einer Grundhaltung des »Weniger ist mehr« heraus wollen wir die Kinder zu eigenständigen Wahrnehmungen, Entdeckungen und Fragen anregen. Als Gegenpol zu einem mit Spielzeug überfluteten Kinderzimmer bietet der Naturraum »Wald« mit seinem vielfältigen Naturmaterial und seinen zahlreichen näher oder weiter weg gelegenen Plätzen mit Nischen, Höhlen, Dickichten, Hängen und Weiten dafür hilfreiche Rahmenbedingungen. Es gibt für die Kinder sehr viel zu erfahren, zu entdecken und zu erforschen. Im freien Spiel, alleine oder in Spielgruppen, können sie ihren Interessen folgen, ihre Kreativität und Neugier entfalten und ihre Umgebung erfahren, begreifen und gestalten.

Was geschieht, wenn wir von einem Hang aus zu dem angrenzenden Waldrand gegenüber zusammen laut »Echo!« rufen? Gleichzeitig findet in dem Miteinander ein großer Teil des sozialen Lernens statt. Wir verhalten uns als Erzieher hier eher zurückhaltend, sind für die Kinder aber jederzeit ansprechbar, um sie zum Beispiel bei Konflikten zu einer selbstständigen Lösung zu begleiten oder auch auftauchende Fragestellungen anhand eines Lexikons zu erhellen. Wie unterscheiden sich eine Biene und eine Wespe voneinander?

Den erweiterten Sozialraum des Kindes erkunden wir, indem wir zum Beispiel den am Waldkindergarten angrenzenden Bauernhof,

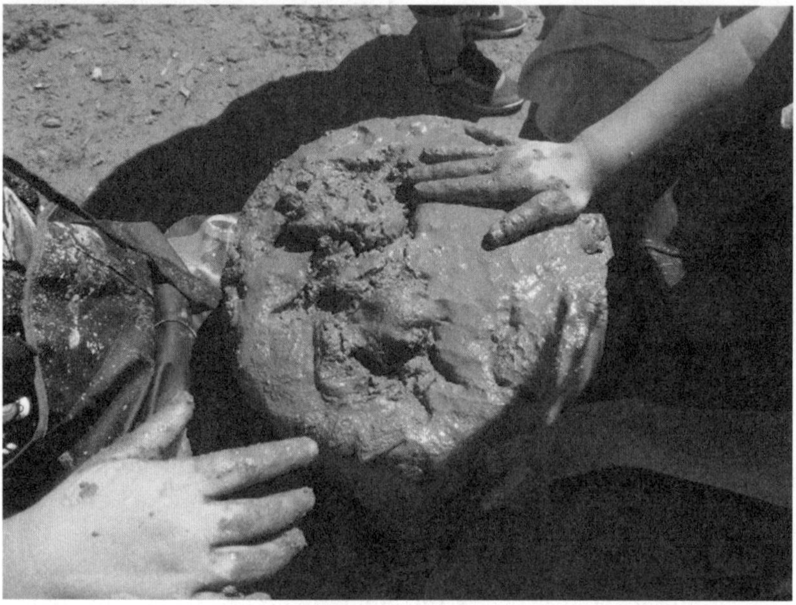

Abb. 3: Kinder entdecken, erforschen und gestalten: hier mit Lehm

die nahe gelegene Schule mit der Schulbücherei oder den Polizeiposten, die Feuerwehr und die Post im Dorf besuchen. Auch können Kontakte zu nahe gelegenen Handwerksbetrieben, wie Tischlerei, Autoreparaturwerkstatt oder Gärtnerei, genutzt werden. Dabei kann vor allem die Gruppe der angehenden »Schulanfänger« die alltagspraktische Bedeutung von Zahlen und Buchstaben erkunden. In welcher Straße wohne ich? Wie ist meine Hausnummer? Wie groß bin ich jetzt? Regelmäßig machen wir Ausflüge, bei denen wir den öffentlichen Verkehr nutzen. So lernen die Kinder, sich auch im Verkehr und in der Stadt sicher zu bewegen.

Um den Kindern in ihrem Freiraum dennoch Sicherheit, Halt und Orientierung zu geben, strukturieren wir jeden Tag durch gleichbleibende Elemente. Dies sind der gemeinsame Hin- und Rückweg, der gemeinsame Morgenkreis, das gemeinsame Frühstück und die Geschichtenzeit zum Ende des Kindergartentages. Ebenso wie der rhythmische Tagesablauf helfen feste und ganz klare Regeln den Kindern beim sozialen Miteinander und dabei, sich sicher im Wald zu bewegen.

An seinem ersten Besuchstag im Waldkindergarten wende ich mich dem Kind im ersten Kontakt vorsichtig zu, schenke ihm Aufmerksamkeit, zeige ihm seinen Platz für seinen Rucksack und lasse es ein Tierbild für seinen Kleiderhaken aussuchen. Ich gehe mit ihm zu einem Spielplatz im Wald oder lasse es von anderen Kindern zu ihrem Lieblingsplatz führen. Oder ich schaue mir mit ihm ein Bilderbuch an. In den folgenden Tagen gestaltet und entwickelt sich dann langsam eine Beziehung.

Menschenbild und innere Haltung

Im Sinne einer pädagogischen Beziehung spreche ich nun von einer beginnenden idiolektischen Beziehung, der eine idiolektische Haltung zugrunde liegt, aus der heraus ich mich dem Kind zuwende. Diese Haltung geht über den Austausch allein von Wortsprache hinaus und geht ihm voraus.

Nach Eckard Krüger (2010a) orientiert sich die idiolektische Haltung an einem idiolektischen Menschenbild. Es beinhaltet folgende Aspekte: das Bild des einzigartigen Menschen, das Bild des würdevollen Menschen, das Bild des authentischen Menschen, das Bild des befähigten und lebenstüchtigen Menschen und das Bild des an sich bemessenen Menschen.

Ich will nun schildern, wie die idiolektische Haltung meine pädagogische Arbeit unterstützen und damit die Entwicklung des Kindes fördern kann. Dafür wähle ich beispielhaft drei Aspekte des Menschenbildes aus: das Bild des authentischen Kindes, das Bild des befähigten und lebenstüchtigen Kindes und das Bild des an sich bemessenen Kindes.

Das Bild des authentischen Kindes

Kinder sind meist noch direkt, geradeheraus, eben authentisch. Das Kind darf so sein und gerade jetzt so sein, wie es ist, auch mit seinem So-erzogen-Sein und damit auch zum Teil schon mit seinen Konditionierungen, Rollen und auch Masken. Auch Kinder haben ihre »guten Gründe« für ihr So-Sein. Kinder können trotzig, traurig, untröstlich, anhänglich, still, ungestüm und wild, wütend, ängstlich, müde, quengelig und sehr herzvoll sein. Meine idiolektische Haltung erleichtert es mir, nicht direkt zu re-agieren, sondern erst einmal hinzuschauen und gelassen zu bleiben.

Gerade das Kind »spiegelt« mir aber auch durch sein Verhalten, inwieweit ich selbst echt und glaubwürdig bin oder anders scheinen will, als ich bin. Bin ich in mir stimmig? Stimmt das, was ich sage, mit meiner Körpersprache, Mimik und Gestik sowie der »Musik« meiner Sprache überein? Wie ist meine Stimmung? Weil sich das direkte Sprechen und die verbale Sprache des Vorschulkindes noch entwickeln und es sich noch nicht umfassend mit Worten ausdrükken kann, ist das Kind der Verständigung über das Nonverbale (Mimik, Gestik, Körperhaltung, -bewegung, Blickverhalten) und über paraverbale Signale (Tonhöhe, Lautstärke, Modulation, Intonation, Melodie, Rhythmus, Sprachfluss) noch viel näher (Hüpfen vor Freude, mimisches Mitgehen beim Kasperlespiel). Bei der Entschlüsselung des kommunikativen Geschehens im Ganzen und so auch der Ausstrahlung des Gegenübers hilft ihm die vorsprachliche (präverbale) Wahrnehmung. Die präverbale Wahrnehmung entwickelt sich vor allem in der Säuglingszeit.

Das Kind und die Eltern sind beim Baden, Wickeln oder Stillen darauf angewiesen, sich ohne Wortsprache zu verständigen. Bedürfnisse und Interessen auf beiden Seiten wollen erkannt und anerkannt werden. Das geschieht durch einen angeborenen Prozess, in dem sich Kind und Eltern aufeinander einstimmen und sich, ganz hingegeben durch Ansehen und Berühren, über spielerische Laut- und Silbenimitation bis zu Wortnachahmungen austauschen. In dieser Zeit entsteht im Kind ein vorsprachliches Wissen darüber, wie sich Kontakt, Beziehung und Bindung im Hinblick auf einen anderen Menschen entwickelt. Dieses Wissen wird auch implizites Wissen genannt (siehe auch Kap. 1). Es umfasst Teilhaben am Erleben des Gegenübers, Erkennen von Absichten und Vorstellungen von eigenen Handlungsmöglichkeiten (Bindernagel 2010, S. 74).

Ich baue als Pädagoge also auf den Beziehungserfahrungen des Kindes mit den Eltern oder anderen wichtigen Bezugspersonen auf. Es fordert mich in seiner Authentizität heraus und nimmt wahr, wer ich bin. Es braucht ein echtes, stimmiges und ganz zugewandtes Gegenüber, um sich mit mir sicher zu fühlen und dann miteinander die Welt zu erkunden. Durch ihre Echtheit und Stimmigkeit uns Erwachsenen gegenüber lehren Kinder uns, selbst wieder ein wesentliches Stück echter, stimmiger und damit menschlicher zu werden. Bin ich als Pädagoge mit meiner Echtheit und Stimmigkeit »im Reinen«, kann sich im Miteinandersein, im gemeinsamen Tun und Erleben eine idiolektische Beziehung entwickeln. Ich habe zum Beispiel geplant, den Morgenkreis zum Thema »Tierspuren im Winter« zu gestalten. Ärgerlicherweise springt am frühen Morgen wegen des strengen Nachtfrosts mein Auto nicht an, sodass ich mein Fahrrad nehmen muss. Während der Fahrt zum Arbeitsplatz bin ich gedanklich damit beschäftigt, wie ich mein Auto wieder in Gang bekomme, und denke an die Komplikationen beim Laden oder gar Ausbauen der Batterie. Nun erzähle ich den Kindern im Morgenkreis dieses frühmorgendliche Malheur und lasse sie es miterleben, indem wir uns alle zusammen in einem »Tu so, als ob« in ein Auto setzen, den Motor starten, die Geräusche des Anlassers nachmachen, die Motorhaube aufmachen, nachschauen und letztlich das Fahrrad nehmen. So erlebe ich selbst mich noch einmal in diesem Geschehen und verarbeite nun »spielerisch« meine Enttäuschung und meinen Ärger. Aber nicht nur ich komme und bleibe dadurch mit mir und meinen Gefühlen in Kontakt, sondern auch die Kinder im Morgenkreis erleben mich als echt und damit stimmig. Nun kann ich meine erlebte Geschichte zum eigentlichen Thema des Morgenkreises weiterentwickeln und erzähle, welche Spuren mein Fahrrad auf dem frisch verschneiten Weg hinterlässt und leite dann zu einer plötzlich kreuzenden, wie eine Schnur verlaufenden Spur eines Fuchses über.

Die ersten Lebensjahre und das Vorschulalter sind die lernintensivste Zeit im menschlichen Dasein. Sie haben daher für die weitere Entwicklung eine hohe Bedeutung. Pädagogisches Handeln muss sich daran orientieren, wie ein kleines Kind sich entwickelt bzw. wie es sich in diese Welt hineinentwickelt.

Das Bild des befähigten und lebenstüchtigen Kindes

Aus der idiolektischen Haltung heraus sehe ich das Kind als ein befähigtes und lebenstüchtiges Wesen an. Demnach ist der Mensch ein sich selbst regulierendes Wesen und bemüht sich unter den gegebenen Bedingungen ständig um seine optimale Entwicklung. Dabei kann sich die Selbstregulation mit kreativem Potenzial vollziehen. Das Kind erfasst mit seinen eigenen Mitteln seine Umwelt und erschafft sich mit seinen eigenen Mitteln ein eigenes Bild von der Welt und von sich selbst und erweitert es fortlaufend mit seiner körperlichen und geistigen Entwicklung (Dollase 2006, S. 88; Krüger 2010a, S. 59 f.).

Ein Beispiel hierfür ist, wie das Kleinkind in Bewegung kommt und letztlich laufen lernt: Das geschieht fast von alleine, über das Robben, Krabbeln, In-den-Stand-Kommen zum Laufen. Das braucht seine Zeit, und natürlich gibt es immer wieder auch Geschrei nach der Mutter, wenn mal wieder alles nicht so klappt. Nach Spitzer (2008b) lernt das Kind all das »vom Scheitern zum Scheitern« oder »von Fall zu Fall«. Das Kind merkt sich dabei nicht jeden Plumps, sondern es lernt mit jedem Plumps, wie es weiter oben bleibt. Es sucht nach Regeln und lernt das Allgemeine anhand des Einzelnen. Wenn dann etwas Positives passiert, das unerwartet kommt, dann wird ein Lust- und Glückszentrum im Gehirn aktiviert, und der gerade ablaufende Lernprozess wird beschleunigt, der »Lernturbo« wird eingeschaltet. Das wird auch im Waldkindergarten zum Beispiel beim Balancieren auf einem umgestürzten Baum sichtbar. Die Kinder genießen den »Kitzel« zwischen dem Gelingen, doch noch gerade oben bleiben zu können, und dem doch Absteigenmüssen. Das geht oft mit weit geöffneten Augen und gelegentlichem Kichern einher.

Den Motor für diesen Selbstlern- und Selbstbildungsprozess bilden nach Dollase (2006, S. 88) eine angeborene Selbstständigkeit – Kleinkinder initiieren den größten Teil ihrer Handlungen mit der Umwelt selbst – und weiter ein angeborenes Muster des Vertrauens auf andere – immer dann, wenn sich das Kind in einer unsicheren Situation befindet, wendet es sich an eine Bezugsperson, die sich auskennt und ihm über diese Klippe hilft.

Beide angeborenen Muster sind Ausweis wesentlicher Grundbedürfnisse des Kindes, nämlich nach Autonomie und nach Bindung.

Als Erzieher muss ich diese Grundbedürfnisse berücksichtigen, da sich daraufhin das Selbstlernen und die Selbstbildung des Kindes am besten vollziehen können.

Aus meiner idiolektischen Haltung heraus gebe ich dem Eigenständigkeitsbestreben des Kindes »Raum«. Ich folge dem Kind auf seinem eigenen und fortlaufenden Weg, sich die Welt zu erschließen. Gleichzeitig biete ich ihm aber auch genügend Sicherheit und Unterstützung an, damit es seine persönlichen Fragestellungen herausfinden und Lösungsversuche ausprobieren kann. Ich begebe mich mit dem Kind auf eine gemeinsame Entdeckungsreise. Zwischen diesen Polen sind das Kind und ich also im sozialen Austausch gleichermaßen Co-Konstrukteure von Lern- und Bildungsprozessen. Ich selbst wandele mich also vom klassischen Erzieher hin zum »Selbstlern- und Selbstbildungsbegleiter«. Ein einfaches Beispiel: Wie schnell dränge ich mich dem Kind auf, wenn es seinen Reißverschluss an der Regenjacke unbedingt selbst zuziehen will, dafür aber geraume Zeit zu brauchen scheint? Habe ich die Geduld abzuwarten, bis es seinen eigenen Weg findet, dies zu tun? In einem nächsten Schritt kann ich ihm auch einen »Expertenrat« anbieten und ihm die Freiheit lassen, mein Angebot nach mehreren Versuchen zu nutzen. Oder »verrate« ich ihm gar einen »Trick«, mit dem es gelingen kann? Kinder sind von den unterschiedlichsten »Tricks« verwundert und fasziniert. In ähnlicher Weise begleitet auch der Therapeut, Berater oder Coach den Klienten innerhalb eines idiolektischen Gesprächs.

Das kindliche Lernen findet nicht geplant statt, sondern spontan, selbst gesteuert nach Interesse und Situation. Es ist mehr ein ur- und naturwüchsiges Sich-selbst-Bilden als eine durch Erwachsene beförderte, bewusste bloße Wissensvermittlung (Dollase 2006, S. 88). Ein Beispiel hierfür ist: Wenn es über Nacht stark geregnet hat, läuft auf dem abschüssigen Forstweg vor der Hütte in Furchen und kleinen »Canyons« Wasser hinab. Kaum an der Hütte angekommen, bauen fast alle Kinder mit ihren Gummistiefeln und Händen gemeinsam hintereinander kleine Mulden und Staumauern. Das Wasser staut sich, und mit viel Spannung wird beobachtet, was passiert. Welchen Weg nimmt das Wasser? Dann reißen sie mit Lust die Staumauern ein. Später fragen sie nach Schaufeln und Eimern.

Das Bild des an sich bemessenen Kindes

Das Kind gestaltet sich das Lernen – den Umgang mit Herausforderungen – auch an sich selbst bemessen. Es begegnet Herausforderungen auf eine höchst individuelle Art, nutzt dafür sein bisheriges Können und baut darauf auf.

Aus der idiolektischen Haltung heraus sehe ich das Kind als ein an sich selbst bemessenes Wesen (Krüger 2010, S. 64 f.).

Ein Beispiel hierfür ist, wenn wir »querwaldein« gehen und auf ein Hindernis stoßen, wie etwa einen umgestürzten Baumstamm, einen Waldbach oder einen Graben. Das eine Kind geht das Hindernis direkt an, um hinüberzugelangen, das andere schaut erst einmal zu oder wählt seinen eigenen Weg, ein weiteres Kind ruft nach einer hel-

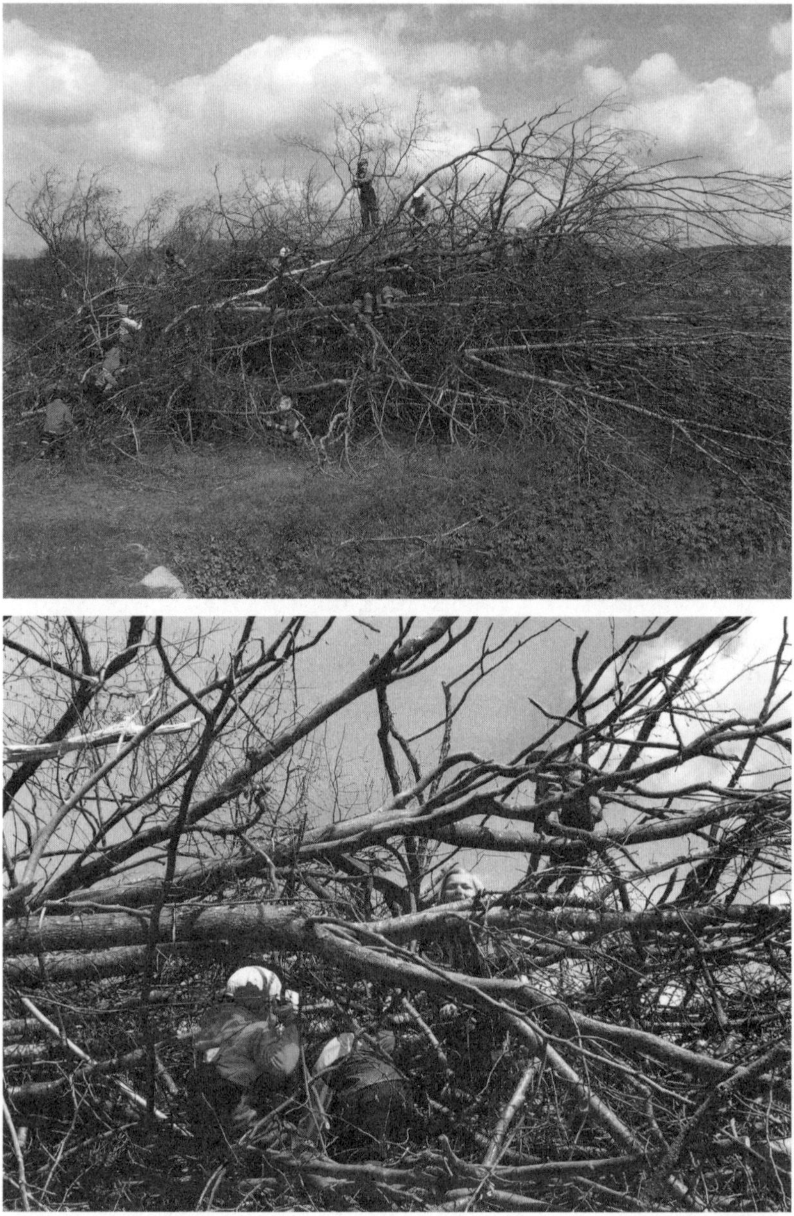

Abb. 4: »Auf dem Piratenschiff«
(Kinder im Baumhaufen: Fernansicht und Nahansicht)

fenden Hand. Indem ich aus der idiolektischen Haltung heraus dem jeweiligen eigenen »Weg« des einzelnen Kindes zustimme, ermögliche ich es ihm, sich selbst treu, mit sich selbst stimmig und damit für weitere Lern- und Bildungsprozesse offenzubleiben.

Die Stimmigkeit mit sich selbst kann ein mächtiger Motor für Entwicklung und Wachstum sein. Nun darf sich das Ureigene und Wesenhafte entfalten, die ureigenen und wesenhaften Talente und Fähigkeiten dürfen zum Vorschein kommen, das Kind selbst und die Gemeinschaft bereichern. Das eine Kind klettert wagemutig einen Baum hoch und zeigt anderen einen möglichen Weg an einer schwierigen Stelle, ein anderes traut sich, sich im Sommer in den kühlen Bach zu legen. Still vor sich hin ein Lied singend, liegt ein weiteres, sich wiegend wie ein Gepard, auf einem Ast.

Nicht nur im Elternhaus, sondern auch im Kindergarten und später in der Schule wird das Kind an äußeren Maßstäben gemessen. Was kann der Schnitt der Kinder in einem bestimmten Alter? Wie weit sollte die Sprache eines fünfjährigen Kindes entwickelt sein? Damit man bei der Bandbreite einer altersgemäßen Entwicklung auf eine Entwicklungsverzögerung bzw. -störung schließen kann, ist eine solche Orientierung sinnvoll und kann auch für das Kind hilfreich sein. Doch wo geben Eltern oder auch Pädagogen »das Maß aller Dinge« vor? Wenn ich in meiner eigenen Kindheit gelernt habe, dass »ein Indianer keinen Schmerz kennt«, müssen dann in meiner Arbeit als Erzieher alle Jungen »Indianer« sein? Wenn das Kind des Nachbarn schon früh Geige spielen lernt, dazu noch zweimal in der Woche zum Tennistraining gefahren wird und eine Verabredung zum Spielen nur nach einem Blick in den Terminkalender möglich ist, wird mein Kind dann »abgehängt«?

Orientierung an den Ressourcen des Kindes

Das Kind ist mit seinem eigenen Können noch in guter Verbindung.

Das liegt einmal vermutlich daran, dass in der Kindheit viel Können erworben wird, dass dieses Können so noch »frisch« ist und, da es »spielerisch und lustvoll« erworben wurde, leicht abrufbar und kreativ nutzbar ist. Das Kind nutzt sein bisheriges Können und baut darauf ständig auf.

Zum anderen erlebt es sich im Spiegel der Mitmenschen, die seine Fortschritte sehen, mit Lob und Bestärkung bestätigen und anerkennen.

Ein Beispiel hierfür ist, wenn ein Kind mir schon beim Bringen entgegengelaufen kommt und ruft: »Ich kann schon schwimmen.« Ein anderes Kind zeigt mir, wie es schon ein Stück alleine mit dem Fahrrad fahren kann.

Entsprechend der Ressourcenorientierung in der idiolektischen Haltung kann ich ein Können aktivieren, indem ich mir zum Beispiel von einem Kind schildern lasse, wie es auf die andere Seite des Baches gelangt ist (Poimann 2010a, S. 130). Oder ich spreche ein besonderes Können an und nutze es für die Gemeinschaft, indem ich zum Beispiel ein Kind ein Feuer im Ofen oder draußen entfachen und hüten lasse. Dazu zählt auch, dass wir grundsätzlich Ältere bitten, Jüngere zu begleiten und zu helfen, indem sie zum Beispiel die Schuhe binden, den Rucksack aufziehen oder Stärkere für Kleinere einen kleinen Baumstamm zum Spielort tragen.

Auch für mich selbst als Pädagogen ist es wichtig, mich an meinen eigenen Ressourcen zu orientieren und sie zu aktivieren.

Was macht mir selbst Spaß, mit den Kindern zu tun, zu unternehmen (zum Beispiel Feuer zu machen und zu hüten und darauf Spiegeleier zu braten; eine Hütte zu bauen; im Schnee einer Tierspur bis zum Unterschlupf zu folgen)? Was kann ich besonders gut (zum Beispiel Kasperle spielen, Tiere mimen, Akkordeon spielen, singen, etwas malen oder basteln, tischlern)? Kinder fordern im Kontakt mit mir auch meine Echtheit und meine Zustimmung zu mir selbst ein. Wie in einem idiolektischen Gespräch darf auch ich zu meiner Leichtigkeit finden, damit sich beide Seiten wohlfühlen und wir gemeinsam Spaß und Freude am Leben, nicht zuletzt im Waldkindergarten, haben.

Bisher habe ich Möglichkeiten der Idiolektik mit Vorschulkindern mehr anhand des idiolektischen Menschenbildes und aus der idiolektischen Haltung heraus betrachtet. Die idiolektische Gesprächsführung bezieht natürlich auch die verbale Sprache mit ein.

Wie die Idiolektik nun einen Lern- und Bildungsprozess weiterbefördern kann, will ich am Beispiel der Sprachförderung zeigen, die im Orientierungsplan für Bildung und Erziehung in baden-württembergischen Kindergärten und weiteren Kindertageseinrichtungen ausgewiesen ist (Ministerium für Kultur, Jugend und Sport Baden-Württemberg 2011, S. 34).

Förderung der Sprachentwicklung durch die Idiolektik

Einleitende Bemerkungen

Kinder zwischen drei und sechs Jahren befinden sich im »Erzählalter«. Sie entdecken und erleben viel Neues und haben auch ein großes Bedürfnis, sich darüber mitzuteilen und auszutauschen, um es letztlich verarbeiten zu können. Durch ihr soziales Umfeld, wie Eltern, ältere Geschwister oder Freunde, kommen sie früh mit den Medien unserer Zeit, wie dem Internet, Computerspielen oder auch noch dem Fernsehen, in Berührung, eignen sich diese Welten nun denkend an und haben viele Fragen. Gleichzeitig mangelt es aber immer mehr an Zeit und Raum für ausgiebige Gespräche, wie zum Beispiel Tischgespräche im Elternhaus. In ihrem hilfreichen Büchlein betont Kolthoff (2006), wie bedeutend die Vermittlung und Pflege einer Gesprächskultur auch für die Sprachentwicklung der Kinder ist. Die idiolektische Haltung und Gesprächsführung kann eine förderliche Gesprächskultur besonders mitprägen.

In der Interaktion mit dem einzelnen Kind nehme ich mir Zeit, ihm zuzuhören, wenn es mir etwas spontan erzählen will. So haben Kinder schon morgens auf dem Weg vom Bringplatz bis zu unserer Hütte nicht nur untereinander ein reges Mitteilungsbedürfnis, sondern erzählen auch mir, was sie gerade beschäftigt.

Praxisbeispiel aus dem Alltag des Waldkindergartens

Moritz (viereinhalb Jahre): »Die S-Bahn«

Moritz kommt an einem Wintermorgen schon in die Frühgruppe. Wir begeben uns auf den Weg zu unserer Hütte im Wald und sind zunächst nur zu zweit. Unterwegs beginnt Moritz zu erzählen:

Moritz Ich bin gestern S-Bahn gefahren.
Erzieher Und wie war das?
Moritz Die fährt ganz schnell.
Erzieher Wie macht die das, dass die so schnell fährt?
Moritz Na, die hat einen Hebel.
Erzieher Und was macht der Hebel?
Moritz Der, der fährt die Stromabnehmer hoch.
Erzieher Und dann?

MORITZ Der holt sich dann den Strom aus den Oberleitungen. Oben. So ... [Richtet beide Arme und Hände nach oben.]

ERZIEHER Ah ja, da oben ist der Strom [ich mache die Bewegungen seiner Arme und Hände nach], und der Stromabnehmer holt sich den Strom.

MORITZ Ja, der holt den Strom da raus.

ERZIEHER Und was macht der Strom dann weiter?

MORITZ Dann fährt er erst mal ganz langsam und dann schnell.

ERZIEHER Erst mal ganz langsam und dann schnell.

MORITZ Jeder Zug fährt mal langsam und dann schnell los.

ERZIEHER Gibt es da noch andere Hebel?

MORITZ Da gibt es viele Lichter.

ERZIEHER Was für Lichter gibt es da?

MORITZ Rote, blaue, gelbe.

ERZIEHER Hmmm.

MORITZ Rot ist schnell und Blau ist langsam. Und, und Gelb, das ist, das heißt noch langsamer, und Blau heißt Schlüssel aus. Und Schwarzliladunkel, das heißt, das heißt, da oben ... die macht alle Klappen zu. Und Schwarz heißt, Dunkelschwarz, das heißt ... die Lokführer kommen raus. Und eins ganz Dunkel, ganz Dunkelschwarz, nein, ganz Dunkellila, ganz Dunkellila, da, dann, da macht er, dann macht er die Stromabnehmer hoch. Das gibt es bei der S-Bahn. Das alles, was ich gerade zu Farben gesagt hab ... Orange noch, Orange heißt ... bei der S-Bahn, die fährt auf den Gleisen richtig. Dafür alles Hebel gibt es bei der S-Bahn.

ERZIEHER Ganz viele Hebel und viele ...

MORITZ Wegen die S-Bahn ist, heißt, kann man da essen und was trinken.

ERZIEHER Ah, darum heißt die S-Bahn?

MORITZ Ja, ja.

ERZIEHER Und was isst und trinkt man da?

MORITZ Da trinkt man Kaffee, Cola, Apfelsaft, Apfelschorle, normales Wasser, Tee, Fencheltee ... Das alles kann man da ... essen.

ERZIEHER Und was würdest du da am liebsten essen?

MORITZ Und Gummi ... und Gumminaschsachen gibt es.

ERZIEHER Und Gumminaschsachen?

MORITZ Ja, ja. Und noch einen Behälter, da sind ganz viele Behälter von den Naschensachen und ganz viele Kisten ... für die Naschensachen. Das alles!

ERZIEHER Das alles?

MORITZ Und dann noch, und dann noch ein Martinshorn dran.
ERZIEHER Und dann noch ein Martinshorn dran?
MORITZ Ja, damit andere Kinder sie hören, dass dann eine S-Bahn kommt.
ERZIEHER Ach so ...
MORITZ Und noch ein Lautsprecher, weil noch mal ... damit die Nummern die Menschen weisen.
ERZIEHER Ah ja ...
MORITZ Und noch eine andere Sprache. ... Alles und noch ein Hebel. Ganz, ganz Dunkelschwarz, das heißt, alle Türen, die Lokführertüren auf und die Waggontüren auf.
ERZIEHER Ah, ja, ganz Dunkelschwarz ...
MORITZ Und die ganze S-Bahn ... hat ganz viele Waggons, die hat ganz viele bunte Waggons dran.
ERZIEHER Ah, ja, und was für Farben haben die Waggons?
MORITZ Rot, Gelb, Grün, ... Weiß, ... Schwarz, ... Lila. Und noch Vogelfutter an den Zug.
ERZIEHER Und noch Vogelfutter an den Zug?
MORITZ Ja, weil da ... und noch ein Vogelhäuschen und noch was zum Essen und noch was zum Trinken. Das alles, weil ... weil ... bei dem Zug ganz bunte Vögel wohnen.
ERZIEHER Da wohnen ganz bunte Vögel bei dem Zug?
MORITZ Ja, ja.

Nun sind wir an der Hütte angekommen und schließen gemeinsam die Tür auf. Wir betreten die Hütte, hängen unsere Rucksäcke auf und machen Feuer im Ofen. Dann geht Moritz nach draußen, spielen.

Reflexion zum Einsatz der Idiolektik

In diesem Beispiel wird deutlich, wie die Idiolektik ein Gespräch mit einem Kindergartenkind durch einfache, kurze, offene Fragen und Nachfragen in Fluss halten kann. Moritz erzählt ausgiebig, erschließt und übt damit sein Sprechen und die Sprache. Manchmal stockt er im Gespräch, wiederholt oder korrigiert selbst sein Gesprochenes, und er erfindet eigene Wortkombinationen, wie zum Beispiel »schwarzliladunkel«, oder eigene Wörter, wie »Gumminaschsachen«. Einen weiteren besonderen Nutzen der idiolektischen Haltung und Methodik sehe ich darin, die Welt des Kindes und sein besonderes Erleben in dieser Welt schrittweise kennenzulernen. So lasse ich mich von Moritz belehren, dass die S-Bahn einen Hebel, einen Stromabnehmer und Strom braucht, um so schnell zu fahren, und dass jeder Zug erst mal langsam und dann schnell losfährt. Ich erlebe immer wieder, wie es für ein Kindergartenkind ermutigend ist, ihm den Raum zu geben, mir als Erwachsenem und als Erzieher etwas zu verdeutlichen, zu vermitteln oder etwas beizubringen. Das klassische hierarchische Gefälle in einer pädagogischen Beziehung zwischen Lehrendem und Lernendem wird »auf den Kopf gestellt« und stärkt das Gefühl der beiderseitigen Gleichwertigkeit in der Beziehung. Außerdem erfahre ich, dass Lichter und Farben für Moritz eine besondere subjektive Bedeutung zu haben scheinen, da er sie in ihrer Zusammensetzung und ihrem Helligkeitsgrad sehr differenziert beschreibt, dies zum Teil wieder korrigiert und ihnen allen Hebel und Funktionen zuordnet. So fährt zum Beispiel »ganz dunkellila« der Stromabnehmer hoch. Weiterhin lässt mich Moritz daran teilhaben, dass man in der S-Bahn »Kaffee, Cola, Apfelsaft, Apfelschorle, normales Wasser, Tee, Fencheltee« *essen* kann. Hätte ich ihn hier korrigiert, dass man das doch nicht essen kann, sondern nur trinken, wäre der Gesprächsfluss womöglich unterbrochen worden. Er hätte sich erklären und rechtfertigen müssen, und ich hätte von den »Gumminaschsachen« und den vielen Behältern und Kisten für »Naschensachen« wohl nichts erfahren. Moritz hätte sich von der paralogischen auf die logische, rationale Gesprächsebene begeben müssen.

Das Wunderbare ist, dass Kindergartenkinder auf der paralogischen Ebene noch »zu Hause« sind. Es geht nicht nur um den Inhalt ihrer Erzählungen, sondern ihre Gefühle dazu schwingen noch sehr spürbar und sichtbar mit. Als Moritz gegen Ende unseres Gesprächs die Farben der Waggons aufzählt, wechselt er inhaltlich plötzlich zum »Vogelfutter«, zu einem »Vogelhäuschen« und »ganz bunten Vögeln«, die bei dem Zug »wohnen«. Was dabei in ihm vorgegangen sein mag, bleibt offen. Er wirkte auf mich in seiner Fantasie sehr angeregt. Wesentlich ist für mich, dass die Idiolektik ein solches Gespräch für beide Gesprächspartner sehr bereichern kann.

Weiterführende Gedanken zur Idiolektik in der Arbeit mit Vorschulkindern

Stilleren Kindern kann ich entgegenkommen, indem ich mir für sie nicht nur Zeit, sondern auch Raum für ein ungestörtes Gespräch nehme. Dazu eignet sich ein ruhiger Platz auf der Wiese, das Baumhaus oder auch der Ohrensessel in der Hütte. So erfahre ich, dass beim Besuch bei den Verwandten am Wochenende der Hamster an Altersschwäche gestorben ist. Kinder brauchen Zeit und auch einen Gesprächspartner, um Erlebtes zu verarbeiten. Im Gespräch können auch philosophische Fragen zum Sterben und Tod auftauchen, und wir begeben uns gemeinsam auf die Suche nach möglichen Antworten.

Werde ich von einer kleinen Spielgruppe zum »Eisessen« eingeladen, dann kann ich mich in das Rollenspiel mit hineinbegeben, die Eigensprache der Kinder aufnehmen, bei Schlüsselwörtern nachfragen und mich auch auf das Spiel mit der Sprache einlassen. So erfahre ich, warum Spaghettieis das Lieblingseis ist, was es für Stracciatella alles braucht oder dass die »Eismanufaktur« plötzlich auf »Bananenkäse« umstellt und diese Kreation besonders lecker schmeckt.

Die heutige Zeit ist geprägt von vielen kurzfristigen und rasch wechselnden Sinneseindrücken. Die Sinnesorgane sind dann manchmal überfordert und überlastet. Viele Kinder können sich nicht länger konzentrieren und hören nur schlecht zu.

Auch in der Gemeinschaft kann die idiolektische Haltung die Gesprächskultur mitgestalten, indem ich eine Kultur der Stille, des Hörens und Zuhörens pflege. Im täglichen Morgenkreis draußen geben wir der Stille einen Raum, indem wir die Augen schließen und für eine Weile in den Wald lauschen. Welche Geräusche sind zu hören? Wer oder was tönt? Sind es die Wichtel? Will uns der Wind etwas erzählen? Auch vor dem gemeinsamen Frühstück gehen wir in die Stille, vor der Geschichte zünden wir zur Einstimmung eine Kerze an.

Zur Eigensprache in ihrer Einzigartigkeit und in ihrer Gesamtheit gehören neben den verbalen Äußerungen auch die paraverbalen und nonverbalen Signale des Erzählenden. Indem ich die Kinder einer frei erzählten Geschichte lauschen lasse, gebe ich der Sprache ein »Gesicht«. So lernen die Kinder, wie Mimik, Gestik und Bewegung das Erzählte »untermalen« und verdeutlichen können. Ebenso sehen sie, wie bestimmte Laute mit dem Mund und den Lippen geformt werden können. Kinder zwischen drei und sechs Jahren können noch nicht lesen. Auch deshalb sind sie für klingende Geschichten, akustische Bilder und Geräusche sehr empfänglich.

Vorstellung des Arbeitskontextes Kindertagesstätte

Ivonn Krüger

In den letzten sechs Jahren durfte ich in einem dreigruppigen städtischen Kindergarten eine Gruppe in einer Außenstelle leiten. Die Gruppe befindet sich im ersten Stock eines Altstadthauses. Im Erdgeschoss liegen Räume, die zu einer nahe gelegenen Schule gehören und von ihr auch genutzt werden. Der kleine zum Kindergarten gehörige Spielgarten ist am Nachmittag für die Öffentlichkeit frei zugänglich und wird aufgrund der zentralen Lage auch sehr viel von Familien, Kindern ohne Begleitung und Jugendlichen aufgesucht. Das Haus befindet sich im Altstadtkern einer Kleinstadt. Die Räume des Kindergartens sind in einer ehemaligen Hausmeisterwohnung untergebracht, dies stellt einen atmosphärisch besonderen Rahmen her. Menschen, die die Gruppe besuchen, beschreiben sie oft als besonders familiär und gemütlich. Bei voller Besetzung wird die familiäre Gemütlichkeit aber auch mal sehr eng, und es ist hilfreich, dass der Wald und ein kleiner Bach sowie die Gymnastikhalle der Schule in unmittelbarer Nähe zum Kindergarten gelegen sind und aufgesucht werden können. Obwohl es ein dreigruppiger Kindergarten ist, erfreut sich die *ganze* Gruppe durch ihre ausgelagerte Position des eingruppigen Charakters. Es wird nach den Richtlinien des »offene Konzeptes« gearbeitet, welches in Deutschland zurzeit die gängige pädagogische Richtlinie darstellt. Die »offene Arbeit« wurde von Pädagogen und Reformern wie Jean Piaget, Alexander Sutherland Neill, Jean-Jacques Rousseau und Maria Montessori begründet. Dem Konzept liegt das Prinzip der Wertschätzung der eigenständigen Persönlichkeit eines jeden Kindes zugrunde. Der Partizipationsgedanke soll das Handeln durchdringen und somit ermöglichen, dass Kinder zu Gestaltern und Akteuren ihrer Entwicklung, ihrer Zeit, ihrer Handlung, ihres Lebens, ihrer Gemeinschaft werden. Die Erzieherinnen verstehen sich als Begleiterinnen und geben Raum für kreative Prozesse und unterstützen sie. Kindertagesstätten und Kindergärten, in denen nach dem offenen Konzept gearbeitet wird, haben ihre Stammgruppen aufgelöst und gewähren freie Spielgruppen, in denen die Kinder selbst entscheiden dürfen, was, wo und mit wem sie spielen wollen. Besonderer Wert wird auf eine gut vorbereitete

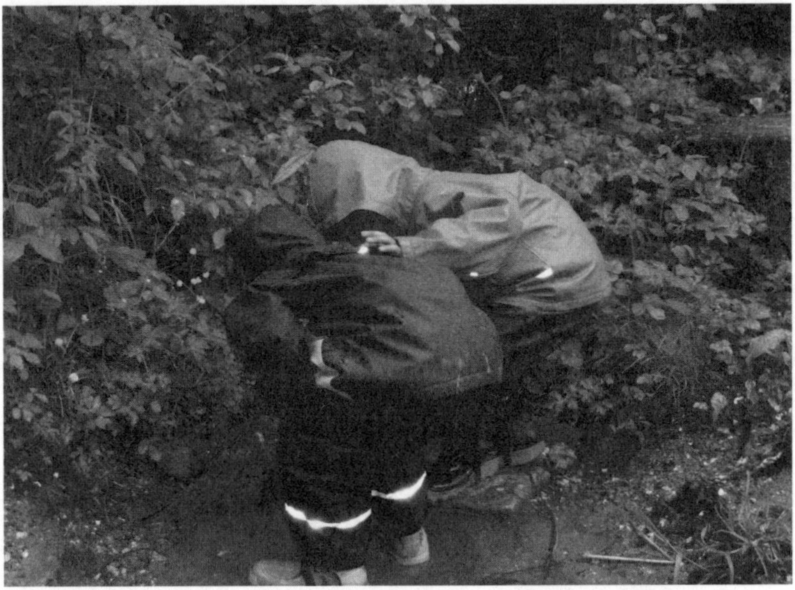

Abb. 5: Kinder beim Spielen mit Schnecken im Außenbereich

Umgebung gelegt, die durch vielfältige, hochwertige Materialien und Möglichkeiten zum Spielen einladen soll. So werden Funktionsräume zur Verfügung gestellt, die zu besonderen Aktivitäten anregen sollen, wie zum Beispiel Werkstätten, Bewegungsräume, Bauecken oder Forscherinseln. Die Grundgedanken dieser Pädagogik sind das Vertrauen auf das im Kind schon vorhandene Entwicklungspotenzial und die schon vorhandene Motivation zum Lernen, sowie die Neugier auf die Welt. Diese sehr anspruchsvolle Form des pädagogischen Handelns schafft besondere Herausforderungen für Kinder wie Erzieherinnen und wird nicht immer und überall erfolgreich praktiziert.

Das pädagogische Team befasst sich seit geraumer Zeit mit dem Konzept der Gestaltpädagogik und arbeitet daran, unterschiedliche Techniken aus dieser Richtung im Alltag zu integrieren. So gibt es beispielsweise ein Malatelier, besondere Spielkisten und einen nach entsprechenden Richtlinien gestalteten Außenbereich.

Inklusion und die Einbindung der unter Dreijährigen gehören bislang zum besonderen Profil der Gruppe. Da Kinder mit Inklusionsanspruch und unter Dreijährige im Regelfall nicht zusammen in einer Gruppe untergebracht werden dürfen, wir aber durch Umstrukturierungen in einer Übergangsphase beide Konzepte lebten, ist auch dies ein besonderes Merkmal der Gruppe.

Migrationshintergrund, Einzelfallhilfe oder Inklusion, unter Dreijährige, besondere Lebensumstände oder Schicksale der Familien und der Kinder, das sind ständige Themen, mit denen wir uns im Kindergartenalltag auseinandersetzen. Damit befinde ich mich mit meiner zeitweise bis zu 23 Kindern starken Gruppe im normalen Rahmen der Arbeit einer Erzieherin in Deutschland. So viele besondere Situationen schaffen im Alltag immer wieder neue Herausforderungen, die von Kindern wie Erwachsenen gleichermaßen bestanden werden müssen. Mein spezielles Anliegen ist daher in den letzten Jahren das Augenmerk auf schwierige Situationen, eigene Lösungsstrategien und idiolektische Unterstützungsmöglichkeiten zu legen.

Der besondere Lebensumstand aller Kinder ist die Situation, das erste Mal von zu Hause weg und in einer Gruppe untergebracht zu sein. Zum Kindergartenalltag gehören viele krisenhafte Situationen, die von den kleinen Menschen in einer besonderen Lebenssituation zwischen zwei und sechs Jahren bestanden werden sollen. Es ist eine sehr empfindliche Phase ihres jungen Lebens.

Eine schwierige Situation kann in ihrer Weiterentwicklung in einer Krise gipfeln, der Übergang ist fließend. In Meyers Großem Taschenlexikon (1987) finde ich unter »Krise – Krisis« die Erklärung, das Wort entstamme aus dem Griechischen und bedeute »Entscheidung, Wendepunkt einer Entwicklung«. Es heißt weiter:

> »Im Drama das Moment der Entscheidung, der Augenblick auf dem Höhepunkt des dramatischen Konflikts, in den sich der Held durch eine Entscheidung seiner Handlung begibt und damit den Umschwung der Handlung einleitet« (ebd., S. 226).

Dabei ist wichtig, dass es durch eine eigene Entscheidung des Helden einen Umschwung der Handlung gibt. In diesem Bild einer Krise erscheint ein Held – kein Opfer –, der eine Handlung bestimmen kann und somit eine Wende herbeiführt.

Mich spricht genau dieser Aspekt der Krise an. Es geht um die Helden, die eigene Lösungsstrategien finden, und um die Frage, wie das gelingen kann und wie idiolektische Unterstützungsmöglichkeiten dabei hilfreich sein können.

Der Kindergartenalltag ist geprägt von einer quirligen Lebendigkeit. Während die einen Kinder gerade fauchend als Löwen durch den Flur jagen, das Telefon klingelt, Philipp die Erzieherin am Hosenbein festhält, weil er gerade Nähe sucht, die Erzieherin aber Elisa die Schnoddernase putzt, klopft Oskar ihr auf die Schulter und erzählt eindringlich, was er am Wochenende Tolles erlebt hat. Gerade Gespräche im Kindergarten laufen nur sehr selten in ruhiger Einzelsituation ab. Pädagogen haben in ihrem Beruf die Gabe entwickelt, ihren Fokus weit öffnen zu können. Während sie mit einem Kind Memory spielen, können sie Stimmungen wahrnehmen, Gesprächsmelodien aufnehmen und so »durch Wände sehen«.

Sprache und Gespräche durchziehen den pädagogischen Alltag immerzu. Gerade wegen dieser komplexen Anforderungen ist es eine besondere Kunst, mit Sprache in all ihren Facetten achtsam umzugehen. Ich habe für mich festgestellt, dass mir dies nicht immer gleich gut gelingt, dass aber das Ringen um Achtsamkeit und um die Würde eines jeden mich nicht nur in meinem Arbeitsprozess, sondern in meinem Sein anspricht und in der Tiefe berührt.

Es braucht neben dem idiolektischen Umgehen genauso auch klar und aktiv steuerndes Eingreifen. Wenn zwei Kontrahenten aufeinander einprügeln, dann muss dem Einhalt geboten werden. Auch bei der Straßenüberquerung kann nicht auf glasklare Regeln und ihre Einhaltung verzichtet werden. Selbstverständlich braucht es genauso beim lehrenden Erklären Input von der Lehrperson. Die idiolektische Methode kann vielfältige pädagogische Gestaltungsmöglichkeiten ergänzen. Auf andere bewährte Modelle soll nicht verzichtet werden, stattdessen kann die Idiolektik als Erweiterungsmöglichkeit verstanden werden und Hand in Hand gehen mit unterschiedlichen Handlungskompetenzen.

Seit Längerem beschäftigt mich das Thema, wie schwierige Situationen im Kindergartenalltag bewältigt und durch eigene Lösungsstrategien mittles der idiolektischen Methode unterstützt werden können. Ich habe viele unterschiedliche Gespräche führen dürfen, einige davon habe ich hier als Beispiele zusammengestellt. Nach und nach wurde mir immer deutlicher, dass meine grundsätzliche Haltung sich im Laufe der Zeit sehr verändert hat. Wir haben es im Kindergartenalltag immer mehr mit Kindern zu tun, die richtungslos, reizüberflutet und in irgendeiner Form verhaltensoriginell sind. Der Kindergartenalltag ist also vollgespickt mit schwierigen Situationen.

Auch in Gesprächen mit anderen Pädagoginnen wurde immer wieder deutlich, dass zum einen die Kinder neue Wege in der Pädagogik herausfordern und dass zum anderen wir Pädagogen uns auf andere Wege begeben müssen, um im »Alltagswahnsinn« nicht auszubrennen.

Leider habe ich mit der Idiolektik nicht das Wundermittel gefunden, und es hat sich nicht alle Schwere in Luft aufgelöst.

Aber ich habe herausgefunden, dass Kinder sehr wohl in der Lage sind, eigene Lösungsstrategien zu entdecken, dass sie oft erfrischend originell dabei sind und dies atmosphärisch ihrer Umwelt vermitteln. Ich habe herausgefunden, dass schwierige Situationen im Kindergartenalltag dabei kleine Luftlöcher bekommen und sich leichter tragen lassen. Und ich habe herausgefunden, dass idiolektische Unterstützungsmöglichkeiten eine positive Wirkung sowohl auf die Kinder als auch auf die Pädagogen haben. Damit kann ich entlastet zu dem Fazit kommen, dass auch ich als Held meine Handlung bestimmen und somit eine Wende herbeiführen kann.

Praxisbeispiele aus dem Alltag der Kindertagesstätte

Charlotte (fünf Jahre): Eine neue Strategie – »Ignorieren – verstecken in mir drin«

Charlotte hat im Kindergarten immer wieder intensiv mit aggressiven Ausbrüchen zu kämpfen. Nach den Sommerferien sitze ich mit ihr und Pia morgens gemeinsam beim Kneten. Die Stimmung ist ruhig und entspannt. Pia hat gerade über ihre bösen Träume, die sie in den Ferien hatte, erzählt, ich habe ein paar idiolektische Fragen dazu gestellt. Charlotte hat aufmerksam und interessiert zugehört und nicht unterbrochen oder dazwischengeredet. Dies ist eine große Leistung für das Kind, die deutlich macht, dass es die Wichtigkeit des Gespräches für den anderen deutlich gespürt hat. Nun wird sie unruhig und nutzt das offensichtliche Ende des Gespräches.

CHARLOTTE So, jetzt bin aber mal ich dran, jetzt frag mich mal.
ERZIEHERIN Ja, was möchtest du denn erzählen?
CHARLOTTE Jetzt bin ich ja groß, Große dürfen Kleine nicht ärgern und sich nicht wehren. Nur Größere.
ERZIEHERIN (erstaunt) Aha?

CHARLOTTE (zieht die Augenbrauen hoch, kommt näher an mich heran und wiederholt energisch): Ja. Nur bei Größeren darf man sich wehren!

ERZIEHERIN Puh, das ist ja schwierig, und was macht ein größeres Kind, wenn ein kleineres Kind ärgert?

CHARLOTTE Dann sag ich: Hör auf!

ERZIEHERIN Aha. Und wenn es nicht aufhört?

CHARLOTTE Dann muss man IGNORIEREN! [Dreht dabei den Kopf zur Seite.]

ERZIEHERIN (erstaunt) Ach, kannst Du mir das erklären? Wie geht das?

CHARLOTTE Ja, da dreht man so den Kopf weg, da schaut man weg!

ERZIEHERIN Ah so, das ist ja eine gute Idee.

CHARLOTTE (nickt).

Diesem Gespräch wurde von Pia aufmerksam und ohne zu unterbrechen zugehört. Nach dem Gespräch räumen beide auf und wechseln den Spielort.

Ein paar Tage später sitzen die Erwachsenen zur morgendlichen Besprechung in der Küche. Einige Kinder sind schon da, sie sitzen mit ihrem Frühstück bei uns. Eine Mutter steht mit einer Erzieherin an der Tür und spricht. Hinter der Mutter steht ihr Kind und kuschelt sich ans Bein. Im Flur stehen zwei Mütter und unterhalten sich miteinander. Charlotte und Linus sind gleichaltrig, sie malen zusammen in einem anderen Raum.

Charlotte drängelt sich zwischen allen Beinen durch und steht etwas abseits da. Ich strecke ihr die Arme entgegen, sie nimmt meine nonverbale Einladung an. Sie klettert zu mir auf den Schoß, und im Flüsterton findet das Gespräch statt:

CHARLOTTE Du [Pause], Linus ärgert mich immer.

ERZIEHERIN Aha, wie schafft der das denn?

CHARLOTTE Der sagt mir immer alles nach.

ERZIEHERIN Hm, und hast du eine Idee, was man da jetzt machen kann?

CHARLOTTE Nein. [Pause.] Nicht hauen.

ERZIEHERIN Ich erinnere mich, dass du vor ein paar Tagen so eine gute Lösung hattest, wie ging das noch?

CHARLOTTE Ignorieren.

ERZIEHERIN Ja, stimmt. Und klappt das denn?

CHARLOTTE Nein, das schaff ich nicht.

Erzieherin Ah so [Pause]. Dieses Ignorieren, ist dir das schon mal gelungen? Ein anderes Mal?
Charlotte Ja.
Erzieherin Wie ging das dann?
Charlotte Das ist wie verstecken, da muss man ganz leise sein. Da finden einen die anderen nicht. Und nicht hören. Verstecken in mir drin.
Erzieherin Boah! Das ist ja toll! Und willst du das mal probieren?
Charlotte (strahlt) Ja!

Charlotte geht zurück zum Mahltisch.

Nach ein paar Minuten kommt Linus, er klettert auch auf meinen Schoß und flüstert:

Linus Du, Charlotte redet nicht mehr mit mir.
Erzieherin Ja, ich weiß. Sie war gerade bei mir und hat mir erzählt, dass du ihr immer nachgeredet hast, das hat sie so geärgert, aber sie wollte dich nicht hauen, jetzt »ignoriert« sie dich, das heißt, sie beachtet dich nicht. Aber du kannst ihr ja sagen, dass du nun aufhörst, dann spricht sie vielleicht wieder mit dir. Was sagst du dazu?
Linus Ach so. Ja, dann sag ich es ihr mal.

Linus geht zu Charlotte, er sagt ihr, dass er nicht mehr Papagei spielt, und beide gehen in ein anderes Zimmer und spielen für eine Stunde friedlich miteinander.

Reflexion zum Einsatz der Idiolektik

Charlotte hat eine neue Strategie für sich gefunden, aber erst in dem Moment, in dem sie sich klar wird und mich belehren kann, wie genau das mit dem Ignorieren funktioniert, wird es wirklich ein funktionstüchtiges Modell für sie. Sie erlebt sich als Wissende, als Könnerin. Das stärkt ihr Selbst und lässt sie in eine neue Dimension des friedlichen menschlichen Zusammenlebens einsteigen.

Konfliktsituationen idiolektisch betrachtet

Doris und David Jonas beschreiben in ihrem Buch *Signale der Urzeit* (1977) die Zusammenhänge archaisch geprägter Angriffs- und Verteidigungsreaktionen und kulturell gehemmter Kompromisshandlungen. In Konfliktsituationen haben körperliche Tätigkeiten eine stressreduzierende Wirkung. Der emotionale Druck will heraus, aber es soll eine Form gefunden werden, die gesellschaftstauglich ist. Kinder sind in ihrem emotionalen Ausdruck noch sehr spontan, egal ob sie ihre Zuneigung bekunden oder ihre Wut. Erst mit der Zeit lernen sie, Emotionen zu regulieren, was bei unserem engen Zusammenleben in der zivilisierten Welt durchaus erforderlich ist. Leider wird oft nur gelernt, Gefühle zu unterdrücken und sich dadurch der jeweiligen gesellschaftlichen Auffassung anzupassen. Dies kann jedoch langfristig körperliche und geistige Schäden zur Folge haben. Denn archaisch ist in uns angelegt, dass wir uns in bedrohlich erscheinenden Situationen körperlich verteidigen oder mindestens angriffsbereit sind. Dafür werden bestimmte Hormone ausgeschüttet und Muskelgruppen aktiviert. Der gesellschaftlich anerzogene Gegenimpuls, sich nicht zu wehren, nicht körperlich aktiv zu werden, sondern friedlich den sozialen Erwartungen zu entsprechen, kann nun eine »eingefrorene Handlung« zur Folge haben. Zwei gegenläufige Reaktionsmuster sind dann im Widerstreit miteinander. Dieses Reaktionsmuster kann in einer ausgeprägten Form eine solche Fehlfunktion auslösen, dass das Geist-Körper-Schema langfristig beeinträchtigt wird (ebd., S. 49 ff.).

Im Kindergarten befindet sich der Mensch in unserer heutigen Gesellschaft zum ersten Mal in der Situation, permanent in einer durch die Gruppengröße provozierten Stresssituation zu sein. Natürlich vertreten wir in Konfliktsituationen Lösungen mit friedlichem und gesellschaftsakzeptiertem Inhalt. Die Lösung des »Ignorierens« bot Charlotte die Möglichkeit einer neuen Positionierung in der Gruppe. Dieses neue Erleben inklusive einer neuen Handlungsvariante führt dazu, dass der Angriffsimpuls gehemmt wird. Eine weitere Möglichkeit besteht darin, in gesellschaftlich akzeptierten Handlungen Stress abzubauen.

Pia (vier Jahre): Streitsituation – »Die Mauer«

Pia kommt einen Tag später in einen heftigen Streit mit Charlotte. Beide Kinder werden von einer Erzieherin nach dem Streit begleitet. Pia entscheidet sich, mit mir mitzukommen und möchte gerne ein Bild an unserer Malwand malen. Nachdem alle dazu erforderlichen Vorbereitungen (Malkittel anziehen, Farben vorbereiten, Pinsel bereitlegen, großes Blatt an der Malwand befestigen) getroffen sind, malt Pia konzentriert ein gelbes Bild. Mit heftigen Bewegungen bringt sie ausschließlich gelbe Farbe auf. Dabei schweigt sie und ist ganz intensiv mit ihrer Tätigkeit beschäftigt. Als die Bewegungen und die Stimmung ruhiger werden und das Bild fast fertiggestellt scheint, frage ich:

ERZIEHERIN Magst du mir dazu etwas erzählen?
PIA Das ist eine Mauer.
ERZIEHERIN Eine Mauer?
PIA Ja, ganz und gar – eine Mauer.
ERZIEHERIN Und was ist hinter der Mauer?
PIA Der Nachbar.
ERZIEHERIN Aha, und was macht der da?
PIA Der wohnt da.
ERZIEHERIN Wie ist das?
PIA Das ist gut.
ERZIEHERIN Was ist vor der Mauer?
PIA Da bin ich.
ERZIEHERIN Und was machst du da?
PIA Ich wohne da.
ERZIEHERIN Und wie ist das?
PIA Gut. [Wendet sich mir ganz zu und strahlt.]

Reflexion zum Einsatz der Idiolektik

In diesem Beispiel wird deutlich, wie Pia es schafft, durch eine Tätigkeit (das Bild mit viel Kraft malen) und das danach geführte Gespräch wieder in ihre Ruhe zu kommen. Dabei gelingt Pia der Wechsel auf die Metaebene. Sie schafft es, erst durch die Tätigkeit eine Mauer zu malen, dann durch die sprachliche Verbildlichung dieser Tätigkeit eine für sich wohltuende Distanz herzustellen. Ihre muskuläre Angriffshaltung kann sie gesellschaftlich akzeptiert ausleben.

Jasper (fünf Jahre): Aggressives Verhalten – »Schaukeln«

In einem weiteren Beispiel ist Jasper, ein Kind mit einer ärztlich festgestellten ADHS, in einer für ihn sehr angestrengten Lage. Jasper ist in der Gruppe schnell an seiner persönlichen Grenze der erträglichen Anstrengung angelangt. Regeln hat er rasch begriffen, aber wenn sich nicht alle genau an die Regeln halten, dann verzweifelt er. In so einem Fall reagiert er mit aggressiven Ausbrüchen.

Die Erzieherin hat gerade das Zeichen zum Aufräumen gegeben. Jasper hat damit angefangen, aber die anderen Kinder sind noch in ihr Spiel vertieft und räumen nicht auf. Jasper reagiert mit emotionaler Eskalation und Gewalt. Er läuft herum und schlägt alle Kinder, die nicht aufräumen. Ich gehe zu ihm, während eine andere Kollegin sich um die attackierten Kinder kümmert. Ich nehme ihn an der Hand, und während wir uns zusammen auf eine Gartenbank etwas abseits des Geschehens setzen, begleite ich dies sprachlich durch die Ansage:

ERZIEHERIN Komm, wir setzen uns mal ein bisschen hierher.

Jasper folgt mir willig, schweigend sitzen wir eine Weile da. Jasper sitzt mit tief gesenktem Kopf da.

ERZIEHERIN Erzählst du es mir?
JASPER (nimmt sofort den Kopf hoch und antwortet, ohne zu zögern): Ja, weißt du, es geht alles rückwärts!
ERZIEHERIN Rückwärts?
JASPER Ja. [Lange Pause, Jasper schaut auf den Boden, atmet ruhig und still.]
ERZIEHERIN Was kann da helfen?
JASPER (schaut langsam auf zur Schaukel) Schaukeln.
ERZIEHERIN Aha, wie macht es das?
JASPER Das geht auch vorwärts.

Als ein Platz auf der Schaukel frei wird, darf Jasper schaukeln gehen. So lange wartet er noch in ruhiger Stimmung darauf. Daraufhin schaukelt Jasper mit viel Schwung. Im Anschluss geht er ohne Aufforderung zu den Kindern, die er vorher geschlagen hat und fragt nach ihrem Befinden.

Reflexion zum Einsatz der Idiolektik

Jasper schafft es, eine Form zu finden, die ihn entlastet, er findet seine eigene »Medizin«. Im Moment des Geschehens müssen wir nicht verstehen, was da rückwärtsgeht und wie es das macht, wenn es auch vorwärtsgeht. Interessant ist aber bei genauerer Betrachtung des Dialoges, dass Jasper in seinen Schlüsselwörtern »rückwärts«, »Schaukel« und »vorwärts« einen sprachlichen und damit symbolischen Ausdruck für motorischen Ausgleich findet. Genau das Bedürfnis nach motorischer Aktivität auch als Abfuhr für emotionale Spannungen ist bei der ADHS erhöht. Es ist faszinierend, wie sich über die Eigensprache das Wissen aus dem Impliziten seinen Weg ins Explizite bahnt und so zu einer hochindividuellen passenden Lösung führt. Dies wird hier Jasper durch eine Einladung und drei einfache, offene Fragen ermöglicht, die jeweils die Schlüsselwörter aufgreifen. Bereits in dem Augenblick, in dem das erste Schlüsselwort, »rückwärts«, aufgegriffen wird, beruhigt sich Jasper. Deutlich wird, dass er seine innere Ausrichtung wiedergefunden hat und seine innere Weisheit ihn dabei geleitet hat.

Peter (vier Jahre): Lebenskrise – »Die Mama von der Oma«

Peter stammt aus Asien. Er lebt seit zwei Jahren in Deutschland, ein Teil seiner Familie wohnt weiterhin in Asien. Überraschend ist seine Großmutter erkrankt und verstorben. Die Mutter hatte es jedoch geschafft, die Großmutter in der Krankheitsphase mit den Kindern zu besuchen. Gerade als sie wieder in Deutschland angekommen sind, verstirbt die Großmutter. Nach ihrem Tod bleiben die Kinder für ein paar Tage zu Hause. Die allgemeine familiäre Situation kann als desolat bezeichnet werden. Mehrere Familienmitglieder zeigen depressive Symptome. Peter selbst befindet sich seit geraumer Zeit in einer depressiven Stimmung und ist deshalb in Behandlung.

Nun ist Peter den ersten Tag wieder im Kindergarten, er nimmt zu niemandem Kontakt auf, legt alleine für sich stereotyp ein Puzzle. Immer wieder das Gleiche. Ich gehe zu ihm, und folgende Situation entwickelt sich.

ERZIEHERIN Ich würde gerne malen, würdest du mich begleiten?

Er ist ein sehr freundliches Kind und tut mir den Gefallen. Ich lege für uns beide Papier und Stifte zurecht. Peter setzt sich und malt schnell hintereinander drei Bilder. Ich sitze still neben ihm, male nicht und bin mit meiner Aufmerksamkeit da. Auf dem ersten Bild sind zwei Männchen zu sehen.

PETER (während er malt) Das sind mein Bruder und mein Papa, die sind Freunde.

Auf dem zweiten Bild sind auch zwei Männchen zu sehen.

PETER (während er malt) Das ist meine Mama und ich.
ERZIEHERIN Aha.

Auf dem dritten Bild sind noch mal zwei Männchen zu sehen.

PETER (während er malt) Das ist die Mama von der Oma und die Oma. [Pause] Die sind im Himmel!

Erzieherin Mhm.

Ich sage außer dem »Aha« und »Mhm« nichts dazu, ich bin nur ganz da mit meiner Aufmerksamkeit. Peter schaut sich seine Bilder noch mal an.

Peter (nach längerer Pause) Die Mama von der Oma hat die Oma auch immer in den Kindergarten gebracht, und wenn die Oma aufs Klo musste dann hat die Mama von der Oma der Oma geholfen [Pause]. Jetzt passt sie im Himmel auf. [Schaut mich direkt an.] Weißt Du, das ist gut.

Erzieherin Genau.

Daraufhin versorgt Peter seine Bilder in seinem Fach und geht. Seine Stimmung hat sich verändert. Die vorher gefühlte Traurigkeit ist einer gefühlten Zufriedenheit gewichen.

Reflexion zum Einsatz der Idiolektik

In den nächsten Tagen spielt Peter leise, er sucht sich mit anderen Kindern ruhige Spielsituationen. Er sucht nachfolgend mehrmals Situationen mit mir auf, in denen wir vertraut miteinander sprechen können. Dabei erzählt er immer wieder von »der Mama von der Oma« und der Oma.

In diesem Beispiel wird deutlich, dass Peter seine Welt- und »Himmelssicht« schon hat (er ist vier Jahre alt!), aber es tut ihm gut, Raum zu finden, um seinen Gedanken Ausdruck verleihen zu dürfen. Offensichtlich ist es gut, dass dies gewürdigt wird. Er findet ein für sich selbst passendes Erklärungsmodell, das ihm hilft, seine Zuversicht wiederzuentdecken, und das sein Selbst stärkt.

4 Die Eigensprache der Schulkinder

Daniel Bindernagel, Marianne Kleiner und Angela Schiemer

Entwicklungsaufgaben des Schulkindes

In der Altersspanne zwischen dem sechsten und zwölften Lebensjahr geht es um die Öffnung hin zu den Gleichaltrigen, das Erlernen von sozialen Regeln und die Differenzierung des Denkens. Ein Schulkind kann sich selbst in der Zeit erleben und ist sich zunehmend seiner selbst und seiner eigenen Lebensgeschichte bewusst, das heißt, es hat sich ein episodisches und autobiografisches Gedächtnis angeeignet. Dabei bauen Schulkinder auf dem auf, was sie als Babys, Kleinkinder und Vorschulkinder gelernt haben. Dies umfasst, wie in den vorausgehenden Abschnitten ausgeführt, die Fähigkeit z. B. zu sicherer Bindung, triadischer Kapazität, Mentalisierung, Empathie und Perspektivenwechsel. Sie bilden notwendige Grundlagen für erfolgreiche soziale Interaktion in einer Gruppe. Das implizite Wissen (siehe Abb. 1) bildet also die Grundlage für die vielfältigen Lernprozesse, die jetzt mehr und mehr auch das explizite Wissen betreffen. Gleichzeitig geht es aber auch darum, das Beziehungswissen, das nun zunehmend die Beziehungen zu Gleichaltrigen betrifft, auszudifferenzieren. Bisherige Reifungs- und Lernprozesse können erhalten, stabilisiert und weiterentwickelt werden.

Die Gehirnentwicklung verläuft im Vergleich zur frühkindlichen und adoleszentären Phase jetzt in ruhigerem Fahrwasser. Auch neurophysiologisch gesehen, ist es eine Zeit der Konsolidierung und Ausdifferenzierung. Das Gehirn ist in der präpubertären Zeit noch sehr anpassungsfähig. Die neurobiologischen Lernkapazitäten sind nahezu unerschöpflich. Sie können aber nur ausgeschöpft werden, wenn eine gute Basis im Bereich des impliziten Wissens vorliegt und eine Balance besteht zwischen Herausforderungen und Bewältigungsmechanismen. Wenn die Belastungsfaktoren überhandnehmen gegenüber den Schutzfaktoren, kann sich Resilienz erschöpfen, womit vereinfacht die psychische Robustheit oder Widerstandsfähigkeit gemeint ist. Resilienz kann auch als psychische Pufferkapazität angesehen werden, mit der Belastungen unterschiedlichster Art abgepuffert werden. Wenn diese Pufferkapazität aufgebraucht ist oder überschritten wird, kann es zu Entwicklungs- und Lernblockaden kommen (vgl. Lenz 2010).

Die Fähigkeit, die Perspektive zu wechseln, sich in eine Beobachterrolle zu begeben oder sich in die Rolle des anderen einzufühlen, die das Kind, wenn es in die Schule kommt, besitzt, ermöglicht in den folgenden Jahren das Erlernen und Verstehen sozialer Regelwerke und sozialer Kompetenzen. Das Nachdenken über die Welt nimmt auch durch die Möglichkeit des rekursiven Denkens (Beispiel: Hans glaubt, dass Ernst denkt, dass ...) eine komplexere und differenziertere Form an. Das Schulkind beginnt, sich mit den Lerninhalten aktiv auseinanderzusetzen, über sie nachzudenken und eine kritische Haltung zu entwickeln. Zunehmend orientiert es sich nach außen in die Welt der sozialen Netzwerke. Es erkennt bewusst Regeln und generiert selbst Regeln aus der Auseinandersetzung mit dem Erlebten. Es lernt zunehmend, über das Denken nachzudenken und zu sprechen. Sprachlich tauchen etwa ab dem zehnten Lebensjahr Adverbien wie zum Beispiel »zurückhaltend«, »besorgt« oder »empfindlich« auf. An diesen Beispielen wird der hohe sprachliche Differenzierungsgrad eines Schulkindes ohne Entwicklungsauffälligkeiten deutlich. Das zehnjährige Kind kann das Verhalten einer anderen Person oder auch ihre Persönlichkeit psychologisch differenziert beschreiben. Es möchte zu einer Gruppe gehören, anerkannt werden, was zu sagen haben, sich auseinandersetzen, hinterfragen, sich messen, sich mit anderen vergleichen und seiner selbst sicher werden. Es ist die Zeit der Entwicklung des logischen Verstandes, der Ausdifferenzierung von Sprache – beides Bereiche des expliziten Wissens. Dabei ist eine Rückbindung zum impliziten nonverbalen Wissen erforderlich. Inneres Erleben kann allmählich mit äußeren Erfahrungen in Zusammenhang gebracht werden und umgekehrt. Rückbindung heißt im Lateinischen *religio*. Religionen können Sinnstiftung vermitteln. So beginnt das Kind in dieser Phase, auch nach dem Sinn des Lebens und Sterbens zu suchen. Bei unsicherer Rückbindungsmöglichkeit, Verletzungen und emotionalen Belastungen kann dies in diesem Altersabschnitt eine erhöhte Verführbarkeit zu Ideologien, religiösen Fundamentalismen, Idolen, Modeidealen und Süchten bedeuten. Gleichzeitig gewinnen fantastische Geschichten, Geheimnisse und Paradoxien und das Nachdenken darüber an Faszination. Vielleicht lieben Kinder in diesem Alter gerade deswegen Literatur über Vampire und Zauberlehrlinge, werden für diese Altersgruppe Filme über mythologische Helden, verbunden mit futurologischen Fantasien, erfolgreich produziert.

Die Eigensprache des Schulkindes

Das sechsjährige Vorschulkind verfügt bereits über sprachliche Ausdrucksmöglichkeiten mit mehreren Tausend Wörtern und basalen Grammatikkompetenzen. In der Entwicklungsphase zwischen sechs und zwölf Jahren geht es um ihre Konsolidierung und weitere Ausdifferenzierung. Nun wird das logische Denken über das Denken und das »paralogische« Denken über Bildhaftes, Symbolisches, Geschichten, Rollenspiele, Metaphorisches und Intuition geübt. Dazu können wir einerseits den klaren, präzisen, logischen Verstand und andererseits das auf intuitiver Wahrnehmung fundierte symbolische Erkennen in aktionalen Repräsentationen, in Bildern und Metaphern nutzen (siehe Abb. 1). Im besten Falle lernt das Schulkind, beide Denkarten anzuwenden. Hier spielt die Eigensprache eine entscheidende Rolle. Denn sie ist die »tatsächlich vermittelte Sprache des limbischen Systems«, wie sie David Jonas bezeichnet hat (Jonas u. Daniels 1987). Das limbische System dient, bildlich gesprochen, als »Relaisstation« zwischen dem Endhirn, wo bewusstes Erleben verarbeitet wird, und dem Zwischenhirn, wo die basalen Lebensfunktionen reguliert und gesichert werden, ohne dass wir uns dessen bewusst sind. Im limbischen System werden Gefühle reguliert. Es spielt eine wichtige Rolle in unserem sozialen Verhalten. Über Eigensprache erhalten wir als Fachpersonen und Kommunikationspartner wichtige Informationen über unser Gegenüber aus diesem Bereich. Andersherum können wir, indem wir Eigensprache aufnehmen und auf sie eingehen, bereits bei Schulkindern Verständnis für sich selbst und andere fördern. Genau das ist, wie ausgeführt, eine der zentralen Entwicklungsaufgaben dieses Alters, die wir damit unterstützen können. Durch die idiolektische Technik, einfache und konkrete Fragen zu stellen und Tätigkeiten und Bilder aufzugreifen, kann insbesondere das hier »paralogisch« genannte Denken gestärkt werden. In konflikthaften Situationen, bei Blockaden und in psychischen Belastungssituationen geht es zunächst einmal darum, den Raum für dieses Denken zu öffnen und zuzulassen. Dies kann sowohl den Schulalltag als auch den psychotherapeutischen Rahmen betreffen, wie die folgenden Fallbeispiele demonstrieren werden. Es wird anschaulich, dass idiolektische Gespräche mit Schulkindern, jeweils in Form und Methodik angepasst an ihr Entwicklungsalter und an den Kontext der Situation, sehr gut möglich sind. Während bei den jüngeren Kindern mehr das Spiel und das Handeln das Medium der Sprache sind, können wir uns mit den Älteren ausgezeichnet mit Worten unterhalten. Wir begeben uns in Resonanz mit dem anderen. Wir stellen uns, bildlich gesprochen, als Resonanzkörper für den Klang des gesprochenen Wortes, aber auch für Bewegungen, Mimik und Gestik zur Verfügung. Wir hören Schlüsselwörter und greifen sie auf. In dieser Haltung lassen sich Ressourcen zuweilen gar ohne Anstrengung und leicht entdecken. Durch das Aufgreifen von Verben statt Substantiven können aktionale Repräsentationsformen, also prozedurales Wissen, aktiviert und somit gestalterisch nonverbal ausgedrückt und erzählt werden. Dies fördert das oben erwähnte, für diesen Altersabschnitt besonders wichtige Verständnis für das eigene Erleben. Ein Erlebnis, das sich in dieser Weise in einem Spiel gestalterisch darstellt, kann dann auf einer tieferen Ebene verstanden und bewusst werden. Auch das methodische Aufgreifen und Beschreibenlassen von Bildern aktiviert Verknüpfungen zwischen explizitem und implizitem Wissen. Das Schulkind lernt das logische Denken in den Regeln der Schrift, der Grammatik, der Sprachen, der Natur, der Mathematik und der sozialen Gemeinschaft. Das logische Denken erfordert gerichtete Aufmerksamkeit und führt zu schulischem Wissen, sozialer Zugehörigkeit, Kontrolle und Sicherheit. Das »paralogische« Denken braucht eine offene Aufmerksamkeit mit achtsamer Wahrnehmung und Beobachtung von Sinneseindrücken im Hier und Jetzt. Hier geht es darum, loszulassen, den Geist denken zu lassen, was er will. Hier werden Bilder, Geschichten und Metaphern geboren und weitergesponnen. Und noch mal: Im besten Falle lernt das Schulkind, beide Denkarten zu nutzen. Denn beides ist für einen guten und ungestörten Lernprozess erforderlich. Dabei können wir es mit idiolektischen Gesprächen unterstützen und die erwähnte Rückbindung zum impliziten Wissen stärken.

Idiolektik in der Schule

Marianne Kleiner

Einführung

Im *Lehrplan 21* (Deutschschweizer Erziehungsdirektoren-Konferenz 2016), einer gesetzlichen Grundlage für Inhalte, Methoden und Ziele von Schulunterricht in der Schweiz, steht unter »Bildungsziele; Bildungsauftrag der Volksschule«:

> »Die Schülerinnen und Schüler werden in ihrer Entwicklung zu eigenständigen Persönlichkeiten, beim Erwerb sozialer Kompetenzen sowie auf dem Weg zu verantwortungsvollem Handeln gegenüber Mitmenschen und Umwelt unterstützt. Die Schule als Ort des sozialen, partizipativen Lernens fördert die Beziehungsfähigkeit der Schülerinnen und Schüler, die Fähigkeit zur Zusammenarbeit und das Übernehmen von Verantwortung für sich und die Gemeinschaft. Gegenseitige Wertschätzung, Lebensfreude und Muße stellen wichtige Werte dar. Die Schülerinnen und Schüler werden beim Entdecken von persönlichen Interessen, dem Vertiefen von individuellen Begabungen und in der Entwicklung ihrer individuellen Persönlichkeit ermutigt, begleitet und unterstützt.
>
> Nebst dem Erwerb der fachlichen Kompetenzen ist der Erwerb der überfachlichen Kompetenzen ein zentrales Thema. Diese werden in personale Kompetenzen (Selbstreflexion, Selbstständigkeit, Eigenständigkeit), in soziale Kompetenzen (Dialog- und Kooperationsfähigkeit, Konfliktfähigkeit, Umgang mit Vielfalt) und in methodische Kompetenzen (Sprachfähigkeit, Informationen nutzen, Aufgaben/Probleme lösen) unterschieden.«

Das liest sich so einfach und selbstverständlich. Ja klar, das will vermutlich jede Lehrperson. Aber wie wird es umgesetzt und tatsächlich gelebt? Ich höre die lesende Lehrperson schon sagen: »Das auch noch! Das braucht doch Zeit, und woher soll ich diese Zeit zusätzlich nehmen? Es gibt ja so viel Stoff, der zu vermitteln ist.« Ja, der Schulalltag ist komplex und anspruchsvoll. Es gibt wenig Kontinuität und Stabilität. Lehrpersonen erleben Veränderungen sehr häufig im additiven Sinn: immer mehr und das auch noch obendrauf – anstelle von Erweiterung, Ergänzung und Vernetzung.

Es geht darum, Kompetenzen im Miteinander zu erwerben und sie zu üben, um lebensfähig, kompetent fürs Leben zu werden. Erst dann ist Lernen möglich.

Die Weltgesundheitsorganisation (WHO) definiert Lebenskompetenzen als

> »diejenigen Fähigkeiten, die einen angemessenen Umgang sowohl mit unseren Mitmenschen als auch mit Problemen und Stresssituationen im alltäglichen Leben ermöglichen« (Departement Bildung, Kultur und Sport 2012, S. 6).

Weiter wird beschrieben, Kinder sollen lernen, sich selber wahrzunehmen, mit Gefühlen umgehen zu können und sich einzufühlen. Sie sollen lernen, kritisch und kreativ zu denken und sich entscheiden zu können. Sie sollen lernen, in Beziehung zu sein und kommunizieren zu können. Sie sollen Stress bewältigen und Probleme lösen können.

Daneben beeinflussen noch weitere Faktoren den angemessenen Umgang sowohl mit unseren Mitmenschen als auch mit Problemen und Stresssituationen im alltäglichen Leben.

Es sind das Selbstkonzept, das die Summe der selbstbezogenen Einschätzungen und das subjektive Bild der eigenen Person ist, und das Selbstwertgefühl, das die subjektive Bewertung dieses Bildes ist. Die Selbstwirksamkeitserwartung ist die subjektive Gewissheit, neue oder schwierige Anforderungssituationen aufgrund eigener Kompetenz bewältigen zu können. Selbstwirksamkeit zu fördern bedeutet, Leistung zu fördern. Da die Selbstwirksamkeit eine subjektive Überzeugung ist, wie z. B. herausfordernde Aufgaben bewältigt werden können, ist die Förderung der Lebenskompetenzen eine zentrale Aufgabe (vgl. Greve 2000).

Praxisbeispiel aus dem Schulalltag

Florian (vier Jahre) »und der Wolf«

Florian geht sein erstes Jahr in den Kindergarten. Er hat Mühe, sich im Kindergarten zurechtzufinden. Im Freispiel ist es ihm zu laut und zu viel. Er ist scheu und verzieht sich häufig in eine stille Ecke. Ich unterrichte in diesem Schuljahr wöchentlich zwei Lektionen im Kindergarten. Häufig findet dann das Freispiel statt. Ich setze mich zu ihm auf den Boden und beginne, mit ihm zu sprechen. Er spricht noch recht wenig und sehr kleinkindlich. Er nimmt mich bei der Hand und führt mich zu einem Gestell, dort soll ich mich setzen und anlehnen.

LEHRERIN Oh, wo sitze ich denn da?
FLORIAN Im Wald ...
LEHRERIN Aha ...
FLORIAN Hast du Angst? [Mit fester Stimme:] Ja, du hast Angst!
LEHRERIN Ja, ich habe Angst ... Was kann ich tun?
FLORIAN Ich bin ja da! Sag: Ich habe Angst – was kann ich tun?
LEHRERIN Ich habe Angst – was kann ich tun?
FLORIAN (setzt sich neben mich) Ich bin ein Wolf.
LEHRERIN Aha, ein Wolf. Wie ist der Wolf?
FLORIAN Du musst keine Angst haben, es ist ein guter Wolf! Er will einfach dasitzen. Er beschützt dich. Er hat diesen Platz selber gefunden.
LEHRERIN Wie gut, dass er diesen Platz selber gefunden hat.
FLORIAN Ja, selber, ganz allein. Hier ist es gut.

Wir sitzen zusammen da und schauen den Kindern beim Freispiel zu.

Florian erwartet mich über einige Wochen jeden Dienstagmorgen. Die Kindergartenlehrperson erzählt mir, dass er häufig an diesem Ort sitzt. Sein »Spiel« spielt er mit niemandem. Es ist unser Ritual.

Wenn ich komme, führt er mich zu »unserem« Platz, und das Gespräch findet in seiner ganzen Dichte wortgetreu immer und immer wieder statt. Es darf nichts zugefügt oder weggelassen werden. Anfänglich bleiben wir sitzen und schauen den Kindern zu. Nach einigen Wochen geht das Gespräch weiter.

FLORIAN Ja, hier ist es gut .... Der Wolf geht jetzt tief in den Wald hinein, und du bleibst da und schaust, wo er ist.
LEHRERIN Ja, ich bleibe da und schaue, wo er ist.

Florian geht weg und gesellt sich nach einiger Zeit zu Kindern, die einen Turm bauen. Er kommt immer wieder mal kurz vorbei und schaut, ob ich noch da bin. Ich bleibe sitzen. Nach einiger Zeit setzt er sich zu mir.

FLORIAN Wir haben einen ganz hohen Turm gebaut. Er soll noch höher werden. Kommst du mit und hilfst uns?

Dies war der Moment, da ich mit Florian zusammen den Wald verlassen durfte. Wir haben das »Spiel« nicht mehr gespielt.

In der Projektwoche, ich bin in diesem Schuljahr nicht mehr in diesem Kindergarten tätig, war er in meiner Gruppe. Er kam zu mir, zwinkerte mir zu und sagte: »Weißt du noch – der Wolf?« – » Oh ja, wie könnte ich den vergessen!« – »Nie, gällll!«

Reflexion zum Einsatz der Idiolektik

In diesem Beispiel ist klar ersichtlich, wie wenig ich »eigentlich« machen muss. Gerade dies ist angesichts unserer Sozialisation und unserer empfundenen Aufträge als Lehrperson häufig eine große Herausforderung. Dabei geht es »nur« darum, in meiner inneren Haltung präsent zu sein und mich führen zu lassen. Florian hat sich seinen Platz selber ausgesucht. »Selber« ist ein wichtiges Schlüsselwort. Er teilt mir mit, dass es reicht, wenn ich da bin, mit dabei an seinem Platz, den er selber gefunden hat. Meine Aufgabe ist es, da zu sein und den Raum zu halten für das, was sich entwickelt. Es braucht von meiner Seite keine Interventionen. Was Florian braucht, teilt er mir laufend selber mit. Ich greife seine Schlüsselwörter auf, frage nach und lasse mich von ihm in seine Welt führen. Lassen ... Ganz einfach – und doch so schwierig. Im Schulalltag sind wir gewohnt, zu tun, zu handeln, zu führen, zu entscheiden. Hier lass ich mich führen im Vertrauen darauf, dass Florian selber weiß, wohin sein Weg führt und was er auf seinem Weg braucht.

Praxisbeispiele aus dem Schulleitungsalltag

Katja (zwölf Jahre): »Bullying – eine andere Sprache sprechen«

Katja geht in die fünfte Klasse. Sie ist mit ihren Eltern vor ein paar Monaten aus den USA in die Schweiz zurückgekehrt. Sie ist ein kleines, zartes und eigenständiges Mädchen, das Probleme gut selber lösen kann. Sie hat ein gutes Einfühlungsvermögen. Sie kann sich verbal sehr gewandt ausdrücken, was einige ihrer Mitschüler überfordert. Sie macht sich viele und tiefgründige Gedanken. In den USA wurden sie und ihr Bruder einige Monate von den Eltern zu Hause geschult, die restliche Zeit besuchte sie eine Privatschule.

Katja kommt in der großen Pause zu mir ins Schulleitungsbüro. Ihre Einstiegsfrage:

KATJA Was unternimmt die Schule gegen Bullying?

SCHULLEITERIN (hat nicht verstanden): Was meinst du mit Bullying?

KATJA Ich meine Mobbing. Wie ist die Haltung der Schule, und was ist Ihre Haltung als Schulleiterin?

SCHULLEITERIN Mobbing dulden wir nicht, da schauen wir gemeinsam hin. Kannst du mir mehr zu Bullying sagen?

KATJA Ich werde ausgestoßen, seit einer Woche. Zuerst von einer Kameradin. Mit ihr habe ich gesprochen, doch sie hat mich nicht verstanden. Sie spricht eine andere Sprache.

SCHULLEITERIN Welche Sprache spricht sie?

KATJA Sie versteht meine Worte nicht. Sie handelt und reißt mir den Hut vom Kopf. Sie flüstert mit den anderen beiden Mädchen, die mir aber auch wichtig sind. Jetzt bin ich allein, und das will ich nicht sein.

SCHULLEITERIN Das kann ich gut verstehen. Wie sind Mädchen, die dir wichtig sind?

KATJA Sie hören einander zu und sind füreinander da. Sie lachen miteinander und sind in der Pause zusammen ... und sie verpetzen sich nicht. Darum bin ich bei Ihnen. Ich will nicht mit der Lehrerin sprechen, weil ich die Mädchen nicht verpetzen will.

SCHULLEITERIN Was kann ich tun?

KATJA Noch nichts. Ich wollte nur wissen, was Sie als Schulleiterin zu Bullying sagen. Ich werde es morgen im Klassenrat ansprechen. Und wenn das nicht gelingt, komme ich wieder zu Ihnen.

SCHULLEITERIN Ich bin da. Kommst du morgen nach dem Klassenrat kurz bei mir vorbei, und erzählst mir, wie es gelaufen ist?

Katja geht in die Pause. Das Mädchen berührt mich. Ich muss in der kurzen Pause aus einem anderen Grund in dieses Klassenzimmer. Die Kinder sind am Spielen. Katja sitzt allein in der Ecke und liest in einem Buch. Sie schaut kurz auf, und ich zwinkere ihr zu. Sie lächelt. Etwas später an diesem Tag informiere ich die Lehrperson über das Gespräch. Es ist mir wichtig, dass sie weiß, was Katja morgen im Klassenrat vorbringt, und dass Katja dadurch auch geschützt und gegebenenfalls unterstützt ist.

Am anderen Tag fahre ich mit dem Bus zur Schule. Katja steigt mit ihren beiden Kameradinnen lachend und plaudernd ein. Beim Aussteigen kommt sie zu mir und sagt. »Das war gut, gestern im Klassenrat. Ich konnte das klären. Danke fürs Zuhören.«

Reflexion zum Einsatz der Idiolektik

Mich hat die Haltung von Katja tief beeindruckt. Alles in allem dauerte das Gespräch inklusive Nachfragen nicht mehr als 15 Minuten. In dieser kurzen Zeit habe ich sehr viel über das Mädchen Katja erfahren. Im kurzen idiolektischen Gespräch greife ich ihr Schlüsselwort »Bullying« auf und frage nach. Durch das Nachfragen erfahre ich, was Katja unter »Bullying« versteht und was sie in diesem Zusammenhang beschäftigt und belastet. Obwohl die Situation für sie sehr schwierig ist, will sie sie vorerst alleine klären. Das gibt mir einen wichtigen Hinweis zu ihrer Selbstwirksamkeitserwartung. Sie traut es sich zu, sich dieser Situation zu stellen, sie zu beeinflussen und sie alleine bewältigen zu können. Sie weist mir meine Aufgabe klar und deutlich zu: dasein, zuhören, zutrauen und vertrauen.

Hanna (16 Jahre): »›Pföhhhhh‹ ist nicht gleich ›pfö‹ ...«

Der Lehrer von Hanna, einer Schülerin der vierten Realklasse, ruft mich im Schulleitungsbüro an. Hanna stört den Unterricht massiv und widersetzt sich seiner Anweisung, das Zimmer zu verlassen. Ich hole sie aus dem Klassenzimmer und nehme sie mit in mein Büro. Dies geschieht wortlos.

Ich weiß, dass es Hanna zurzeit nicht gut geht und dass sie überall aneckt. Die genauen Hintergründe kenne ich nicht.

Schulleiterin Kannst du mir erzählen, warum du hier bist?
Hanna (liegt förmlich im Stuhl, kein Blickkontakt): Pföhhhhh ...
Schulleiterin Das habe ich jetzt nicht verstanden ...
Hanna (liegt immer noch, rutscht fast vom Stuhl): Pfö ...
Schulleiterin Was ist der Unterschied zwischen »pföhhhhh« und »pfö«?
Hanna (schaut mich erstaunt an): Hm, was ...?
Schulleiterin Da war ein Unterschied zwischen »pföhhhhh« und »pfö« ...
Hanna (setzt sich gerade hin, schluckt): Das hören Sie??? Also, das ist so, es hat sowieso alles keinen Sinn mehr ....

Und es bricht aus Hanna heraus. Sie erzählt, was sie so sehr beschäftigt.

Reflexion zum Einsatz der Idiolektik

Meine Einstiegsfrage: »Kannst du mir erzählen, warum du hier bist?«, ist eine Frage, die Hanna in diesem Moment gar nicht beantworten kann und will. Sie ist wütend und im Widerstand. Ihre Körpersprache zeigt mir deutlich, dass sie in keiner Art und Weise an einem Gespräch interessiert ist. Trotzdem stelle ich genau diese Frage, da ich dadurch Informationen bekomme, verbale und nonverbale. Nochmals nach dem so scheinbar dahingefauchten »pföhhhhh« zu fragen ist eine Provokation, die ich nur deshalb mache, weil ich davon ausgehe, dass ich das, was kommt, in diesem Moment auch tatsächlich werde halten können. Das bedeutet, dass ich mir zutraue, mit der Reaktion umzugehen, auch wenn ich nicht weiß, was nun passiert. Ich bin jedoch offen und interessiert. Ich weiß, dass nichts, aber auch gar nichts einfach so dahingesagt wird. Jeder Laut, jedes Wort hat seine Bedeutung, ist Eigensprache. Paraverbal nehme ich zwischen dem ersten »pföhhhhh« und dem zweiten »pfö« einen deutlichen Unterschied wahr. Letzteres ist kürzer, klarer und gebündelter. Und genau dieses Dazwischen, das interessiert mich, das frage ich nach. Noch bevor Hanna etwas sagt, reagiert sie. Sie schluckt und setzt sich gerade hin. »Das hören Sie???« – wir sind in Beziehung. Hanna zeigt Interesse und lässt mich eintreten in ihren Raum. Ich höre zu, frage nach und lasse mir erklären. Ich verstehe die Zusammenhänge. Verstehen macht es einfacher, einen Umgang mit dem Verhalten zu finden. Verstehen heißt nicht akzeptieren. Aus dem Verstehen heraus jedoch können wir gemeinsam handeln und die nächsten Schritte planen.

Lars (13 Jahre): »Zeichnen – die Brücke zu meinem Platz«

Lars geht in die sechste Klasse. Er macht uns Sorgen. Sein Verhalten ist äußerst auffällig. Er verweigert sich im Unterricht. Er benimmt sich immer wieder sehr aggressiv gewissen Mitschülern gegenüber und attackiert verbal und nonverbal vor allem ein Mädchen seiner Klasse. Er macht seine Hausaufgaben nicht, verliert sein Schulmaterial und ist unpünktlich. Im Englischunterricht verweigert er sich völlig. Es haben bereits zahlreiche Gespräche innerhalb des Kreises aus Klassenlehrperson, Lars, Eltern und Schulsozialarbeitern stattgefunden. Die Eltern sind getrennt, die Mutter lebt mit einem neuen Lebenspartner zusammen, der ein gutes Verhältnis zu Lars hat. Als Schulleiterin habe ich Kenntnis davon.

Die Situation eskaliert im Englischunterricht. Die Englischlehrerin fühlt sich von der Mutter bedroht und meldet sich bei mir. Ich führe ein langes Gespräch mit der Mutter und dem Pflegevater, den Lars »Daddy« nennt. Ich erfahre unter anderem, dass die Mutter schwanger ist. Wir vereinbaren ein Gespräch, an dem Lars, Mutter und Daddy, die Klassenlehrperson, der Schulsozialarbeiter und ich anwesend sind. Ich leite das Gespräch. Die Mutter sagt im Vorfeld: »Lars wird nicht sprechen, er wird den Kopf hängen lassen und nichts sagen.«

Lars darf sich seinen Sitzplatz aussuchen, er sitzt zwischen seiner Mutter und seinem Daddy. Er schaut zu Boden in gebeugter Haltung.

Schulleiterin Es sitzen viele Menschen da, weil du uns allen wichtig bist. Ich kenne dich vom Pausenhof, vom Schulbesuch – aber ich weiß so wenig von dir. Was machst du gerne?

Lars (schaut mich erstaunt an) Ich zeichne gerne.

Schulleiterin Was zeichnest du gerne?

Lars (schaut in die Weite) Am liebsten zeichne ich Häuser ... [Pause.] ... ja, Häuser.

Schulleiterin Und wie machst du das?

Lars Ich nehme ein Blatt Papier und setze mich hin. Dann stelle ich mir ein Haus vor, irgendeines. Ich beginne zu zeichnen, irgendwo beginne ich. Ich zeichne, schaue, zeichne ... da ist ein Bild, das ich habe, innen, in mir ... und das male ich dann. Und dann sehe ich es auf dem Blatt.

Schulleiterin Wie ist es, das innere Bild auf dem Blatt zu sehen?

Lars Ich bin dann meist nicht zufrieden, und dann verändere ich es. Das braucht Geduld. Ich habe nicht immer Geduld, es zu verändern.

Schulleiterin Wie ist es, wenn du Geduld hast, es zu verändern?

Lars Dann bin ich ganz ruhig, nicht ungeduldig oder wütend, weil es nicht geht.

Schulleiterin Was heißt das für dich, ganz ruhig sein?

Lars Ich kann mich konzentrieren, und das, was ich zeichnen möchte, kommt aufs Papier ... und ich kann ein Haus gestalten, wo alles schön aufgebaut ist und stimmt. Jeder hat seinen Platz. Das sieht man auf dem Bild.

Schulleiterin Das stelle ich mir schön vor, wenn jeder seinen Platz hat.

Lars Ja ... [schaut in die Ferne.]

Alle haben zugehört, Berührung ist spürbar. Wir sprechen nicht über das Gespräch. Die Schlüsselwörter (Eigensprache) »zeichnen«, »inneres Bild«, »Geduld«, »Konzentration«, »gestalten« und »seinen Platz« lasse ich beiläufig im nun folgenden Gespräch einfließen. Im Rahmen dieses Gesprächs wird eine schriftliche Vereinbarung verfasst.

Es gibt noch viel zu tun, verschiedene Gespräche in unterschiedlichen Zusammensetzungen werden noch folgen. Der Boden für die Zusammenarbeit aller Beteiligten jedoch ist bereitet.

In den folgenden Wochen verändert sich einiges. Lars hält sich an die vereinbarten Abmachungen. Es gibt keine Zwischenfälle mehr mit dem Mädchen. Das Schulmaterial hat er meistens mit dabei. Bei mehreren Schulbesuchen im Englischunterricht kann ich beobachten, dass er sich ab und zu meldet. Er wirkt entspannter und fröhlicher. Die erste Vereinbarung wird durch eine zweite, gelockerte ersetzt. Vier Wochen später braucht es keine Vereinbarung mehr.

Reflexion zum Einsatz der Idiolektik

Die Situation um Lars herum ist mehr als angespannt. Die Situation eskaliert im Englischunterricht, obwohl Lars auch in vielen anderen Situationen aneckt.

Die Mutter hatte bereits öfter die Erfahrung gemacht, dass Lars gerade dann nicht spricht, wenn etwas geklärt werden sollte. Er zieht sich zurück. Meine Einstiegsfrage: »... aber ich weiß so wenig von dir. Was machst du gerne?«, verwirrt Lars und auch seine Eltern. Diese Frage haben sie alle so nicht erwartet. Ich möchte wirklich wissen, was er gerne tut. Es ist keine Floskel, sondern mein ehrliches Interesse. Dieser Moment der Verwirrung bietet die Möglichkeit, etwas Neues entstehen zu lassen und nicht in ein altes Muster zu verfallen. Durch mein Nachfragen führt mich Lars zu seinen Ressourcen.

Lars erzählt, dass er ruhig wird, wenn er zeichnet. Ausgerechnet er, der sich immer wieder überaktiv, unkonzentriert und unruhig zeigt. Er erzählt, dass er ein Haus gestalten kann, das schön aufgebaut ist und stimmt und dass jeder seinen Platz hat. Er erzählt, dass er geduldig sein kann. Lars nimmt mich mit in seine Welt, er erklärt mir seine Sicht der Dinge, sein Erleben, und er gibt mir dadurch die Möglichkeit zu verstehen. Und aus diesem Verstehen heraus leiten sich die nächsten Handlungsschritte ab.

Abschließende Gedanken zur Idiolektik im Schulkontext

Gespräche zu führen gehört zum Berufsauftrag der Lehrperson und der Schulleitung. Idiolektische Gespräche mit Schulkindern sind keine therapeutischen Gespräche. In der Schule wird keine Therapie gemacht. Häufig gibt es keine Nachfolgegespräche. Idiolektisch geführte Gesprächssequenzen sind in der Regel kurz. Schulkinder kommen zu mir zum Gespräch, wenn irgendwo Schwierigkeiten auftauchen. Es ist mir wichtig, dass nicht über, sondern mit den Kindern gesprochen wird. Die Gespräche in meiner Rolle als Schulleiterin verlaufen häufig in zwei Phasen: erst verstehen, dann führen und handeln. Das idiolektische Gespräch ist ein Gespräch des Zuhörens und präzisen Nachfragens. Ich »nehme das Wort beim Wort« und lasse mir erklären. In diesem Moment bin ich in der Haltung des Nichtwissens. Ich bin in der Haltung des Annehmens und nicht des Be- oder Verurteilens. Das Einzige, was ich weiß, ist, dass mein Gesprächspartner der Experte ist, der mich zu seinen inneren Ressourcen und seinem inneren Wissen führt. Die Ressourcen sind der zentrale Schlüssel. Ich traue mich zu vertrauen, dass die Ressourcen sich zeigen. In dieser Phase des Gespräches bin ich dabei, verstehen zu wollen. Ich höre »nur« zu und nehme wahr.

In der zweiten Phase geht es ums Handeln, um Vereinbarungen und Veränderungen und ihre konkrete Umsetzung im Schulalltag. Ich erlebe immer wieder, wie hilfreich das idiolektisch geführte Gespräch ist. Da die im Gespräch auftauchenden Schlüsselwörter in die Vereinbarungen mit einfließen, ist jede dieser Vereinbarungen ganz persönlich, so wie auch jeder Lebensweg ein ganz persönlicher ist. Diese Haltung gibt mir die Kraft, die Energie, den Freiraum und den Mut für individuelles Handeln. Dieses Handeln stützt sich auf meine Gewissheit, dass jedes Kind einzigartig ist und seine guten Gründe für sein Handeln hat. Anhand unseres gemeinsamen Handelns im alltäglichen sozialen Zusammensein in der Schule mit all seinen Herausforderungen lernen die Kinder die anspruchsvollen Fähigkeiten, wie sie von der WHO definiert und in den Lehrplänen beschrieben werden.

Ich schließe meine Ausführungen mit Andreas, neun Jahre, dritte Klasse: »Sie haben Kinder gerne.« – »Wie merkst du das?« – »Sie hören ganz genau zu.«

Idiolektik in der Psychotherapie mit Schulkindern

Angela Schiemer

Einführung

Ich möchte hier kurz auf meine eigene Geschichte eingehen, um aufzuzeigen, was Kinder uns lehren können. Ich denke, dass diese Erfahrungen vielen Lesern und Leserinnen bekannt sein werden. In meinem Medizinstudium war ich eine begeisterte Naturwissenschaftlerin. Bereits während des Studiums bekam ich die ersten beiden unserer sechs Kinder. Entgegen meinen eigenen Erwartungen entdeckte ich eine sich neu gestaltende Welt durch die Augen, Ohren, Emotionen und Reaktionen unserer Kinder und durch die Resonanz, die sie in mir auslösten. Ich erkannte zunehmend, dass in der Interaktion mit den Kindern das logische Denken im Jetzt meist kaum Platz und Zeit fand. Nach dieser Erkenntnis versuchte ich, über Erlebnisse des Tages nachzudenken. Das eröffnete in mir alte Räume und Erinnerungen an die eigenen Kindheitserlebnisse und brachte sogar weiter zurückliegende Bilder hervor, die nur durch die gemeinsam erlebten Sinneswahrnehmungen mit den eigenen Kindern aus der Erinnerung emportauchen konnten.

Ich lernte zu verstehen, dass Kinder ein archaisches Wissen in den basalen neuronalen Strukturen ihres Gehirns mitbringen. Ich lernte, dass die Sinnesorgane die ersten Werkzeuge für die Wahrnehmung der Innen- und Außenwelt und die Regulation von Wohlbefinden sind, dass der Geruch, der Ton, die Bewegungen, die Berührung der Bezugspersonen entscheidend für das Sicherheitsgefühl, das Gefühl von Getragen- und Verstanden-Sein und Verstehen für das Kind bedeuten können.

Ich möchte hier einen Text eines unserer Kinder (mit seinem Einverständnis) vorstellen, den es mit zwölf Jahren geschrieben hatte und den ich zufällig beim Aufräumen auf einem zerrissenen Blatt fand.

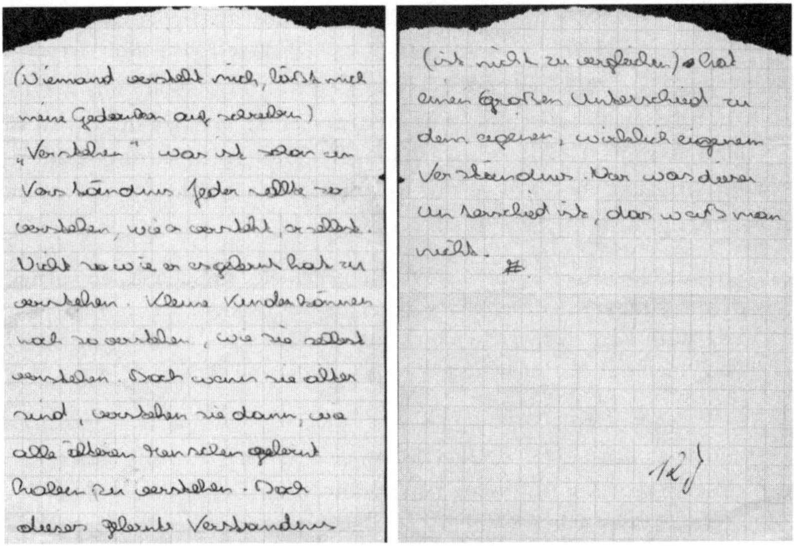

(Niemand versteht mich, lässt mich
meine Gedanken aufschreiben)
„Verstehen" was ist schon ein
Verständnis Jeder sollte so
verstehen, wie er versteht, er selbst.
Nicht so wie er es gelernt hat zu
verstehen. Kleine Kinder können
noch so verstehen, wie sie selbst
verstehen. Doch wenn sie älter
sind, verstehen sie dann, wie
alle älteren Menschen gelernt
haben zu verstehen. Doch
dieses gelernte Verständnis

(ist nicht zu vergleichen) hat
einen großen Unterschied zu
dem eigenen, wirklich eigenen
Verständnis. Nur was dieser
Unterschied ist, das weiß man
nicht.

Abb. 6: »Verstehen – was ist schon ein Verständnis?«

(Niemand versteht mich, lässt mich meine Gedanken aufschreiben.) »Verstehen« – was ist schon ein Verständnis. Jeder sollte so verstehen, wie er versteht, er selbst. Nicht so, wie er es gelernt hat zu verstehen. Kleine Kinder können noch so verstehen, wie sie selbst verstehen. Doch wenn sie älter sind, verstehen sie dann, wie alle älteren Menschen gelernt haben zu verstehen. Doch dieses gelernte Verständnis (ist nicht zu vergleichen) hat einen großen Unterschied zu dem eigenen, wirklich eigenen Verständnis. Nur was dieser Unterschied ist, weiß man nicht.

Als Kinder- und Jugendpsychiaterin verstand ich erst später durch das Kennenlernen der Idiolektik, was ich im Zusammenleben mit unseren Kindern wahrgenommen hatte und warum ich in Situationen der therapeutischen Ohnmacht den Kindern die Führung hatte überlassen können und erstaunliche Prozesse hatte miterleben dürfen.

Ich durfte verstehen lernen, wie Kinder bei dieser Art der therapeutischen Arbeit ihre Geschichte, ihre Genesung selbst erschaffen können. Die Übersetzung aus dem Lateinischen zeigt auf, dass »Genesung« »schöpferisch sein« beinhaltet. Genesis, übersetzt aus dem Lateinischen, heißt »Konstellation, Schöpfung, Zeugung« (vgl.: http://dela.dict.cc/?s=genesis [19.03.2016]). Schöpfung gestaltet sich in gegenseitiger Befruchtung, im Zeugesein.

Idiolektik lehrte mich annehmen, was von meinem Gegenüber im Gespräch und/oder Spiel geboten wird. Das heißt auch annehmen, was *ich annehme*, meine Hypothesen, und dies als das Meine wahrnehmen und erkennen. Für wahr nehmen, was geboten wird in Sprache, Mimik, Gestik, nonverbalen Reaktionen und im gestalterischen Tun, aber auch was in mir Resonanz entstehen lässt, räsoniert, mitschwingt und mich berührt.

> »In derselben Weise, wie das Wort, das ich jetzt spreche: Es entspringt in mir, zum anderen verweile ich bei der Vergegenwärtigung/des Wortes/, zum Dritten spreche ich es aus, und Ihr alle nehmt es auf: Dennoch bleibt es als Eigentum bei mir« (Meister Eckhart, zit. nach Ruh 1985, S. 137 f.).

Durch die ungerichtete Beobachtung und Wahrnehmung des anderen unter Einbeziehung aller Informationskanäle, insbesondere der non- und paraverbalen Sprache, das heißt Gestik, Mimik, Körperhaltung, Sprechtempo, Sprachmelodie, sowie der gesamten szenischen Situation eröffnen sich für beide, d. h. für mich und für den anderen, Räume für ein tieferes inneres Wissen. Mein eigenes erworbenes fachliches Wissen spielt dabei eine wichtige Rolle, sollte jedoch im Hintergrund bleiben und als das Meine erkannt werden. Dies war für mich anfänglich eine enorme Schwierigkeit und bedeutete eine große Herausforderung:

> »Was im idiolektischen Gespräch angestrebt wird, ist eine aperspektivische Wahrnehmung, die es schafft, diachron und aperspektivisch Dinge auf mehreren Ebenen parallel wahrzunehmen« (Poimann 2008, S. 19).

Bei der Anwendung von Idiolektik in der therapeutischen Arbeit mit Schulkindern erlebte ich häufig, wie schnell Kinder in dieser Altersphase an tiefes archaisches Wissen anknüpfen können und es gestalterisch oft nonverbal zu erzählen vermögen. So kann gemeinsam mit den Eltern und/oder dem erweiterten Bezugssystem Verständnis für das Kind erreicht und nach adäquaten Lösungen gesucht werden.

Diese Art von innerer Haltung und Wahrnehmung wird in anderen Kontexten auch Intuition genannt, was häufig einen esoterischen oder religiösen Beiklang hat. Intuition war für David Jonas

> »eine wichtige Komponente der Arbeit. Dass dies nicht unkritisch zu sehen ist, betont Pongratz (1981, S. 13): Paradoxerweise aber erfordert

gerade Intuition, will sie nicht in irrationales Geflunker ausarten, einen kritischen Intellekt und rationalen Schutz« (Poimann 2008, S. 20).

»Die Intuition [zu lat. Intueri = ›betrachten, erwägen, angeschaut werden, ahnend erfassen‹) ist die Fähigkeit, Einsichten in Sachverhalte, Sichtweisen, Gesetzmäßigkeiten oder die subjektive Stimmigkeit von Entscheidungen zu erlangen ohne diskursiven Gebrauch des Verstandes, also etwa ohne bewusste Schlussfolgerungen. Intuition ist ein Teil kreativer Entwicklungen. Der die Entwicklung begleitende Intellekt führt nur noch aus oder prüft bewusst die Ergebnisse, die aus dem Unbewussten kommen« (de.wikipedia.org/wiki/Intuition; vgl. auch: duden.de/rechtschreibung/Intuition [beide 19.03.2016]).

Praxisbeispiele aus der Psychotherapie mit Schulkindern

Jonas (acht Jahre): »Das todbringende Labyrinth ohne Ein- und Ausgang und die Schatzsuche«

Dieses Fallbeispiel stammt aus meiner frühen kinder- und jugendpsychiatrischen Arbeit, als ich die Idiolektik noch nicht kannte. In der Vorgeschichte von Jonas gibt es multitraumatische Erfahrungen im Säuglings- und Kleinkindalter. Jonas wird bei mir vorgestellt, weil er an massiven Trennungsängsten leidet und die Mutter nicht aus den Augen lassen kann. Die Mutter kann auch zu Hause in den vertrauten vier Wänden nicht ohne das Kind einen Raum verlassen. Nach einer Kennenlern- und Abklärungsphase sehen wir eine Spieltherapie indiziert.

In der ersten Stunde baut Jonas ein Labyrinth ohne Ein- und Ausgang im Sandkasten unseres Spielzimmers und erklärt, dass niemand in dem Labyrinth überleben kann. Es würden alle durch die darin lebendenden schrecklichen Tiere getötet werden. Alles, was ich wahrnehme, ist Ohnmacht. Ich bin die ohnmächtige Therapeutin. Ich bin überfordert und tue erst mal nichts, da ich nicht weiß, was ich machen könnte. In diesem Moment stellt das Kind einen König auf den Rand des Sandkastens und befiehlt mir anzugreifen. Wieder fühle ich mich überfordert. Ich kann mir in diesem Moment nur den Tod des Königs vorstellen. So beschließe ich, nicht zu wissen, was ich unter »angreifen« verstehen soll.

Das Gespräch entwickelt sich folgendermaßen:

Jonas Du musst angreifen.
Therapeutin Wie geht angreifen?

JONAS (überrascht) Du musst das Schwert nehmen und angreifen.
THERAPEUTIN Was ist ein Schwert?
JONAS Das Ding da. [Zeigt auf das Schwert.]
THERAPEUTIN Aha das? Und?
JONAS Das ist scharf und kann schneiden.
THERAPEUTIN Und wie schneiden?
JONAS Du bist aber ein dummer König! Du weißt ja gar nichts!

Mit der Zeit muss Jonas so lachen, dass er auf dem Boden sitzt. Als er sich beruhigt hat, steht er wieder auf und sagt:

JONAS Damit kannst du anderen Angst machen, dann tun sie dir nichts.
THERAPEUTIN Aha, ist das gut?
JONAS Ja, das ist gut, du kannst auch noch laut dazu schreien!
THERAPEUTIN Wie?
JONAS So! [Schreit lauthals los.]

Daraus entwickelt sich ein gemeinsames Hin- und Herschreien, -knurren und -fauchen. Damit ist die erste Therapiestunde mit Lachen und einer spürbaren Entspannung von Jonas beendet. Seine Schlussbemerkung lautet: »Das spielen wir nächstes Mal weiter!«

Dies ist, nachträglich betrachtet, der Beginn einer idiolektischen Spieltherapie. Ich bekomme die Rolle des dummen Königs zugewiesen. Um aus der anfänglich ausweglosen Geschichte hinauszufinden, beginnt mein kleiner Patient, dem ach so dummen König seine dummen Fragen zu beantworten und alles bis ins kleinste Detail zu erklären. Mein Part besteht darin, nur nach Wörtern zu suchen, die sich nicht zu gefährlich anhören und das Leben des dummen Königs nicht in Gefahr bringen. Die Fragen bleiben konkret und einfach und im Gegenständlichen. Sie fragen nach der Aktion, der Handlungsmöglichkeit. Die Fragen des dummen Königs überraschen Jonas so, dass er zum Teil vor Lachen statt vor dem Sandkasten unter dem Sandkasten landet. Humor fördert den Annäherungsmodus, in welchem die Veränderungsbereitschaft steigt. Durch das Aufgreifen von Verben wie »angreifen«, kann Jonas handeln und so die Kontrolle behalten. Er kann die Führung übernehmen und mir in der Rolle des dummen Königs Ratschläge und Anweisungen geben. So findet er Lösungen, wie z. B. schreien und anderen Angst machen, die auch seinen eigenen Spielraum an Handlungsmöglichkeiten zunächst im Spiel erweitern. Er ist nicht mehr ausgeliefert, sondern kann etwas tun.

Wir arbeiten ungefähr ein Jahr miteinander. In dieser Zeit behalte ich über eine lange Phase die Rolle des dummen Königs, später verwandelt sie sich in die Rolle eines Vaters oder einer Mutter. Die Szene des »todbringenden Labyrinthes ohne Ein- und Ausgang« verändert sich mit der Zeit zu einem Tiergarten mit evolutionärer Entwicklung der zur Schau gestellten Tiere. Aus dem Tiergarten wird ein Freizeitpark für Familien. Meine Fragetechnik bleibt die gleiche, auch wenn sich meine Rollen verändern. Das Frage-und-Antwortspiel führt inzwischen zu einer intensiven Zweisamkeit.

In den späteren Therapiestunden beginnt Jonas, einen Schatz zu verstecken und Zeichen für die Suche zu setzen, sodass ich den Schatz leicht entdecken kann. Oft sitze ich bis zehn Minuten vor Schluss unserer Stunde mit dem Rücken zum Sandkasten. Die Verstecke werden zunehmend ausgeklügelter, Wegweiser verschlüsselter, jedoch so, dass ich den Schatz in der zur Verfügung stehenden Zeit jeweils auffinden kann. Dafür weist er mir die Rolle des Schatzsuchers zu. Beim Bergen des Schatzes jubelt Jonas.

Das Gespräch bei der allerersten Schatzsuche:

JONAS Jetzt musst du suchen.
THERAPEUTIN Was suchen?
JONAS Den Schatz.
THERAPEUTIN Wie suchen?
JONAS Ich habe dir Zeichen gesetzt.
THERAPEUTIN Wozu Zeichen?
JONAS Damit du den Schatz finden kannst.
THERAPEUTIN Wie finde ich die Zeichen?
JONAS Du musst nur schauen, Gott, bist du dumm!
THERAPEUTIN O. k., dann schaue ich. Ist das ein Zeichen?
JONAS Nein, schau, das hier, der Stecken mit dem Papier mit dem Pfeil darauf. Den musst du suchen und dann in die Richtung des Pfeils gehen. Dann findest du das nächste Zeichen.

Durch die Frage nach dem »Wie suchen?« und »Wie finde ich Zeichen?« kann er sich selbst erzählen, dass die Zeichen ihm eine Richtung angeben und er ihnen vertrauen kann.

Eines Tages sitze ich wieder bis fast vor Schluss der Stunde verkehrt vor dem Sandkasten. Als ich mich umdrehen darf, sind da Gebirge und Täler, die man überwinden muss, um zum Schatz zu kommen. Der ist in einem sehr schwer zu besteigenden vulkanischen Gebirge versteckt. Das Gebirge heißt »die Heulberge«. Der Schatz befindet sich im Vulkan. Als ich ihn mit viel Aufwand und unter fortlaufender Führung von Jonas geborgen habe, beginnt er nicht zu jubeln, sondern zu meinem Schrecken lautstark und wie eine Sirene zu heulen. Für mich dauert es zehn Minuten gefühlte Zeit. Ich habe Angst, dass eventuell eine meiner Kolleginnen zur Hilfe eilen und das Ganze unterbrechen könnte, was zum Glück nicht geschieht. Jonas wirkt durch das Heulen emotional nicht erschüttert oder aufgelöst, sondern einfach intensiv beschäftigt. Das Geschehen mutet an wie ein Schauspiel, in dem er gefangen ist. Wie auf Knopfdruck hört er auch wieder auf zu heulen, nimmt einen kleinen Kinderstuhl und setzt sich wortlos und zu meiner weiteren Überraschung mit dem Rücken zu mir vor mich hin. Für mich fühlt es sich an wie fünf Minuten, die ich schweigend nur schwer ertrage. Dann dreht er sich um und sagt:

JONAS Ich glaube, jetzt brauche ich keine Therapie mehr!

Jonas ist in seinem »heiligen Raum« angekommen. Den respektiere ich und hüte mich davor, ihn zu betreten. Ich bestätige seine Wahrnehmung, und wir beenden die Stunde kommentarlos. In der Abschiedsstunde, die eine Woche später in meinem Büro stattfindet, webt Jonas mich mit Schnüren ein, die sich durch das ganze Zimmer spannen. Wir können beide den Raum verlassen, ohne das Netz auflösen oder zerstören zu müssen. Diese Stunde dirigiert Jonas seine Komposition ganz alleine. Er sagt, dass ich mich auf den Stuhl in der Mitte des Zimmers zu setzen habe, und befiehlt mir, zwischendurch einmal hier, einmal dort die Schnur zu halten. Dabei strahlt er mich spitzbübisch und voller Freude an. Ich vermute, dass er nicht weiß, was und warum er dies tut. Jedenfalls, ich weiß es nicht!

Reflexion zum Einsatz der Idiolektik

Jonas führt mich im Laufe dieses Behandlungsjahres weise durch seinen Genesungsprozess. Man könnte gar behaupten, dass Jonas mit meiner Hilfe einen Weg geht, an dessen Ende er seine »innere Weisheit« findet. Auch wenn ich jeweils nicht weiß, was abläuft, nehme ich wahr, dass das Kind hoch konzentriert, mit großem Ernst, mit viel Freude und Überzeugung spielt. Es ist eine starke Intention wahrnehmbar. Jonas kommt in einen Spielfluss, das oben beschriebene »paralogische« Denken gewinnt mehr und mehr an Bedeutung. Dies wird von mir dadurch unterstützt, dass ich ihn nicht störe z. B. durch logische Fragen oder Kommentare. Gleichzeitig ermögliche ich durch die konsequente Übernahme der unwissenden Rolle, dass er über seine Eigensprache seine Ressourcen entdeckt, selbst Antworten auf seine Fragen findet.

In der Reflexion über die symbolische Ebene sehe ich eine metaphorische Ausgestaltung seines gefundenen Schatzes. Die vergangenen negativen und beängstigenden Erfahrungen erhalten einen Ort, können eingewoben und abgelegt werden. Traumatische Erfahrungen können so auch auf neuronaler Ebene überarbeitet und neu vernetzt werden. Das Spielen an sich und das Spielen in einer wohlwollenden Atmosphäre und einer unterstützenden, resonanten Beziehung fördert die Vernetzung zwischen den unterschiedlichen Repräsentationen, der symbolischen, der bildhaften und der aktionalen Ebene (vgl. Abb. 1). Durch die idiolektische Fragetechnik, die ich zu diesem Zeitpunkt intuitiv anwende, gelingt es mir, Jonas aus der Position des im Labyrinth und in der Angst Gefangenen zunächst in eine Beobachterrolle und dann in die Rolle des Akteurs zu bringen. Er beginnt, seine Gefühlszustände in Sprache zu bringen, indem er sie dem »dummen König« zuschreibt. Dann erklärt er, was der alles tun kann. Dies bringt einen Prozess in Gang, in dem er für seine implizit gespeicherten prä- und nonverbalen Erfahrungen zunächst Handlungen und dann Sprache findet. Er kann darüber nachdenken, wie er den weiteren Prozess des Spiels gestalten möchte. Er ist immer wieder begeistert, und er drückt sich fortlaufend aus. Ich darf staunen über die außerordentliche Kreativität.

Volker (sechs Jahre): »Ein Künstler gewinnt«

Volker wird kurz vor seiner Einschulung mit sechs Jahren aufgrund extremer Schüchternheit und Schreckhaftigkeit in unseren kinder- und jugendpsychiatrischen Diensten angemeldet und bis zum zehnten Lebensjahr von mir behandelt. Er lebt seit seinem zweiten Lebensjahr in einer Pflegefamilie. Davor soll er Zeiten von Verwahrlosung und Gewalt erlebt haben.

Zu dieser Zeit habe ich die Idiolektik bereits kennengelernt. Sonst wäre ich nicht fähig gewesen, Zeugin seines Tuns zu bleiben, das Spiel des Kindes gewähren zu lassen. Ein Verständnis entwickelt sich über das, was sich Volker selbst durch sein Tun erzählt. Über lange Phasen bleibt Volker zunächst sprachlos.

Am Beginn der Abklärungs- und Behandlungszeit erschrickt Volker jedes Mal heftig, wenn ich ihn aus dem Wartebereich abholen komme. Wenn ich auch langsam um die Ecke biege, zuckt er, springt auf und versteckt sich hinter den Beinen seiner Pflegemutter. Über mehrere Stunden spricht er nicht mit mir, nimmt keinen Augenkontakt mit mir auf und will nicht allein mit mir bleiben.

Nach der Abklärungsphase sehen wir eine Spieltherapie als indiziert.

Kurz nach Beginn der Spieltherapie gewinnt Volker so viel Vertrauen, dass er allein mit mir im Spielzimmer verweilen kann. Noch immer spricht er nicht und nimmt keinen Blickkontakt mit mir auf. Der Sandkasten ist von Anfang an sein Ausdrucks- und Gestaltungselement. In den ersten Stunden baut er filigrane, in sich komplizierteste, schräge Bauten mit länglichen Holzstäben und Bauklötzen im Sand (siehe Abb. 7). Sie bewahren ihre Balance nur durch seine Geduld und seine volle Konzentration. In dieser Phase bewundere ich

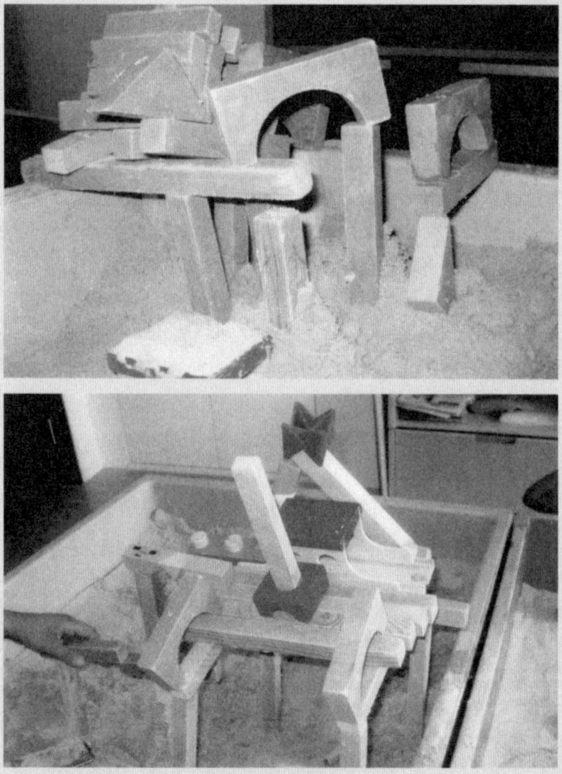

Abb. 7: Komplizierte Bauten im Sand

seine immense Ausdauer und Frustrationstoleranz, da die Bauten oft vor der Fertigstellung in sich zusammenbrechen. Volker verliert dabei nie seine Lust an neuen Bauten. Da ich nicht recht weiß, was er damit zeigen will, kommentiere ich in einfachen Sätzen sein Tun und dokumentiere die Bauten mittels Fotografien. Einzelne dieser Fotografien sind in den Abbildungen zu sehen. Meine Mithilfe lehnt Volker ab, solange er konsequent im Sand spielt. Er weist mir damit die Rolle der Beobachterin und Kommentatorin zu. Hier ein Ausschnitt eines Dialoges aus der Zeit, in der er noch nicht spricht:

THERAPEUTIN Wow, ich habe nicht geglaubt, dass das hält. [Langes Schweigen.] Du hast viel Fingerspitzengefühl! Oh, jetzt ist es zusammengebrochen. Du probierst es noch einmal? [Langes Schwei gen.] Vorsicht, ich weiß nicht, ob das noch geht, hui das braucht viel Konzentration und Geduld. [Langes Schweigen.] Gratuliere, das ist ja anstrengend, ein tolles Bauwerk!

VOLKER Darf ich es meiner [Pflege-]Mutter zeigen?

In diesen Stunden verstehe ich, dass Volker in seinen frühesten Jahren schon versuchte, eigene innere Strukturen zu entwickeln, um sich selbst Halt zu verschaffen, statt wie eigentlich notwendig gehalten zu werden. Er kämpft um Orientierung und Halt, um nicht verloren zu gehen, um zu überleben. Da das Gehaltenwerden (engl.: *containment*; vgl. Bion 1962) in den ersten Lebensjahren nicht ausreichend war, fehlt nun den inneren Strukturen das Fundament. Volker braucht viel Anstrengung und Geduld, um dieses Defizit ausbalancieren.

Die Therapie verläuft über drei Jahre anfänglich in wöchentlichen Abständen, später vierzehntägig, was bei Ausfällen gelegentlich zu größeren Abständen führt. Im weiteren Verlauf kreiert das Kind im Sand grazile symmetrische Bauten, die massiv in die Höhe wachsen, und somit stark einsturzgefährdet bleiben (siehe Abb. 8). In dieser Zeit beginnt Volker, vorsichtig mit mir zu sprechen und Anerkennung einzufordern, noch immer mit wenig bis gar keinem Augenkontakt. Als die Bauwerke mehr Struktur erhalten, klingt unsere Unterhaltung folgendermaßen:

THERAPEUTIN Das schaut wie ein Bauwerk eines Baumeisters, eines Architekten aus. [Langes Schweigen.] Schade, jetzt ist es zusammengefallen.

VOLKER Oje, ich versuche es noch einmal. [Vorsichtiger Augenkontakt.] Hast du es fotografiert? [Langes Schweigen.]

THERAPEUTIN Nein, leider. Vorsicht, meinst du, das geht noch? Warte, ich mache ein Foto, falls es nicht hält. [Schweigen.] Wow, das hätte ich nicht gedacht, dass das stehen bleibt. Das gefällt mir sehr gut.

VOLKER Das hast du nicht geglaubt, dass ich das kann, nicht? Bin ich ein Künstler? Würde ich in einem Wettbewerb gewinnen?

THERAPEUTIN Was würdest du gerne gewinnen?

VOLKER Den Sieg.

THERAPEUTIN Ja den gewinnst du.

VOLKER Darf ich es meiner Mutter zeigen?

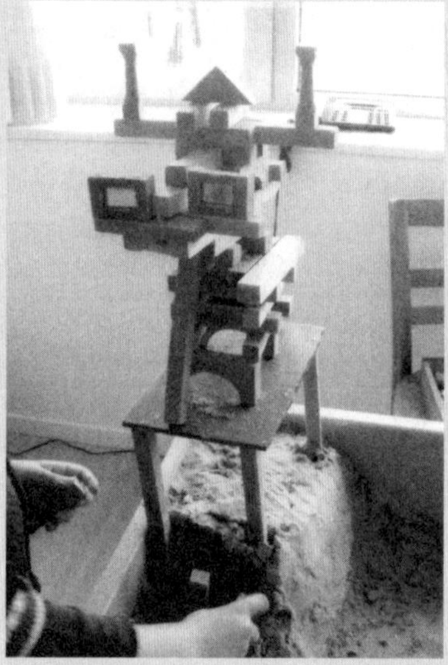

Abb. 8: Grazile Türme

Volker fragt immer wieder, ob ich seine Bauwerke fotografiert habe. Es ist ihm wichtig, dass sie dokumentiert werden und seine Pflegemutter sie am Ende der Stunde sehen kann. Die Fotografien will er jeweils nicht mit nach Hause nehmen. Er lässt sie bei mir. Er gibt seinen frühzeitig kompensatorisch entwickelten Strukturen bei mir im Sandkasten einen sichtbaren Ort und Ausdruck. Dadurch werden sie bewusst. Sicherten sie ihm zuvor sein Überleben, werden sie nun zu Material, aus denen Kunstwerke entstehen. Er wird zum Künstler seiner Hochbauten. Somit erringt er seinen »Sieg«. Schritt für Schritt verlässt er das anstrengende Bauen und kehrt zurück in den Sand als Materie. Er beginnt, den Sand zu bearbeiten, und benutzt immer weniger Holzklötze. Nun fängt er an, mit mir zu sprechen, zunächst noch ohne Blickkontakt. Er erzählt aus seinem Alltag und von den Erlebnissen in der Schule und der Familie, während er konzentriert im Sand arbeitet. Der Sand muss gut genässt sein, sodass er daraus Fundamente bauen kann. Den Begriff »Fundamente« führe ich für die Eltern und mich ein. Es sind hauptsächlich festgeklopfte symmetrische Quader mit scharfkantigen, glatten Wänden. Volker gibt ihnen selbst keinen konkreten Namen. Ich nehme ihn bei dieser Arbeit als hoch konzentriert und angestrengt wahr. Jetzt nennt er seine Werke selbst Kunst. Er fragt mich, ob er bei einer Ausstellung gewinnen würde. Ich bestätige dies, und wir sind beide überzeugt davon – er als der Künstler, ich als Zeugin. Das Bauen der beschriebenen Quader hält mehrere Monate an. Die Quader erhalten nach Augenmaß exakt rechtwinklige Ecken und Kanten, die Ober- und Seitenflächen sind glatte Ebenen (siehe Abb. 9). In dieser Phase hört sich unser Gespräch so an:

THERAPEUTIN Warte, ich mache ein Foto. Das ist ja spannend, was du da machst.

VOLKER (strahlt und erzählt beiläufig von Streitigkeiten, mal mit seiner Mutter, mal mit Kollegen).

THERAPEUTIN Das machst du richtig gern, alles fest- und geradezuklopfen.

VOLKER Bin ich ein Künstler?

THERAPEUTIN Ja, du bist ein Künstler!

VOLKER Das ist schwierige Kunst, nicht wahr?

THERAPEUTIN Ja, das ist schwierige Kunst!

VOLKER Würde ich bei einer Ausstellung gewinnen?

THERAPEUTIN Ja, du würdest gewinnen.

Die Fotos lässt er nach wie vor bei mir. Inzwischen kann er unbeschwert über seinen Alltag berichten, altersgemäßen Augenkontakt aufnehmen, gemeinsam lachen und schäkern. Er kann sich als Künstler bei einer Ausstellunf fantasieren, und er kann »gewinnen«.

Volker ist inzwischen neun Jahre alt. Im weitern Verlauf entstehen Burgen mit wehrhaften Mauern und Türmen, Burgen, die sich gegenüberstehen. Unmerklich hat sich der Blickkontakt intensiviert. Bis zum Ende der Therapie haben sich eine innige Beziehung und ein tiefes Vertrauen zwischen uns entwickelt. In der Schlussphase der Behandlung bringt Volker auch schwierige Themen aus seinem Alltag ins Gespräch mit. Wir verbinden sprachlichen und gestalterischen Ausdruck miteinander. In dieser Zeit wünscht sich Volker plötzlich,

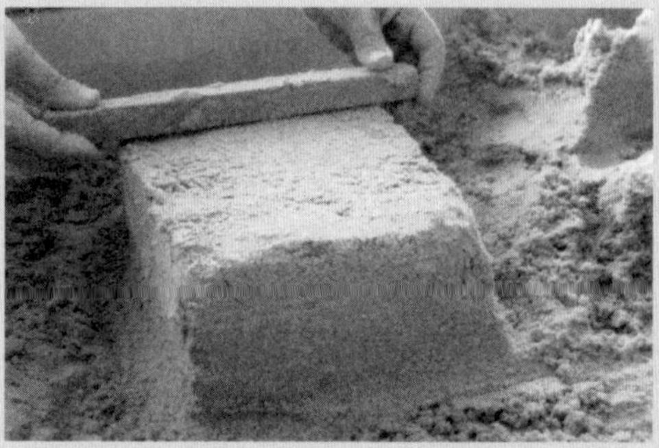

Abb. 9: Quader aus Sand

mit Holz, Säge und Nägeln arbeiten zu dürfen. Er will unser Werkzeug sehen. Nun beginnt ein reges Hämmern und Sägen, Leimen und Ausprobieren. Am Ende entsteht ein mit viel Erfindungsgeist und Geduld hergestelltes Segelboot (siehe Abb. 10).

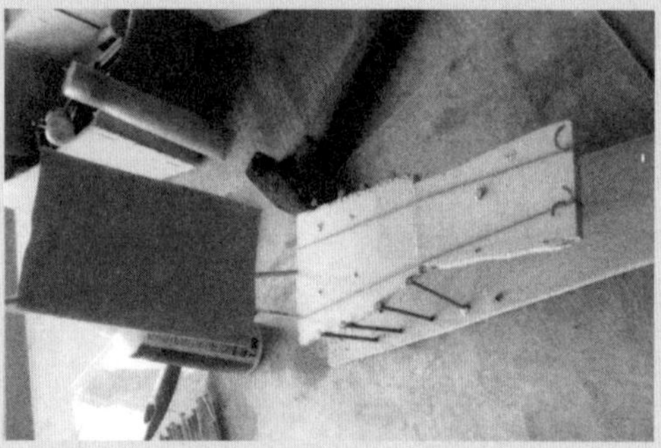

Abb. 10: Segelboot

Reflexion zum Einsatz der Idiolektik

Volker gestaltet sein Spiel über lange Zeit im prä- und nonverbalen Ausdruck. Ich verstehe, dass er sich damit in die Phase des impliziten Wissens zurückbindet (siehe oben) und die Erfahrungen der präverbalen Zeit seines Lebens, da er noch nicht über Wörter verfügte, mit dem Jetzt verknüpft. Er erzählt sich und mir die extreme Anstrengung, die hohe Konzentration und Energie, die er seit seiner frühen Kindheit aufwenden muss, um eine innere Balance zu erreichen und eine gewisse Zeit aufrechterhalten zu können. Der Nutzen der Idiolektik liegt hier darin, sein gestalterisches Tun und seinen

Körperausdruck als eine nonverbale Eigensprache zu erkennen und dies zu unterstützen, ohne dass er mit Wörtern bei diesem Prozess gestört würde. Volker lernt gewissermaßen neu, in seiner nonverbalen Eigensprache zu sprechen.

Die Resonanz, die in mir in den anfänglichen Therapiestunden mitschwingt, benötigt eine hohe Konzentration und Geduld (siehe Abb. 7, 8 und 9). Dies versuche ich mit so wenig Worten wie möglich, stützend und haltgebend zu begleiten. So biete ich Volker ein »Containing« (siehe Abschn. »Eltern-Kleinkind-Psychotherapie« im Kap. 2 sowie Bion 1962). Dadurch kann er die Erfahrung nachholen, auch bei schwieriger Emotionslage gehalten, »contained« zu sein. Ich kann eine zunehmende Begeisterung in Volkers Mimik und in seiner vermehrten Suche nach Augenkontakt wahrnehmen. Seine Augen beginnen manchmal sogar zu glitzern.

Auch der wechselseitige Augenkontakt, der sich u. a. auf der Basis, sich sicher zu fühlen, entwickelt, gehört zu den wichtigen frühen Interaktionserfahrungen. Die Alltagsgeschichten, die Volker nun langsam nebenher einzuflechten beginnt, erscheinen in dieser Phase wie Begleitmusik für mich. Es wirkt wie ein vorsichtiger Versuch, sein aktuelles Leben langsam mit einzubeziehen. Deshalb scheint es mir zu diesem Zeitpunkt wichtig, noch nicht auf den Inhalt einzugehen.

In der Zeit, in der er die Sandquader baut, lernt er dann ohne Anstrengung und ohne die Balance zu verlieren, über Konflikte zu sprechen und nachzudenken.

In der Idiolektik lernen wir, aufmerksam darauf zu achten, wann unser Gegenüber in Bewegung kommt, wann Energie und Berührung sichtbar und spürbar werden. Dies ist vor allem hilfreich, wenn Kinder nicht sprechen. Wenn Lebendigkeit und Konzentration wahrnehmbar werden, können wir davon ausgehen, dass unsere Klienten an ihre Ressourcen angedockt sind. Wenn das Kind mit seiner ganzen Energie und Begeisterung ein Spiel entwickelt und darin verweilt, können wir uns vertrauensvoll von ihm leiten lassen.

Meine Tätigkeiten reduzieren sich mit Volker in der Zeit des Spiels im Sandkasten auf Zuschauen, Staunen, Bestätigen, Zeuginsein und Fotografieren. Beim Bau des Segelbootes darf ich auch halten.

Volker erhält dadurch die Möglichkeit, sich selbst zu erzählen, dass ihm seine zu früh erlernte Strukturierungsfähigkeit »übermenschliche« Anstrengung, Frustrationstoleranz und Geduld abverlangte. Dank der Rückbindung an sein implizites Wissen und dessen Weiterentwicklung durch seine therapeutische Beziehungserfahrung kann er neue Fundamente kreieren. Das Segelboot bildet aus meiner Sicht eine neue flexible, steuerbare Struktur für weitere Entwicklungsräume.

Dies alles ergibt die Basis für die folgende gemeinsame Arbeit mit Volker und den Pflegeeltern. Nun können Lösungsstrategien für aktuelle Konflikte entwickelt werden.

Nina (sechs Jahre) lernt spielen: »Fülle in der Leere«

Nina wird uns vor der Einschulung zugewiesen, da sie nicht spielen kann. Meine Untersuchung bestätigt diese Annahme. Das Mädchen zeigt sich bei einem Angebot von mehreren Spielsachen überfordert. Bei Versuchen zu spielen entsteht hauptsächlich Chaos, da sie alles hervor zieht und kein Spiel beginnen oder entwickeln kann. Auch mit nur einem Spielangebot zeigt sie sich weder interessiert noch ausdauernd genug. Eine ADHS kann ausgeschlossen werden. Wir sehen eine Spieltherapie nach der Untersuchung als indiziert.

Der Schlüssel für mich ist die Überforderung durch die Fülle. Wir haben zu dieser Zeit in unserer Institution einen fast leeren Raum. Dort gibt es nur einen Schrank mit Material zum Verkleiden, Bodenmatten an der Wand hinter der Türe und aufgestapelte Schaumgummiquader als Sitzpolster. Sonst ist der Raum leer und geräumig.

In diesem Raum wird Nina zu meiner Überraschung kreativ.

Sie erfindet einen Wettbewerb. Ich darf mit ihr ungefähr ein Jahr lang in diesem Raum Stunde um Stunde um die Wette robben.

Ich liege ausgestreckt mit dem Bauch auf dem Boden, egal wie sauber oder staubig er ist, und ziehe mich mit den Armen vorwärts. Natürlich »gewinnt« sie. Ich habe gar nicht die körperliche Kondition.

Unser idiolektisches Gespräch gestaltet sich folgenderweise:

THERAPEUTIN Was möchtest du spielen?

Daraufhin legt sie sich bäuchlings ausgestreckt auf den Boden und bittet mich, es ihr nachzumachen.

NINA Du musst mir alles nachmachen. Wir schauen, wer schneller ist.
THERAPEUTIN Was muss ich nachmachen?
NINA Schau, so! [Sie macht mir die Bewegungsabläufe vor.]

THERAPEUTIN So?
NINA Ja so. [Zeigt es noch einmal.]

Dann gilt es, auf »Achtung! Fertig! Los!« zu starten.

THERAPEUTIN Puhh, du bist aber schnell, das ist anstrengend! Wow, du bist gut!

Als nächste Herausforderung krabbeln wir auf den Knien, auf allen vieren, und hüpfen wie Frösche um die Wette. Für mich ist dies eine enorme körperliche Herausforderung. Diese Tatsache verstärkt nicht nur für Nina, sondern auch für mich den Spaß und die Begeisterung für diese Spiele. Wir können uns vor Lachen am Boden kugeln. Ich darf ihre ganze Lebensenergie und ihre Lebendigkeit erleben. In dieser Zeit begleitete ich unser Tun häufig nur mit Tönen, die zum Teil die Lust und Freude und zum anderen Teil die Anstrengung untermalen, wie eine Mutter mit einem Säugling oder Kleinkind.

Danach entdeckt Nina die Matten und einen Ball, und wir spielen, von Matte zu Matte hüpfen und den Ball rollen, dann den Ball sich gegenseitig zuwerfen und fangen. Sie beginnt beim Ballwerfen langsam, ein Als-ob zu entwickeln. Sie tut so, als ob sie den Ball werfe, und freut sich spitzbübisch, wenn ich fälschlicherweise reagiere. Bei den Ballspielen tue ich, was sie mir ansagt. Sie fordert meine Anerkennung ihres Könnens ein. Als dies anscheinend gesättigt ist, entdeckt sie die aufgeschichteten Sitzwürfel. Sie schiebt die Matten davor und will raufklettern. An meinen Händen gehalten, springt sie immer wieder runter, klettert hinauf und springt wieder runter. Jede Entwicklungsstufe wiederholt sich in mehreren Stunden. Die Türme, auf die sie klettert, werden stetig höher. Die Hilfe meiner Hände benötigt sie immer weniger. Ich halte die Türme, damit sie beim Hochklettern nicht einstürzen. Unser Gespräch beim Klettern bezieht sich auf ihre Anleitung und meine Anerkennung und Beschreibung ihres Tuns. Zum Beispiel:

NINA Hilfst du mir, auf den Würfel zu klettern?
THERAPEUTIN Ja, [begleitend:] hmm, hau ruck! Und jetzt?
NINA Gibst du mir die Hand? Ich will runterspringen.
THERAPEUTIN (gibt die Hand) Uuunnd bumm! Super!

Die verbale Begleitung ihres Tuns erfolgt häufig einfach in lautmalerischer Form.

Gegen Ende der Behandlungsphase im leeren Raum wendet sich Nina dem Kleiderschrank zu und beginnt, mich und sich zu verkleiden und Rollenspiele auszuprobieren.

Das Verkleiden ist ein kurzer Versuch, sich in einer anderen Rolle vor dem Spiegel wahrzunehmen. Erst nach dem Wechsel ins Spielzimmer entwickelt sie dann altersentsprechende Rollenspiele über das Spiel mit dem Kaufladen, mit dem Kasperletheater, das Spielen mit Figuren und Brettspielen.

Reflexion zum Einsatz der Idiolektik

Die Behandlung ist für mich ein intensives Durchlaufen und Wiedererleben der ontogenetischen Entwicklungsstufen von Nina. Durch dieses »Durcharbeiten der anderen Art«, treffender ausgedrückt: »Durchspielen« der aufeinander aufbauenden Entwicklungsphasen kann Nina etwas nachholen: Sie kann die Grundlagen dafür schaffen, dass sie schließlich spielen kann. Das erste Bild, das mir in der ersten Stunde in den Sinn kommt und Resonanz bei mir erzeugt, ist das *volle* Spielzimmer, wodurch das Mädchen sichtbar überfordert ist. Wie wäre es mit einem *leeren* Zimmer, ist die Frage, die sich für mich aus diesem ersten Bild ergibt. Im »leeren« Raum regrediert Nina zu meiner Überraschung in »babyhaftes« Verhalten. Sie legt sich auf den Boden und beginnt, wie ein sechsmonatiges Baby zu robben. Ich komme in Verbindung mit ihr, indem sie einfordert, es ihr nachzutun. Ich begebe mich gemeinsam mit ihr auf eine entwicklungspsychologisch früheste Entwicklungsstufe, die hier der aktionalen Repräsentation entspricht. Das erste Medium des Denkens ist die Aktion (vgl. aktionale Repräsentation in Abb. 1), hier das Robben im leeren Raum. Wir machen es gemeinsam und haben beide Freude daran. Dies stärkt Nina in ihrem Tun, in ihrer Lust und Kreativität auf einer sehr basalen Ebene. Der Wettbewerb, den sie erfindet, ermöglicht es, die Körperwahrnehmung, die Anstrengung, die Ausdauer, die intensive Lust und Neugierde des Lernens und den Erfindungsreichtum zu erfahren. Genau das braucht auch ein Baby, um diese Bewegungen zu entdecken und weiterzuentwickeln. Indem ich viele Stunden die gleichen Bewegungen mit Nina ausführe, stärke ich ihre spielerische Neugierde. Dadurch entsteht zwischen uns eine intensive Resonanz. Sie erzählt mir auf der körperlichen, aktionalen Ebene in Bewegungsbildern ihre Entwicklungsbedürfnisse. Wie bei den anderen beiden Fallbeispielen auch, geht es hier darum, die nonverbale Eigensprache, diesenfalls das Bedürfnis, sich robbend im leeren Raum zu bewegen, zu erkennen, darauf auf »gleicher Augenhöhe« einzugehen und das

Tempo aufzunehmen. Die beschriebene Phase dauert circa ein Jahr. In dieser Zeit begleite ich ihr Tun hauptsächlich mit sogenannten Lallworten wie »Aaah!«, »Ooh!«, »Phuuu!«, »Wow!«, »Ufff!«. Diese von Logopäden auch »Zungenturnen« genannte Tätigkeit beginnen Babys etwa ab dem sechsten Lebensmonat. Ich übernehme also intuitiv ein Sprachverhalten, das zu dieser frühen Entwicklungsperiode passt. Mütter machen dies mit ihren Babys mit der sogenannten Ammensprache. Lautmalerisch begleite ich das gemeinsame Spiel und biete Nina dadurch Unterstützung, Halt und gemeinsames Erleben.

Weder sie noch ich hätten mit Fragen über die Vergangenheit, mit Erzählen von Bedürfnissen und Wünschen gewusst, was ihr genau hilft. Sie hat es einfach kommen lassen, ausgeformt und gelebt. Ich habe ihr Raum und Zeit gegeben und konnte für sie Zeugin dieses Prozesses sein..

Der leere Raum erweist sich als Entdeckungsraum für die konkreten Ressourcen. Sind sie aktiviert, kann ich mich einfach von Nina leiten lassen. Sie kommt gerne in die Therapiestunde, und es entsteht nie der Eindruck, dass sie sich für solche Spiele zu alt vorkommt. Dies ist ein Ausdruck davon, dass zwischen uns eine sichere Bindung aufgebaut werden konnte. Sie ist immer mit voller Begeisterung und mit viel Spaß dabei. Für mich ist es wichtig, mich in dieser Phase auf der körperlichen Ebene in Resonanz zu begeben und ihre Bewegungen genau nachzuahmen. Dies gestaltet sich einfach, da Nina meine exakte Nachahmung mit großer Genauigkeit einfordert. Solange sie mit voller Begeisterung und Konzentration ihre Spiele erfindet, weiß ich, dass sie ihre Ressourcen mobilisiert und ein Prozess ihrer Genesung stattfindet.

Der Übergang zurück ins reguläre Spielzimmer geschieht in dem Moment, in dem sie beim Verkleiden Langeweile verspürt. Sie kann nun gezielt Spiele aussuchen und ausdauernd spielen. Inzwischen ist sie sieben Jahre alt und hat ihre altersangemessene Spielentwicklung Schritt für Schritt nachgeholt.

Zusammenfassende Gedanken zur Idiolektik in der Psychotherapie mit Schulkindern

Abschließend verweise ich noch einmal auf den Text meiner zwölfjährigen Tochter: »Verstehen – was ist schon ein Verständnis« (siehe Abb. 6). Wenn wir fähig sind, das explizite Wissen, das Verstehen der Älteren, zu nutzen für das Verstehen des impliziten Wissens, das Verstehen des Kindes, wird es unseren Alltag und unser Leben enorm bereichern.

> »Doch dieses gelernte Verständnis (ist nicht zu vergleichen) hat einen großen Unterschied zu dem eigenen, wirklich eigenen Verständnis. Nur was dieser Unterschied ist, ...«

... kann dann verstanden werden.

Gerade im Schulalter haben Kinder vermehrt Zugang zu ihrem impliziten Wissen. In der Therapie kann dies hervorragend genutzt werden. Erstaunlicherweise lassen sich Kinder in dieser Altersgruppe rasch auf ein idiolektisches Angebot in Form eines Eingehens auf ihre nonverbale Eigensprache ein. Dies geschieht oft wie von selbst, wenn wir ihnen den Raum bieten. Sie regredieren mit Begeisterung, Lust und Freude. Sie zeigen Spaß am Spiel, an der Bewegung und an der Gestaltung. Sie werden lebendig und hoch konzentriert in ihrem Tun. Gelingt es, Brücken zwischen implizitem und explizitem Wissen zu bauen und/oder zu stärken, kann ein Prozess der Genesung beginnen.

In der idiolektischen Arbeit ist es für mich nach wie vor das Schwierigste, das »Nicht-besser-Wissen« auszuhalten. Eine Belohnung für diese Herausforderung sind für mich das Staunen über das, was mir die Kinder in ihrem tiefen Wissen, in der wechselseitigen Verknüpfung von implizitem Wissen und explizitem Wissen mitteilen und das Staunen darüber, welchen Genesungsprozess sie selbst erschaffen, aus sich heraus kreieren und gestalten können.

Weiteres Praxisbeispiel aus der Psychotherapie mit Schulkindern

Daniel Bindernagel

Saskia (elf Jahre): »Der Lift und das Meer«

Wie meine anderen Fallbeispiele in den anderen Kapiteln fokussiert auch die folgende Falldarstellung die Rolle und den Nutzen der Idiolektik. Sie soll aufzeigen, welchen Beitrag idiolektische Gesprächstechniken bei einer multimodalen therapeutischen Behandlung leisten kann. Ich kenne Saskia bereits seit ihrem vierten Lebensjahr. Bei dem hier darzustellenden Ausschnitt der Behandlung geht es um den Beginn einer Einzelpsychotherapie. Saskia ist zu diesem Zeitpunkt elf Jahre alt. Zuvor hatte eine Behandlung im familiären und elterlichen

Setting stattgefunden mit zwei Behandlungsphasen und einem Intervall von vier Jahren dazwischen.

Beim ersten Mal melden die Eltern Saskia zunächst auf Empfehlung einer Erziehungsberaterin an, weil Saskia sie fast zur Verzweiflung bringe, indem sie extrem stur sei und nicht gehorche. Es bestünden heftige Konflikte, die sich jeweils um das Essen, Aufräumen und Zubettgehen drehten. Saskia brauche zudem zwei Stunden, um einzuschlafen. Bei der Oma oder der Tante hingegen verhalte sie sich ganz normal. Ich schätze Saskia, die zu diesem Zeitpunkt vier Jahre alt ist, als altersgerecht entwickeltes, lebendiges und fröhliches Mädchen mit Einschlafschwierigkeiten, Pavor nocturnus und Hinweisen auf ein hyperkinetisches Verhalten ein. Die Eltern machen einen engagierten und empathischen Eindruck auf mich. Sie sind durch verschiedene Faktoren an ihre Belastungsgrenze geraten. Ich führe zu dieser Zeit insgesamt fünf therapeutische Elterngespräche, teilweise im Beisein von Saskia, durch. Es kommt zu einer Beruhigung der Konflikte im familiären Rahmen. Auch das Schlafverhalten von Saskia bessert sich deutlich. Vier Jahre später, als Saskia acht Jahre alt ist, melden sich die Eltern erneut wegen heftiger Wutanfälle, die durch Kleinigkeiten ausgelöst werden. Außerdem habe sie hartnäckige Einschlafprobleme. Es wird auch die Frage nach dem Vorliegen einer Aufmerksamkeitsdefizit-Hyperaktivitätsstörung (ADHS) gestellt. Die diagnostische Untersuchung ergibt eine Aufmerksamkeitsproblematik in Form von Impulskontrollschwäche und erhöhter Ablenkbarkeit und weniger in Form von Hyperaktivität. Das Vollbild einer ADHS ist nicht vorhanden. Weiterhin bestehen Verhaltensauffälligkeiten in Form von Distanzlosigkeit gegenüber fremden Personen sowie hartnäckige chronische Ein- und Durchschlafprobleme (Pavor nocturnus, Schlafwandeln und Albträume). In der Familie herrscht weiterhin eine empathische und lebendige Atmosphäre. Die Erziehung von Mutter und Vater ist sehr divergent. Insgesamt zeigt sich ein komplexes und nun schon recht lange anhaltendes Störungsbild, welches behandlungsbedürftig ist. Die Leistungsdiagnostik ergibt für mich, die Eltern und die Lehrerin überraschend Ergebnisse im unteren Normbereich.

Verschiedene Therapieoptionen werden besprochen. Die Eltern entscheiden sich für erneute therapeutische Elterngespräche mit Einbezug der Lehrperson. In den Elterngesprächen stehen Themen der Elternschaft, insbesondere eine einheitlichere Erziehungshaltung, aber auch Paarthemen und eine vertiefte Reflexion der Untersuchungsbefunde betreffend Saskia im Vordergrund. Parallel dazu wird aufgrund der Aufmerksamkeitsprobleme, der Schwierigkeiten in der Informationsverarbeitung und Handlungsplanung sowie mangelnder Lernstrategien eine Ergotherapie in die Wege geleitet. In den folgenden zwei Jahren führe ich außerdem Standortgespräche mit den Eltern, der Lehrerin und der Ergotherapeutin durch, welche sich als sehr wichtig erweisen. Als Saskia zehn Jahre alt ist, kann die Ergotherapie mit gutem Behandlungserfolg beendet werden. Die Eltern äußern, als über einen Abschluss der Behandlung nachgedacht wird, dass Saskia nun vermehrt unter Ängsten leidet. U. a. könne sie nicht den in ihrem Haus bestehenden Lift benutzen, weil sie Angst habe, darin stecken zu bleiben. Wir vereinbaren eine Serie therapeutischer Gespräche mit Saskia. Ich beginne nun, nachdem ich Saskia bereits etwa sechs Jahre kenne, erstmals eine Psychotherapie im engeren Sinne. Im Folgenden stelle ich die erste Sitzung dieser Behandlungsphase dar.

Erstes Gespräch mit Saskia

THERAPEUT Saskia, ich freue mich, dich wiederzusehen. Weißt du, wozu wir heute zusammenkommen?

SASKIA Ja, wegen meiner Ängste.

THERAPEUT Was hast du denn für Ängste?

SASKIA Wegen dem Lift und dem Fliegen.

THERAPEUT Kannst du mir davon erzählen?

SASKIA Beim Lift habe ich Angst, stecken zu bleiben. Dann komme ich nicht mehr heraus.

THERAPEUT Hast du das schon erlebt?

SASKIA Ja, einmal.

THERAPEUT Was ist passiert?

SASKIA Wir haben gewartet, und nach fünf Minuten ging der Lift wieder.

THERAPEUT Ach so, dann ist es gutgegangen.

SASKIA Ja.

THERAPEUT Und wie ist das mit dem Fliegen?

SASKIA Da habe ich Angst, herunterzufallen, abzustürzen.

THERAPEUT Hast du das schon einmal in einem Film gesehen?

SASKIA Ja. [Macht vor, wie das Flugzeug abstürzt.]

THERAPEUT Bist du schon einmal geflogen?

SASKIA Ja.

THERAPEUT Wohin?

SASKIA Nach Portugal.

THERAPEUT Und wie ging das dann?

SASKIA Eigentlich gut.
THERAPEUT Ich möchte dir für heute einen Vorschlag machen. Ich werde mit dir eine Liste durchgehen von ganz vielen Ängsten, die andere Kinder schon gehabt haben. Du sagst mir jeweils, welche du auch kennst und welche du nicht hast. Dann sprechen wir darüber und was du tun kannst. Danach spielen wir etwas oder zeichnen etwas. Bist du damit einverstanden?
SASKIA Ja.

Wir gehen den Fragebogen zur Erfassung von Kinderängsten durch, welcher 72 mögliche Ängste auflistet. Saskia ist erstaunt, was es alles für Ängste gibt. Dabei wird es teilweise humorvoll. Zum Beispiel lachen wir gemeinsam darüber, dass man vor einem Staubsauger Angst haben kann. Die Frage nach Angst vor einem Arzt bejaht sie. Ich frage sie, ob sie weiß, dass ich auch Arzt bin. Sie lacht mich an und sagt: »Ja.«

THERAPEUT Hast du vor mir auch Angst?

Saskia lacht erneut und verneint die Frage. Auf die Frage nach Ängsten vor Blitzen sagt sie, die habe sie nicht mehr.

THERAPEUT Wie kommt es, dass du sie nicht mehr hast?
SASKIA Ich habe gebetet.
THERAPEUT Wann hast du das gemacht?
SASKIA Vor Wochen, als es ein Gewitter gab. Eine Minute nach dem Beten hatte ich keine Angst mehr vor Blitzen.

Unter den weiteren Ängsten gibt es einige, welche sie differenziert wiedergeben kann, zum Beispiel Angst vor dem Krankenhaus, vor Krieg, vor verkleideten Menschen und vor Vögeln. Ängste werden situativ differenziert beschrieben, wirken angemessen und realistisch. Ein besonderes Thema ist die Angst vor dem Streit der Eltern und vor einer möglichen Trennung der Eltern. Saskia berichtet von einer Episode, bei der die Eltern heftig gestritten haben, der Vater schlussendlich die Polizei gerufen hat und sie und ihre Schwester dann mit der Mutter über Nacht auf deren Arbeitsstelle gegangen sind. In der Folge dieses Streites sei der Vater vorübergehend ausgezogen. Auch über dieses Thema ist ein Gespräch mit Saskia gut möglich. Es kann besprochen werden, dass dies eine andere Form von Angst, eher eine Sorge, und sehr verständlich, nachvollziehbar und normal sei.

THERAPEUT Gibt es Ängste, die dich stören und die du nicht mehr haben möchtest?

SASKIA Ja, die Angst vor dem Liftfahren.

THERAPEUT Ist dir Liftfahren schon gelungen?

SASKIA Ja, wenn es ein Lift aus Glas ist. Dann kann ich hinausschauen, und wenn der Lift stehen bleiben würde, könnte ich die Glasscheibe kaputt machen und herausspringen.

THERAPEUT Und bei den anderen Liften?

SASKIA Die sind zu, da habe ich Angst, dass er stecken bleibt. Aber einmal bin ich mit meiner Schwester gefahren, und es hat geklappt.

THERAPEUT Wie hat es geklappt?

SASKIA Wir haben uns die ganze Zeit über lustige Dinge unterhalten. Dann habe ich die Angst vergessen.

THERAPEUT Weißt du, dass man lernen kann, Lift zu fahren, ohne Angst zu haben?

SASKIA Ja, ich weiß auch, wie: immer wieder fahren.

THERAPEUT Genau. Wenn du möchtest, kannst du dir selber ein kleines Programm aufstellen.

SASKIA (begeistert) Ja!

THERAPEUT Wie könnte dies aussehen?

SASKIA In unserem Haus haben wir einen Lift. Ich könnte einmal in der Woche mit diesem Lift fahren.

THERAPEUT Das ist schon ein gutes Programm. Könntest du dir auch vorstellen, einmal pro Tag zu fahren?

SASKIA Ja.

THERAPEUT Müsste am Anfang noch jemand dabei sein?

SASKIA Ja, meine Mama oder eine Freundin.

THERAPEUT Wie wäre es mit Mama?

SASKIA Ja, das ist gut, dann kann ich sie festhalten.

THERAPEUT Wie wäre es, wenn sie drei Tage mitfährt und du ab dann alleine fährst, einmal pro Tag? Die nächste Woche zweimal pro Tag, dann dreimal pro Tag?

SASKIA Oh ja.

THERAPEUT Jetzt habe ich noch eine Idee, was dir noch helfen kann.

Ich gebe ihr einen Würfel aus Glas.

THERAPEUT Den schenke ich dir, du kannst ihn mitnehmen, und wir machen noch eine Übung. Kannst du dir eine Situation vorstellen, die du schön gefunden hast und wo du dich wohlgefühlt hast, zum Beispiel in den Ferien?

SASKIA Ja, in Sardinien, am Meer.
THERAPEUT Wie sah es dort aus?
SASKIA Es gab Sand, Meer, ich konnte im Meer schwimmen und im Sand liegen.
THERAPEUT Kannst du dir vorstellen, wie du im Sand liegst?
SASKIA Ja.
THERAPEUT Wie fühlt sich das an?
SASKIA Weich, warm und so sanft.
THERAPEUT Was siehst du?
SASKIA Blauen Himmel, die Sonne, Vögel und das Meer.
THERAPEUT Was hörst du?
SASKIA Ich höre kleine Krebse rascheln und die Wellen rauschen.

Ich gehe mit ihr die Übung zweimal durch, indem sie den Würfel in die rechte Hand nimmt, die Augen schließt und sich die Situation am Strand vorstellt.

THERAPEUT Funktioniert das?
SASKIA Ja.
THERAPEUT Dann kannst du den Würfel in deine Hosentasche stecken und, wenn du im Lift bist, ihn fest in die Hand nehmen und dir die schöne Situation vorstellen. Wir machen einen neuen Termin in drei Wochen ab, und du kannst mir erzählen wie es funktioniert hat.
SASKIA Oh ja.
THERAPEUT Und jetzt können wir deiner Mama erzählen, was wir heute besprochen haben. – Gut, möchtest du jetzt mit den Spielfiguren noch etwas spielen oder lieber etwas zeichnen?
SASKIA Zeichnen.
THERAPEUT Was möchtest du zeichnen?
SASKIA Einen Lift.
THERAPEUT Da habe ich auch gerade daran gedacht. Lustig, dass du auf die gleiche Idee gekommen bist.

Saskia lacht und beginnt zu zeichnen. Sie zeichnet sich im Lift, lachend, mit dem Würfel in der Hand (siehe Abb. 11) und fragt mich danach:

SASKIA Was kann ich dazu noch zeichnen?
THERAPEUT Was ist außen?
SASKIA Wände. [Zeichnet sie.]
THERAPEUT Möchtest du oben noch die Situation am Meer zeichnen?
SASKIA (begeistert) Ja!

Ich hole die Mutter aus dem Wartezimmer ins Besprechungszimmer und bitte Saskia, ihr zu erzählen, was wir besprochen haben. Als Erstes berichtet sie über die Angstliste und die lustigen Situationen. Dann bitte ich sie, der Mama noch zu erzählen, was sie sich vorgenommen hat. Sie erzählt es und zeigt ihr die Zeichnung. Als sie der Mutter die Zeichnungen zeigt, kommt ihr noch eine Idee in den Sinn: Sie zeichnet Denkblasen vom Lift zur Situation am Meer hinzu.

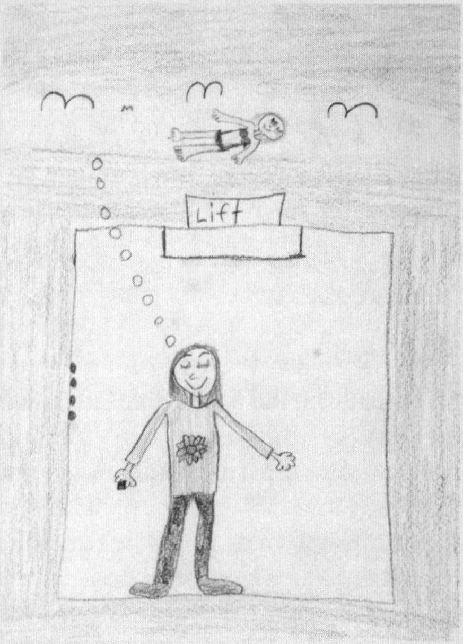

Abb. 11: Der Lift und das Meer

Reflexion zum Einsatz der Idiolektik

In diesem Fallbeispiel wird deutlich, wie andere therapeutische Techniken wie z. B. Imaginationen und verhaltenstherapeutische Maßnahmen wie z. B. Exposition durch ein idiolektisches Gespräch maßgeschneidert für das Individuum zum Einsatz kommen können. Wer kognitiv-verhaltenstherapeutisch arbeitet, kennt die wesentlichen Voraussetzungen für den Einsatz einer entsprechenden Technik. Dazu gehören u. a. eine gute therapeutische Beziehung und eine hohe Motivation seitens des Patienten. Gerade die Motivation für eine Veränderung ist bei Kindern und Jugendlichen häufig nicht sehr ausgeprägt, weil ein »sekundärer Krankheitsgewinn« (z. B. in Form vermehrter Zuwendung) oder, schöner ausgedrückt, »gute Gründe« für das jeweilige Verhalten (z. B. die Ängste) vorliegen. Gerade bei diesen wesentlichen Voraussetzungen der therapeutischen Beziehung und der Motivation bietet die Idiolektik einen für mich mittlerweile unverzichtbaren Nutzen. Denn wie im Gesprächsverlauf deutlich wird, findet Saskia für sich heraus, dass sie die Angst vor dem Liftfahren loswerden will. Für die anderen Ängste wie z. B. die vor dem Fliegen oder vor Gewittern hat sie bereits Ansätze zur Bewältigung. Beim Flug nach Portugal merkt sie im Gespräch, dass er schlussendlich »eigentlich gut« gegangen ist. Bei der Angst vor Gewittern hat sie gemerkt, dass »Beten« hilft. Im weiteren Verlauf des Gespräches wird nicht nur deutlich, dass sie die Angst vor dem Lift loswerden will will, sondern auch, dass sie bereits Ideen hat, wie sie das erreichen kann. Diese Ideen erfahre ich durch einfaches Nachfragen. Hingegen scheint sie mit der Umsetzung Mühe zu haben. Durch die Art der kooperativen Beziehung, die sich im Gespräch abbildet, wird der Boden bereitet, ihr Vorschläge zu machen (z. B. zunächst dreimal mit Mama Lift fahren, Imaginationsübung). Dabei darf nicht vergessen werden, dass ich die Familie schon mehrere Jahre kenne und durch die langfristige niederschwellige Elternarbeit auch zu den Eltern bereits eine vertrauensvolle positive Beziehung besteht. Überrascht hat mich, dass Saskia selbst am Schluss einen Lift zeichnen möchte. Die Aktivierung von Veränderung wird durch das Zeichnen verstärkt. Auch werden andere implizite Ebenen wie die bildhafte Ebene einbezogen und aktiviert (siehe Abb. 1). Die hier nur schwarz-weiß wiedergegebene Zeichnung ist sehr farbenfroh.

Weiterer Verlauf

In der nächsten Stunde erzählt die Mutter, dass sie vereinzelt Liftfahren geübt hätten. Wir machen nun gemeinsam die Imaginationsübung und üben gemeinsam das Liftfahren, was im Haus meiner Institution gut zu bewerkstelligen ist, weil es einen Lift über sieben Stockwerke hinweg gibt. Den gläsernen Würfel, den ich ihr geschenkt habe, hat sie zu Hause vergessen. Stattdessen hat sie verschiedene Stofftiere dabei, über die wir uns angeregt unterhalten können. Die Stofftiere möchte sie mit in den Lift nehmen. Alleine möchte sie noch nicht Lift fahren. Im Lift zeigt sie sich etwas unruhig, aber kaum ängstlich.

Dann gibt es eine längere Pause, weil die Therapiestunden abgesagt werden. Nach zwei Monaten können die Stunden wieder stattfinden. Die Eltern berichten, dass Saskia weiterhin nicht Lift fahren möchte, aber es in anderen Bereichen deutliche Fortschritte gebe. Sie erledige nun engagierter die Hausaufgaben, bringe bessere Schulnoten nach Hause, und es gebe generell bessere Rückmeldungen aus der Schule. In den folgenden drei Therapiestunden kann ich mit Saskia beim Liftfahren anknüpfen. Jeweils am Ende der Stunde frage ich sie, welchen Schritt sie in der nächsten Stunde machen möchte. So erlernt sie, alleine Lift zu fahren. Wir machen ein lustiges Spiel. Sie kann sagen, wie viele Stockwerke sie nach oben fahren möchte, und ich muss zu Fuß in der gleichen Zeit die Etagen hinaufrennen. Manchmal fährt sie ins »falsche Stockwerk« und lacht über mich, wenn ich überrascht tue. In einer nächsten Stunde sagt sie, sie brauche nun die »Vorstellübung« am Strand nicht mehr. Sie sagt zu mir: »Los, komm zum Lift!« Am Ende der Stunde malt sie ein Bild.

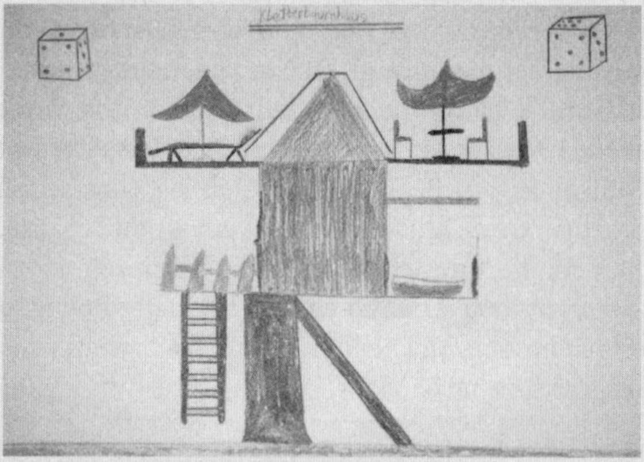

Abb. 12: Kletterbaumhaus

Therapeut Was hast du gemalt?

Saskia Ein Kletterbaumhaus.

Therapeut Was kann man da machen?

Saskia Man kann [zeigt auf die Leiter und die schräge Rampe] hier und hier hoch. Im Baumhaus gibt es ein Sofa mit ganz vielen Sachen. Durch ein kleines Loch kann nach draußen und dort baden [zeigt auf Badewanne]. Das Wasser kann man heizen [zeichnet eine Heizung rechts von der Wanne].

THERAPEUT Und dort oben?

SASKIA Man kann hoch auf die Dachterasse, dort zu Mittag essen. Von dort kann man übers Dach klettern [zeichnet den Weg übers Dach]. Und ganz oben ist eine Aussichtsstelle. [Denkt nach.] Eigentlich ist es eine Beruhigungsstelle. Von dort gelangt man zur anderen Seite. Hier kann man sich in einen Liegestuhl legen und einfach die Sonne genießen. Es kommt eine magische Wolke vorbei, die bringt Pommes, eine Salatauswahl und anderes feines Essen. Da wird man nicht verhungern, und es wird einem nicht langweilig. Die Wolke kann einen auch zur Schule oder zu Partys tragen. Dann kommt man nie zu spät.

Abschließende Reflexion

Die Plattform auf der Spitze des Baumes könnte voreilig als eine angstauslösende Situation, z. B. assoziiert mit Höhenangst, interpretiert werden. Saskia belehrt uns eines Besseren: Es ist eine Beruhigungsstelle! Ich verstehe diese für mich zunächst überraschende eigensprachliche Formulierung als einen Ausdruck tiefen impliziten Wissens, anders ausgedrückt: ihrer inneren Weisheit. Denn der Aufenthalt auf dieser Plattform bringt Übersicht, und der Mangel an Übersicht wird als ein zentrales Problem bei Menschen mit Aufmerksamkeitsdefizitstörungen gesehen.

Saskia schildert in diesem Zusammenhang eine geradezu paradiesische Szene mit Köstlichkeiten, die von einer magischen Wolke gebracht werden. Außerdem trägt einen diese Wolke zur Schule und zu Partys, was auch eine überraschende und erheiternde Kombination von Situationen ist. Und: Man kommt nie zu spät, was für einen Menschen mit ADHS ebenfalls eine fast unerreichbare Tugend ist.

Natürlich sind bei Saskia nach diesen fantasierten »paradiesischen Zuständen« nicht alle Probleme gelöst, aber sie hat nach etwa einem halben Jahr Behandlung so weit Fortschritte insbesondere im schulischen Rahmen gemacht, dass die Eltern einem vorläufigen Abschluss der Psychotherapie zustimmen können. Die Angst, Lift zu fahren, ist nicht verschwunden, aber so weit reduziert, dass sie im Alltag keine größere Einschränkung hervorruft. In unserer Abschlussstunde zeichnen wir gemeinsam ein Bild (vgl. Abb. 13).

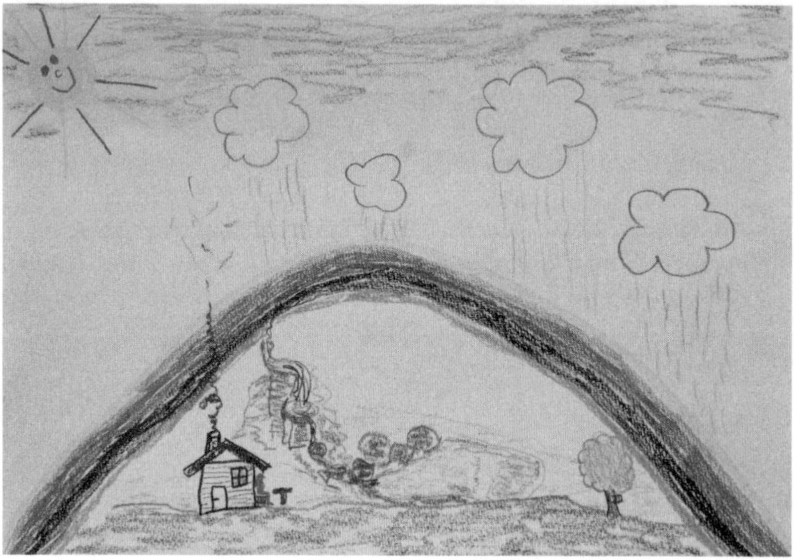

Abb. 13: Landschaft und Regenbogen

5 Die Eigensprache der Jugendlichen

Tilman Rentel und Andreas Speth

Entwicklungsaufgaben des Jugendlichen

Jugendliche haben an der Schwelle zum Erwachsenwerden die Herausforderung zu bewältigen, sich von dem bisher Sicherheit gebenden Familiensystem so weit zu lösen, dass sie ihre eigene Identität finden können und Fähigkeiten ausbilden, aus eigenen Kräften und in Verbindung mit Gleichaltrigen ihr eigenes Leben und ihr weiteres Wachstum zu sichern. Dabei geht es auch um ein Sichabgrenzen von den Erwachsenen und darum, seinen eigenen Platz in der Gruppe der Gleichaltrigen finden. Dies geht nicht immer reibungslos. Die Phase geht häufig mit einer erhöhten Unsicherheit und Verletzlichkeit, aber auch mit einer bisweilen größeren Risikobereitschaft einher. Wünsche, ernst genommen zu werden und Zutrauen zu spüren, sich in der Autonomie ausprobieren zu dürfen, wechseln ab mit einer Bedürftigkeit nach Halt und Zuwendung. Neben der Neugestaltung der Strategien zur Erfüllung der Bindungs- und Autonomiebedürfnisse ist eine weitere wichtige Aufgabe die Suche nach einem persönlichen Sinn im Handeln und Denken. Das damit einhergehende suchende Hinterfragen übernommener und gewohnter Denk- und Handlungsmuster kann unterstützt werden durch Begleiter, die die Fähigkeit mitbringen, zuzuhören und sich zu interessieren für die Einzigartigkeit der neu entwickelten Ideen der Jugendlichen.

Jugendliche lehnen oft selbst bei Krisen jegliche Hilfestellung ab, da sie ihre soeben erkämpfte Selbstständigkeit bedroht sehen. Sie möchten selbst mit Krisen zurechtkommen. Aus diesem Grunde ist der Zugang zu Jugendlichen nicht immer einfach.

Die Eigensprache des Jugendlichen

Um es vorwegzunehmen, die erkundende und staunende Haltung des Nichtwissens in der Idiolektik dort umzusetzen, wo wir so nah mit unseren eigenen Emotionen verbunden sind wie bei den eigenen Kindern, kann nicht immer gelingen. Abgesehen davon, dass auch Jugendlichen oft eine authentische Mitteilung mindestens ebenso wichtig ist wie eine interessierte offene Frage der Erwachsenen, wird nirgendwo so deutlich wie hier, dass die Wahrnehmung der Andersartigkeit und das Gefühl des Nichtverstehens die Kommunikation in beide Richtungen häufig deutlich erschweren kann. Zur eigenen Entlastung und zum Trost sei aber bemerkt, dass es hier eben gerade nicht um das Erreichen von Perfektion geht, sondern vielmehr um das Aushalten von und das Gelassenbleiben angesichts von Widersprüchen, Brüchen und Unvollkommenheiten, vor allem bei sich selber. Die beste Anleitung zum Unglücklichsein ist hier der Versuch, ein »guter Vater«, eine »gute Mutter« sein zu wollen und die Verantwortung für die nicht ausbleibenden Enttäuschungen über eigene Unzulänglichkeiten in der Beziehungsgestaltung dem Jugendlichen in die Schuhe zu schieben. Schon Goethe muss dieses Dilemma gekannt haben, als er den vorsichtigen Satz formulierte:

»Liebevolle Annäherung an das Unerreichbare zu versuchen ist nicht untersagt.«

In diesem Sinne ginge es um die Anerkennung und Würdigung des eigenen Nichtwissens und der eingeschränkten Handlungsmöglichkeiten im Umgang mit den Jugendlichen. Der achtsame und professionelle Umgang mit dem eigenen Nichtwissen ist für uns der Kern der idiolektischen Haltung und Methode. Aus ihm speist sich das echte Interesse an den Menschen, mit denen wir in Kontakt treten.

Die Jugend ist eine Zeit des Umbruchs, in der nicht nur der Körper seine Proportionen neu sortiert, sondern durch notwendige Reifungsschritte im Gehirn Reaktionen ablaufen, die wenig vorhersehbar sind. Hierbei kann es hilfreich sein, die Ansprüche an sich selbst und die an das Gegenüber immer wieder einer pragmatischen Prüfung zu unterziehen. Diese sollte darauf abzielen, das, was ich tue, sage und frage, daraufhin zu überprüfen, ob es geeignet ist, mein Ziel zu erreichen, und ob es geeignet ist, die Ziele des Jugendlichen dabei zu respektieren. Aus der Motivationsforschung wissen wir inzwischen, dass die zwei wichtigsten Grundbedürfnisse des Menschen die nach Bindung und nach Wachstum sind. Die zentralen Fragen, an denen sich jede Intervention (und auch Nichtstun ist eine Intervention) orientieren muss, lauten also erstens: Erreiche ich den

Jugendlichen mit meinen Versuchen zu kommunizieren, oder verliere ich den Kontakt? Und zweitens: Wenn ich den Jugendlichen erreiche, gelingt es mir so, dass er innerhalb der gemeinsamen Beziehung wachsen kann? D. h., kann er eigene Ziele entwickeln und Schritte planen, die ihn voranbringen und meine Grenzen als Gegenüber respektieren, oder erreiche ich ihn zwar, allerdings um den Preis, dass er sich abgewertet fühlt, sich aus Angst oder Scham von seinem eigenen Selbst entfernt und anpasst oder sich grenzenlos fühlt und sich durch diese Unsicherheit selbst verliert? Ein anschauliches Beispiel hierfür ist ein kurzer Dialog mit einem 17-Jährigen, der dieses Phänomen mit folgenden Worten beschrieb.

JUGENDLICHER Es hat mir überhaupt nicht gefallen, wie Herr G. [der vorherige Therapeut] mich immer wieder danach fragte, ob ich wieder »geschnibbelt« hätte.
THERAPEUT Wie sagst du dazu?
JUGENDLICHER (nach kurzem Nachdenken): Für mich ist es »ritzen«.

Der Idiolektiker bleibt sinnvollerweise genau bei diesem Wort »ritzen«. Das Wort »schnibbeln« entstammt wiederum der Eigensprache des vorherigen Therapeuten. Die zweite inhaltlich wichtige Aussage in diesem kurzen Gesprächsbeispiel ist, dass der Patient sich nicht wohl dabei fühlt, immer wieder danach gefragt zu werden. Dies können wir aufgreifen, indem wir eine mitfühlende Rückmeldung geben und nicht weiter danach fragen, wie es damals war:

THERAPEUT Es war dir sehr unangenehm, immer wieder danach gefragt zu werden. Wie ist es heute?
JUGENDLICHER Heute ritze ich nicht mehr.
THERAPEUT Wie hast du das geschafft?
JUGENDLICHER Einfach so.

Dies heißt, dass dieser Jugendliche auch heute, da es nicht mehr um dieses äußere Problem des Ritzens geht, weiterhin nicht gerne darüber spricht. Wir respektieren dies und gehen zu einem anderen Thema über.

Praxisbeispiele aus der Psychotherapie mit Jugendlichen

Tilman Rentel

Paul (15 Jahre): »Weiß nicht …«

Paul wird von den Eltern vorgestellt, weil es »Ärger in der Schule gibt«, er »komische Reaktionen zeigt« (Wutausbrüche bei Fehlern bzw. Blockaden bei Leistungsüberprüfungen) und sich in der Familie »unkooperativ« verhalte. Alles nun keine besonders einladenden Gesprächsthemen für den betroffenen Jugendlichen. Doch wo kann man anzuknüpfen versuchen? Hier erweist sich die Idiolektik schon von Beginn an als große Bereicherung und Erleichterung. Sie lehrt uns, einfach und konkret zu bleiben (beides wird von Jugendlichen meist geschätzt). Und sie erweitert unseren sprachlichen »Denkraum« um die Ebenen der Bilder und der Bewegungen. Die Tatsache, dass dieser junge Mann mir gegenübersitzt und sich offensichtlich selbstständig dorthin bewegt hat (immerhin mussten ihn seine Eltern nicht hereintragen), ist so einfach und konkret, dass sie Gefahr läuft, unterhalb unserer Wahrnehmungsschwelle zu bleiben. Als Idiolektiker, der weiß, dass ca. 80% der Kommunikation über Körperbewegungen stattfinden und dass jede Bewegung einen Beweggrund hat, kann ich es jedoch als eine Art »Tür« verstehen, durch die ich mich in die Welt des Jugendlichen einladen lasse. Meine eigenen Hypothesen in diesem Moment in der Schwebe zu halten erleichtert es mir, mich vom Jugendlichen belehren zu lassen. Die Frage: »Was bewegt dich, mit deinen Eltern hier in meine Praxis zu kommen?«, lädt ihn ein, seine Version der Beweggründe zu schildern.

Angenommen, der Sohn sagt: »Ach, wissen Sie, meine Eltern machen sich Sorgen, sind ratlos und würden mich gerne unterstützen, wissen aber nicht, wie. Ich habe ziemlich großen Druck gespürt mitzukommen und fürchte, falls ich es nicht tue, wird alles nur noch schlimmer. Sie müssen wissen, die Atmosphäre zu Hause ist ziemlich angespannt. Meine Mutter ist sehr besorgt, mein Vater eher ärgerlich, ich selbst bin manchmal auch verzweifelt, weil ich selbst nicht genau verstehe, warum es zu solchen Blockaden im Verhalten kommt und auch bei Schularbeiten. Ich bin noch ambivalent einer Behandlung gegenüber, habe aber auch eine kleine Hoffnung, dass es besser werden kann, ich weiß aber nicht genau, wie das gelingen kann, und kann mir auch nicht vorstellen, dass Gespräche mit einem Menschen, den ich nicht kenne, mir da weiterhelfen.«

Eine solche Antwort wird jedoch nicht kommen, selbst wenn ich mich beim Alter des Sohnes um 20–30 Jahre verschätzt hätte. Als zweisilbige Antwort eines Jugendlichen wesentlich wahrscheinlicher ist: »Weiß nicht!« – in einem desinteressierten bis genervten Tonfall. Wahlweise ergänzt durch ein: »Da müssen sie meine Eltern fragen!« Oder: »Ich bin nicht freiwillig da!« Manchmal aber auch nur in der viersilbigen Variante: »Keine Ahnung!« Die im ersten ausführlichen Antwortsatz beschriebenen Inhalte sind die Früchte der nächsten drei Therapiestunden, beim Versuch, jede Äußerung des Jugendlichen als gut verpacktes Geschenk zu sehen, in dem die Mitteilungen seines Herzens durch ein gut funktionierendes »Verteidigungssystem« geschützt sind vor Angriffen, Abwertungen, Interpretationen, Diagnosen etc. Nur der Verzicht von uns Therapeuten auf die Macht der Deutung und das von uns angebotene Geschenk des Vertrauens, das in Form eines immer wieder aktivierten echten Interesses an diesem einen Menschen und in offenen Fragen nach seinen Worten Ausdruck findet, ermöglicht es uns und vor allem dem Jugendlichen selbst, seine inneren Landschaften mit ihren Wegen und Zielen zu erkunden. Doch wie kann ich dieses Vertrauen ganz konkret schenken? Wörter sind wie Türen in die Welt des Gegenübers. Eigensprache enthält die gesamte Lebendigkeit der Person, die sie benutzt. Wir brauchen also nur *ihre* Geschenke »auszupacken« und eines der darin enthaltenen Schlüsselwörter aufzugreifen und offen nach der darin enthaltenen Eigensprache zu fragen. Nehmen wir die vier möglichen Varianten von oben.

»Weiß nicht«: Dies ist nur scheinbar eine »Sackgasse« im Gespräch, es könnte heißen: »Über meine Beweggründe mache ich mir normalerweise nicht so viele Gedanken und weiß daher auch nichts darüber«, »Ich weiß es noch nicht«, »Ich will's gar nicht wissen«, »Ich brauch Zeit zum Überlegen«, »Haben Sie eine Ahnung, was sonst passiert wäre, aber das kann ich Ihnen beim besten Willen hier und jetzt nicht mitteilen«. Und es gibt noch unzählige andere mögliche Bedeutungen. Warum sich also den Kopf zerbrechen und am Ende sehr wahrscheinlich danebenliegen? Einfacher ist es nachzufragen. Welches wähle ich von den zwei Wörtern? Oder wähle ich beide? Ich kann fragen nach dem »Weiß« nach dem »nicht«, nach beidem (»Weiß nicht«) oder nach keinem von beiden und lasse ein ganz anderes Thema wählen. Naheliegend, aber nicht unbedingt einfach zu beantworten (ich höre das leise Stöhnen meines Sohnes) wäre: »Was meinst du mit ›Weiß nicht‹«?

Spannender wäre zu fragen: »Was weißt du?« Mögliche Fortsetzung: »Ich wollte jedenfalls nicht hierher.« – »Was willst du denn?« – »Dass meine Eltern aufhören, an mir rumzunörgeln« – »Was würde dann geschehen?« – »Dann könnte ich mehr von den Dingen machen, die mir Spaß machen.« – »Was für Dinge machen dir Spaß?« – »Programmieren z. B.« – und im Folgenden könnten wir uns mit dem Jugendlichen über eine seiner Lieblingsbeschäftigungen unterhalten.

Eine weitere Möglichkeit wäre, sich daran zu erinnern, was man normalerweise in Sackgassen macht: sich umdrehen und in die Gegenrichtung so lange zurückgehen, bis sich eine Abzweigung ergibt, bei der es weitergeht. Ich könnte also bestätigen: »O.k., das weißt du nicht, wie findest du das denn (bzw. was denkst du darüber), dass du jetzt da bist?« Das wäre ein möglicher Einstieg in die Emotionen und Gedanken, die ihn angesichts der Situation beschäftigen. Aber welcher Mensch und gar Jugendlicher gibt schon freiwillig gerne Auskunft über sein Gefühls- und Gedankenleben? Haben Sie schon mal darauf geachtet, was die Menschen antworten auf die Frage: »Wie geht's?« Sehr oft bekommen wir Auskünfte über das, was Menschen gemacht haben oder noch zu tun vorhaben. Es ist einfacher, konkreter und (vermeintlich) unverfänglicher, *darüber* zu reden. Warum machen wir es unserem Jugendlichen nicht auch etwas leichter und gehen die »Sackgasse« der Fragen nach den Beweggründen oder den bewegenden Gefühlen und Gedanken so weit zurück, bis wir mit ihm auf der konkreten Handlungsebene sind, und fragen dort mal unverfänglich nach:

»Und was hättest du sonst heute Nachmittag gemacht?« – »Ich hätte etwas Sinnvolles gemacht!« (Siehe da: Fragt man nach konkreten Aktivitäten, bekommt man auf dem Silbertablett ein menschliches Grundbedürfnis – das nach Sinnerleben – serviert, welches sich im Laufe der nächsten Stunden als Schlüssel zur Kooperation erweisen soll). – »Was ist z. B. etwas Sinnvolles?« – »Z. B. Programmieren« – »Was programmierst Du so?« Usw.

Wir sehen, es gibt viele Wege nach Rom, und Rom ist dort, wo der Jugendliche lebendig ist, wo sein Interesse liegt, seine Begeisterung, sein Sinnempfinden. Jedes seiner Worte, jeder seiner mimischen Ausdrücke und jede seiner Gesten wird uns wie beim Topfschlagen des Kindes ein Signal geben, ob wir uns der Lebendigkeit des Gegenübers annähern oder uns von ihr entfernen. Vielleicht will der Jugendliche uns auch gar nicht an den heißen Brei in seinem Topf heranlassen (auf den Deckel zu bekommen ist ja für Jugendliche eine allgegenwärtige Gefahr). Dann wird er uns vielleicht eher auf Abstand halten.Als Idiolektiker wissen wir dann, auch diesseits der Grenzen des »Römischen Reichs« gibt es interessante Landschaften zu entdecken, und es wird Vertrauen wachsen, wenn ein Jugendlicher die Bereitschaft spürt, ihn zu sehen, ohne ihn zu bedrängen. Dieses Vertrauen fällt umso leichter, je häufiger wir die Erfahrung machen, dass das Bedürfnis, gesehen und gehört ohne bewertet zu werden, sehr einfach auch auf sichere Distanz zu verwirklichen ist. Dies stellt eine der einfachsten Möglichkeiten dar, wie Menschen positive Bindungserfahrungen machen können. So können z. B. idiolektische Gespräche entstehen über die Faszination, Computerprogramme zu schreiben, die die Wirkungskraft einer Atombombe errechnen (Vorsicht auch hier mit vorschnellen Interpretationen, besser nachfragen: »Was ist das Faszinierende daran?« Oder über die Liebe zu Pferden (»Was liebst Du an Pferden?« – »Die können so gut zuhören!«) oder über die Freude, auf Metal-Festivals im Schlamm zu zelten (»Was gefällt dir daran?« – »Das ist so eine tolle Gemeinschaft, da hilft jeder jedem.«). Während Jugendliche (und im Übrigen auch Erwachsene) sich mit dem in ihrer Vorstellung lebendig verbinden, was ihnen Freude, Begeisterung und Sinn bereitet, aktivieren sie in ihrem Gehirn neuronale Netzwerke, die mit Wohlbefinden verknüpft sind. Falls ein Jugendlicher also schon zum Psychotherapeuten »geschleppt« wird oder auch selbst dort um Unterstützung nachfragt, ist diese Art und Weise der prozessualen Ressourcenaktivierung (das genaue, konkrete Schildernlassen der eigenen Kompetenzen des Jugendlichen) eine der effektivsten Interventionen zur Gestaltung des therapeutischen Prozesses (Grawe 2004). Bei dem oben erwähnten 15-jährigen Jungen führte dies in den weiteren Therapiestunden über die Beschäftigung mit der Begeisterung fürs Programmieren und für Zaubertricks zum Austausch über die »Magie« zwischenmenschlicher Beziehungen. Es ergaben sich daraus Gespräche über die geheimnisvolle innere Organisation der eigenen Wahrnehmung, den Zauber, in Stresssituationen selbst Einfluss darauf nehmen zu können, sowie über Tricks und Pläne, sein Verhalten in sozialverträgliche Bahnen zu lenken, ohne sich dabei zu verbiegen und sich wie Houdini dabei aus den Fesseln von eigenen und äußeren Abwertungen zu befreien. Bis es dazu kommt, muss man allerdings

> »Geduld haben mit dem Ungelösten im Herzen und versuchen, die Fragen selber lieb zu haben, wie verschlossene Stuben und wie Bücher, die in einer sehr fremden Sprache geschrieben sind«,

wie Rilke (1950, S. 21) es so treffend formulierte. Dann kann der Jugendliche allmählich »in seine Antworten hineinleben«.

Ein paar Therapiestunden später findet Paul folgende Antwort für seine Blockaden bei den Schulaufgaben: Er hat in den Gesprächen für sich erkannt, das er aufgrund eines sehr hohen Perfektionsanspruchs bei geringsten Zweifeln an der Richtigkeit seiner Antworten in einen Teufelskreis des Zögerns gerät, der ihn oft ein leeres Blatt abgeben lässt, trotz ausreichend vorhandenen Wissens. Da er die Beweggründe des Perfektionismus in seinem Wunsch erkennt, nämlich Anerkennung für seine Leistungen zu bekommen und selbst darauf stolz sein zu können, kann er schließlich eine alternative Strategie entwickeln, diese Ziele zu erreichen. Er berichtet nun stolz, jedes Mal, wenn er erkennt, dass er sich in einer Leistungsüberprüfung in einer Blockade wiederfindet, sich selbst sagt: »Scheiß drauf! Besser, ich schreib was Falsches als gar nichts aufs Papier!« Als Konsequenz erlebt er, wie die Angst nach einigen Minuten des Schreibens weniger wird, da er dann auch erkennt, dass er manche Fragen ganz gut mit seinem Wissen beantworten kann.

Und noch mal mit Rilke: Den Dingen dabei

> »die eigene, stille, ungestörte Entwicklung zu lassen, die tief von innen kommt und durch nichts gedrängt oder beschleunigt werden kann«,

fällt manchmal gar nicht so leicht. Insbesondere, wenn ein sehr hoher Leidensdruck da ist (wie bei der 16-jährigen Jugendlichen im folgenden Fallbeispiel).

Beate (16 Jahre): »Lachen über den ›Kevin‹ in mir«

Beate wendet sich an mich wegen häufiger Albträume, in denen sie gewürgt werde von einem siebenjährigen Jungen, der sie wüst beschimpft. Diese belastenden Zustände spürt sie seit Kurzem auch tagsüber und erlebt dabei ausgeprägte Panikzustände, die manchmal bis zu einer Erstarrung führen, in der sie nicht mehr auf Ansprache reagieren kann. Hintergrund dieser dissoziativen Symptomatik ist eine Kindheit mit sehr belastenden Erfahrungen im Zusammenhang mit der als sehr einschneidend erlebten Trennung der Eltern. In den ersten Gesprächen fällt es mir zunächst schwer, selbst in die oben beschriebene gelassene Haltung zu kommen, da ich es unverantwortlich finde, die Jugendliche im ambulanten Setting zu behandeln. So wird eine stationäre Behandlung geplant, die nach zwei Monaten Wartezeit von der Patientin jedoch wegen massiver Zunahme der Ängste nach ein paar Tagen in der Klinik beendet wird. Danach, wieder im ambulanten Gespräch, ist es die Frage, wie sie es geschafft habe, es so lange in der Klinik auszuhalten, die sie ins Erzählen bringt über die Erfahrung, dass das Einzige, was dort geholfen habe, der Duft von Orangen war. Ich frage nach, welche Erfahrung sie da gemacht habe, und sie erzählt mir von einem Aromafläschchen, welches sie sich nun selbst besorgen und welches sie im Falle des Auftretens der Panikgefühle unter die Nase halten wolle. Das habe ihr geholfen, aus dem Zustand hinauszukommen. Die nächste Stunde kommt sie sehr verzweifelt und voller negativer Zukunftsgedanken, und alle Fragen nach Dingen, die hilfreich sein könnten, oder nach Ideen, wie sie das aushalten könnte, werden mit einem Achselzucken beantwortet. Das auszuhalten und den Dingen da ihre »ungestörte Entwicklung« zu lassen, fällt sehr schwer. Die einzige Hoffnung ist, dass, wenn sie in der Lage ist, ihre Hoffnungslosigkeit in Worte zu fassen, sie wenigstens nicht allein mit ihr bleibt. Jedoch staune ich die nächste Stunde, als ich sie frage, was so passiert sei in der letzten Woche, dass sie berichtet, sie habe sich nun ihren inneren Widersachern zugewandt und habe angefangen, mit Ihnen zu sprechen. Ich bitte sie zu erklären, wie sie das anstelle, und sie erzählt, dass sie allen einen Namen gegeben habe, auch dem siebenjährigen Anteil, der sie immer beschimpfe und würge. Tatsächlich haben wir über Fragen, wie die inneren verletzenden Persönlichkeitsanteile denn ausschauen würden, wie sie heißen könnten und was für Ziele sie verfolgen würden, in einer der vorherigen Stunden einmal gesprochen. Die Patientin schien damals mit diesen Fragen nicht viel anfangen zu können. Nun ist sie sozusagen ohne mein Merken »in die Antworten auf diese Fragen hineingelebt«.

Nach einigen wenigen idiolektischen, einfachen, offenen Fragen – z. B. nach den Namen der Anteile, wie ich mir die denn vorstellen könne, wie sie das mache, mit denen in Kontakt zu treten, und da es sich ja um einen inneren Dialog handelt, was sie so zu ihnen sage, wenn sie mit ihnen spreche – schildert die Patientin ihre Kompetenzen im Umgang mit den selbstzerstörerisch auftretenden Persönlichkeitsanteilen auf sehr beeindruckende Art und Weise: Den schlimmsten von Ihnen habe sie »Kevin« genannt, und das sei schließlich ein Name, den könne man nicht ernst nehmen, sie müsse nun auch immer über ihn lächeln, wenn er auftrete, und könne mit dieser Art von Humor viel schneller die Angstspirale unterbrechen.

Wer nun erstaunt ist darüber, das eine 16-jährige auf solche Ideen kommt, die mittlerweile jaauch im therapeutischen »Interventionsinventar« von Traumatherapeuten zu finden sind, dem sei folgende Anekdote erzählt.

Professor Riedesser, der mittlerweise leider verstorbene frühere Chef der Kinder- und Jugendpsychiatrie in Hamburg und Psychotraumatologe, berichtete in einem Seminar etwa um die Jahrhundertwende, dass er sich dafür schäme, Störungen der Art, wie sie eben auch bei diesem Mädchen zu finden waren, reihenweise als schizophrene Störung verkannt zu haben. Erst das Eingestehen des eigenen Nichtwissens und das nicht von Hypothesen geleitete sorgfältige offene Nachfragen einiger Therapeuten erhellte die innere strukturelle Landschaft dieser dissoziativen Störungen. Aber nicht nur das, sondern es förderte ebenso die Fähigkeiten dieser Patienten zutage, ihre Dissoziationsneigung für innere hilfreiche und heilsame Dialoge zu nutzen. Luise Reddemann (mündliche Mitteilung im PITT-Seminar in Fürth 2009) bestätigte in einem ihrer Seminare, dass eine große Zahl von Behandlungstechniken im Bereich der Traumatherapie von den Betroffenen selbst entwickelt worden seien.

Ich erwähne dies, da das offene Fragen nach der Eigensprache der Patienten diese Schätze sehr verlässlich ans Tageslicht bringt und dabei den Patienten gleichzeitig Selbstbewusstheit wie Selbstwirksamkeit vermittelt.

Manchmal vermittelt das offene Fragen nach der Eigensprache auch Selbstsicherheit, wie der folgende Ausschnitt aus einer Therapiestunde illustriert.

Linda (15 Jahre): »Rote Knete in der Mitte«

Linda meldet sich nach einiger Zeit wieder in der Praxis und berichtet, vor Weihnachten sei alles zu viel gewesen, sie sei oft erkältet gewesen, habe viel Kopfschmerzen gehabt und Stress, Druck in der Schule und

Streit zu Hause. Sie sei wie in einem Loch gewesen und empfinde wieder mehr Unsicherheit und Verwirrtheit, daher habe sie sich noch einmal gemeldet. Auf die Frage, was sie brauche, antwortet sie:

LINDA Selbstsicherheit und Stärke.

THERAPEUT Was wäre das für eine Selbstsicherheit und Stärke?

LINDA Man würde sie an der Ausstrahlung erkennen.

THERAPEUT Was für eine Ausstrahlung?

LINDA Zum Beispiel würde man aufrechter stehen.

THERAPEUT Was noch?

LINDA Die Beine wären gerade und der Kopf oben. THERAPEUT Der Kopf oben?

LINDA Ja, wenn man unsicher ist, guckt man so nach unten, und der Kopf hängt runter, und wenn man selbstsicherer ist, dann ist das anders, dann schaut man mehr geradeaus und blickt umher.

THERAPEUT Was ist da noch anders, wenn man selbstsicherer ist?

LINDA Man atmet tiefer und ruhiger.

THERAPEUT Wo ist diese Ruhe?

LINDA Innen im Körper. Da ist dann auch die Stärke.

THERAPEUT Wo ungefähr?

LINDA So in der Mitte vom Brustkorb. [Deutet aufs Brustbein.]

THERAPEUT Wie ist das in der Mitte dort? [Deutet auf dieselbe Stelle bei der Patientin.]

LINDA Rund.

THERAPEUT Wie groß etwa?

LINDA (deutet mit den Händen die Größe an) Aber nicht ganz rund, sondern das hat so Ausbeulungen.

THERAPEUT Wie kann man sich das bildlich vorstellen?

LINDA Das ist so wie eine Knete, die ist außen schon hart ist, aber auch irgendwie flexibel.

THERAPEUT Ist da noch etwas mit dieser Knete, die hart und etwas flexibel ist?

LINDA Ja, die ist rot, und innen hat sie einen weichen Kern.

THERAPEUT Und was geschieht dann?

LINDA Diese rote Knetmasse strahlt aus in Arme und Beine und in den Kopf.

THERAPEUT In den Kopf.

LINDA Ja die Gedanken sind dann auch anders, man ist nicht so [macht mit den Händen sich verschließende Gesten vorm Gesicht] sondern irgendwie sicherer und freier.

THERAPEUT Wie kann ich mir das vorstellen?
LINDA Das ist auch so wie eine runde, weiche Form im Kopf.
THERAPEUT Wie ist diese Form?
LINDA Die ist auch rot, und die hat Verbindungen nach außen.
THERAPEUT Und dann?
LINDA Dann bin ich glücklicher und auch leidenschaftlicher.
THERAPEUT Was ist das für eine Art von »glücklicher« und »leidenschaftlicher«?
LINDA Na, die Augen lachen und der Mund auch, und innen ist eine große Erleichterung.
THERAPEUT Wo ist diese große Erleichterung innen?
LINDA Im ganzen Körper, die ist so groß wie der ganze Körper.
THERAPEUT Und wie kann ich mir diese Erleichterung vorstellen?
LINDA Die ist bunt, ganz viele Farben, und die strahlt auch nach allen Seiten aus.

Das Angebot, dieses innere Bild von Selbstsicherheit zu malen, nimmt die Jugendliche gerne an und malt ein Bild. Man sieht, wie sie beim Malen den Prozess des Gesprächs noch mal nachvollzieht. Als sie fertig ist, betrachtet sie das Bild.

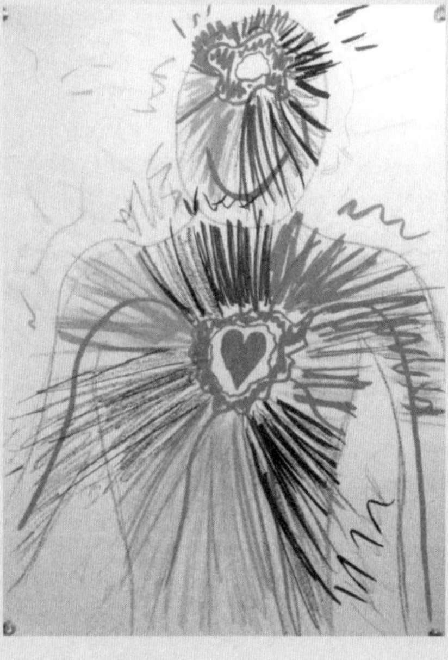

Abb. 14: Rote Knete in der Mitte

THERAPEUT: Was geschieht jetzt?

LINDA Es fühlt sich gut an, das auszumalen. Ich habe mir früher schon manchmal ganz genau ausgemalt, was ich später mal erreichen will, z. B. habe ich schon immer davon geträumt, in Berlin zu wohnen, so in einer WG, das hat mich dann voll aufgebaut. Jetzt nach dem Ausmalen von der Selbstsicherheit kann ich die auch viel mehr spüren, und die Stärke und die Leichtigkeit bewegt mich.

THERAPEUT Was für eine Bewegung ist das?

LINDA [dreht sich mit ausgebreiteten Armen hin und her und lacht dabei].

Zusammenfassende Gedanken zur Idiolektik in der Psychotherapie mit Jugendlichen

In letzten Gesprächsbeispiel wird deutlich, wie Jugendliche mithilfe von idiolektischen Fragen sich sehr ausdrucksstarke eigene Bilder von ihren Zielen machen und (aus)malen können. Auch wenn es sich dabei wie im obigen Beispiel um »Zukunftsvisionen« handelt, wirken sie sich, wenn sie mit allen Sinnen ausgestaltet werden, in der Gegenwart auf das Fühlen und Erleben der Patienten aus. Durch das wiederholte Fragen nach Metaphern für die erwünschten körperlichen Zustände entsteht in den Patienten ein starkes Motiv mit einer »aufbauenden«, motivierenden Wirkung.

Zusammenfassend lässt sich sagen, dass der achtsame Umgang mit der Eigensprache im Gespräch mit Jugendlichen eine günstige Art und Weise darstellt, die in dieser Phase des Lebens so gegensätzlich erscheinenden Bedürfnisse nach Autonomie und nach Verbindung zu berücksichtigen. Insbesondere bei Jugendlichen, die ohne eigene Motivation zum Gespräch erscheinen, können durch das Aufgreifen der Eigensprache die Beweggründe von den Jugendlichen deutlicher geäußert werden. Mit der besonderen Stärke der idiolektischen Methode, durch Fragen nach bildhaften Elementen Metaphern für innere Vorgänge zu entwickeln, lernen die Jugendlichen darüber hinaus, sich selbst aus einem anderen Blickwinkel zu betrachten und dadurch besser zu verstehen. So können sie sich klarer mit ihrem Erleben mitteilen und erfolgreicher für ihre eigenen Ziele einsetzen. Aufgrund des nichtwertenden Aufnehmens der Themen, die von den Jugendlichen angesprochen werden, können verschiedene, oft konflikthaft gegeneinanderstehende Persönlichkeitsanteile gewürdigt und in ihrer Funktion verstanden werden. Damit verbessert sich die Fähigkeit zur Selbstwahrnehmung und Selbststeuerung, wie im zweiten Fallbeispiel deutlich wird.

Eine der effektivsten Interventionen in der Psychotherapie besteht darin, die Ressourcen des Patienten selbst zu aktivieren. Die Ergebnisse der aktuellen Psychotherapieforschung deuten darauf hin, dass dies nicht durch eine einzeln anzuwendende Technik zu erreichen ist, sondern durch eine Grundhaltung, die in die eigene therapeutische Arbeit zu integrieren ist. So weist Duncan in seinen Überlegungen zu hilfreichem Therapeutenverhalten darauf hin, dass sinnvoller als eine manualisierte und dekontextualisierte Umsetzung ressourcenaktivierender Interventionen durch Therapeuten eine Veränderung der eigenen Haltung gegenüber dem Klienten zu sein scheint:

> »Der Schlüssel ist die Einstellung des Therapeuten in Bezug auf die dem Klienten innewohnenden Fähigkeiten und Resilienzen. […] Die eigene Landkarte des Klienten vom therapeutischen Territorium bietet die beste Führung. Der Therapeut ist dabei ein Abenteurer an der Seite des Klienten« (Duncan 2010, p. 126; Übers.: T. R.).

Dies wird in der Idiolektik zum einen durch die nichtwertende, zieloffene Haltung umgesetzt. Zum anderen werden durch die Beachtung der eigensprachlichen und nonverbalen Signale die dem Klienten innewohnenden Fähigkeiten, Resilienzen und Ressourcen während des gesamten Gesprächsprozesses wahrgenommen und jeweils durch Nachfragen und Beschreibenlassen aktiviert.

Verbalstrategien unter Berücksichtigung der Eigensprache in der Psychotherapie mit Jugendlichen

Andreas Speth

Einführung

Als niedergelassener Facharzt für Kinder- und Jugendpsychiatrie und -psychotherapie hilft mir die Idiolektik über das Aufgreifen der Eigensprache, schnell und authentisch in Kontakt mit den Kindern, Jugendlichen und ihren Eltern zu kommen. Im Folgenden möchte ich einen kleinen Teilbereich meiner Arbeit mit Jugendlichen näher beleuchten. David Jonas, der Begründer der Idiolektik, beschrieb

Verbalstrategien. In seinem Buch *Reden ist Gold* (1981a) ging er ausführlich auf dieses Thema ein. Der Untertitel lautet etwas vollmundig:

> »Ein Exkurs, der auch Schweigsame und Schüchterne lehrt, die richtigen Worte zu finden und sich mit ihrer Hilfe zu wehren und in jeder Situation durchzusetzen.«

Im Folgenden zitiere ich wesentliche Kernaussagen aus dem Buch von Jonas, um zu umreißen, in welchem Kontext er sich mit dem Thema »Verbalstrategien« beschäftigte und was er darunter verstand.

> »Wir müssen uns darüber im Klaren sein, dass eine seelische Verletzung durch Worte ebenso schmerzhaft, vielleicht sogar noch schmerzhafter als eine körperliche ist. Es muss noch hinzugefügt werden, dass körperliche Wunden vernarben oder spurenlos verheilen. Seelische Wunden bleiben jedoch wegen ihrer sozialen oder individuellen Bedeutung oft unverändert in ihrem ursprünglichen Effekt erhalten« (ebd., 218 f.).

> »Die Vernunft ist eine Späterscheinung in der Entwicklung des Menschen und als solche biologisch nicht allzu fest verankert. Daher ist ihre Funktionsfähigkeit nur unter optimalen Bedingungen gewährleistet. [...] Wenn uns aber Angst ergreift, [...] Herabsetzungen, Zurückweisungen und Beleidigungen uns treffen oder wenn gar unser Leben – tatsächlich oder vermeintlich – bedroht ist, dann verlässt uns die Vernunft. Die auf einer früheren Stufe entstandenen lebenserhaltenden Reflexmechanismen übernehmen dann die Initiative, um solche Notzustände zu bewältigen: In solchen Fällen überlassen wir unser Schicksal unseren Gefühlen« (ebd., S. 16).

> Unter keinen Umständen sollte man die Attacke persönlich auffassen (ebd., S. 243).

> »In der klassischen Verbalstrategie befolgen wir gewisse Grundprinzipien, die in mancher Hinsicht denen der orientalischen Selbstverteidigungsschulen ähneln« (ebd., S. 22).

> »Und ihr müsst ja das Wesentliche im Auge behalten: Der Angreifer soll nicht verletzt werden« (ebd., S. 239).

> »Der Verbalstratege sieht die Aggression des Angreifers als dessen persönliches Problem an. Von dieser Warte aus ist der Stratege wie ein Blitzableiter, der den Strom ableitet, ohne selbst zerstört oder geschädigt zu werden« (ebd., S. 25).

> »Bei der Verbalstrategie kann ein Manöver bewirken, dass ein Angriff von seinem Ziel auf ein Nebengleis abgelenkt wird, sodass dem Gegner seine Absichten – etwa eine Beleidigung – misslingen« (ebd., S. 21f.).
>
> »Der Verbalstratege benützt die Worte des anderen, gibt ihrem Sinn aber eine andere Richtung« (ebd., S. 31).
>
> »Oft entschärft auch ein bisschen Humor die Situation« (ebd., S. 76). »Humor und eine gewisse Gelassenheit« (ebd., S. 78).
>
> »Verbalstrategien müssen nicht immer erlernt werden. Manche Menschen haben ein natürliches Talent dafür« (ebd., S. 136).
>
> »Und eine Verbalstrategie ist immer auch vom persönlichen Stil des Anwendenden geprägt« (ebd., S. 279).
>
> »Es handelt sich um eine Technik, die eingestandenermaßen höchst subjektiv ist und wahrscheinlich keinen Anspruch auf wissenschaftliche Objektivität haben wird, die aber in vielen menschlichen Begegnungen von großem Nutzen sein kann« (ebd., S. 294).

Eine strukturierte Zusammenfassung von Interventionstechniken im Rahmen der Idiolektik ist nachzulesen im Buch *Idiolektik: richtig fragen* (Poimann 2008).

Bei den Verbalstrategien im Rahmen der Idiolektik handelt es sich um eine besondere Nutzung der Eigensprache, die sich von der idiolektischen Fragetechnik stark unterscheidet. Es geht dabei nicht um »Schlagfertigkeit«, wie dies im Buch mit dem *Titel Schlagfertig auf dem Schulhof! Wie man Großmäulern clever Paroli bietet* (Pöhm 2008) hervorgehoben wird. Denn genau das sollte man nicht tun: schlagen. Auch nicht mit Worten. Denn ansonsten wird es nicht lange dauern, und der nächste Schlag kommt zurück, meist mit noch größerer Wucht. Auch geht es nicht um »kontern« oder »frech parieren« (Kohlmann-Scheerer 2001).

Explizit werden Verbalstrategien noch in der Verkaufspsychologie als direktive Kommunikationsmethode genannt, bei denen es um die Manipulation des anderen geht. Ein Beispiel hierfür sei die Verbalstrategie eines Verkäufers an der Haustür: »Ach, ich sehe, Sie haben heute keine Zeit. Ist es ihnen lieber, wenn ich Sie am Dienstag oder am Donnerstag besuche?« Tatsächlich würde es zunächst einmal um die Frage gehen, ob ich einen Besuch überhaupt möchte.

Nun zu den Verbalstrategien unter Berücksichtigung der Eigensprache. Analog zur Anleitung von Eltern im Umgang mit ihren

Säuglingen, die man auch als »Nonverbalvokalstrategien« beschreiben könnte, sehe ich die Verbalstrategien als Hilfestellung zur Förderung einer positiven Kommunikation. So wie eine verminderte frühe sprachliche Kommunikation ein Prädiktor ist für psychische Probleme im Kindesalter (Allely et al. 2013), so sehe ich die Verbesserung der Kommunikation mittels Verbalstrategien als einen Weg zur Verbesserung der Interaktion, Herstellen von Beziehung, Förderung von Selbstwirksamkeit und somit Reduzierung psychischen Leidens.

Es geht bei diesen Verbalstrategien nicht um die einzelne »richtige« Antwort, die zu erlernen und in der passenden Situation anzuwenden ist. Stattdessen möchte ich hervorheben, dass eine innere Haltung erlernt werden kann, die die Kommunikation wesentlich erleichtert und somit die Beziehungen verbessert. Dabei geht es um die Beziehung Therapeut/Jugendlicher, Therapeut/Eltern, die Beziehung von Jugendlichen untereinander, von Eltern zu ihren jugendlichen Kindern als auch von Jugendlichen zu ihren Eltern/Großeltern. Dementsprechend untergliedere ich in diesem Abschnitt die Verbalstrategien, wie sie in meiner Arbeit vorkommen, in folgende vier Ebenen:

1) Verbalstrategie im Umgang mit Jugendlichen und ihren Eltern
2) Verbalstrategie als Hilfestellung für den Jugendlichen im Umgang mit Hänseleien, verletzenden Worten oder schwierigen Lebenssituationen im Alltag
3) Verbalstrategie als Hilfestellung für Eltern im Umgang mit ihren jugendlichen Kindern
4) Verbalstrategie als Hilfestellung für Jugendliche im Umgang mit ihren Eltern/Großeltern.

Verbalstrategien gehören nicht zur idiolektischen Methode im engeren Sinne, bei der auf das Erteilen von Ratschlägen verzichtet wird. Sie können aber insbesondere bei Jugendlichen eine sehr hilfreiche Ergänzung des therapeutischen Repertoires sein. Die Bereitschaft, einen entsprechenden Vorschlag auszuprobieren oder auch nur als inneres Arbeitsmodell anzunehmen, kann erheblich erhöht werden, wenn der Therapeut bei den Vorschlägen, die er dem Patienten anbietet, dessen Eigensprache berücksichtigt. Ich werde an den Praxisbeispielen aufzeigen, wie ich das mache. Entscheidend ist dabei, dass ich entweder explizite Schlüsselwörter oder implizite Themen aus Formulierungen des Patienten in meinen Vorschlag einer konkreten Verbalstrategie an meinen Patienten oder seine Eltern einbaue.

Praxisbeispiel: Verbalstrategie im Umgang mit Jugendlichen und ihren Eltern

Inwieweit können Verbalstrategien hilfreich sein, die Beziehung zwischen Therapeut und Jugendlichem und/oder seinen Eltern zu verbessern? Was für Strategien sind dies?

Laura (14 Jahre): »Bitte sagen Sie nicht, dass ich einen Baum umarmen soll!«

Besonders einfach ist es wenn mir als Therapeuten gesagt wird, welche Wörter ich nicht verwenden soll. Ein Beispiel hierfür ist die 14-jährige Laura. Laura war eine gute Schülerin in der neunten Klasse eines Gymnasiums. Sie war wegen Ritzen und Suizidalität nach Mobbingerfahrungen notfallmäßig in einer jugendpsychiatrischen Klinik aufgenommen worden. Mit der fünfwöchigen stationären Behandlung war sie sehr unzufrieden. Gegen Ende des Erstgespräches, das eine Woche nach der Entlassung stattfindet, frage ich sie Folgendes:

THERAPEUT Was müsste ich tun, dass du bei mir nicht genauso unzufrieden bist wie in der Klinik?

LAURA (recht spontan) »Bitte sagen Sie nicht, dass ich einen Baum umarmen soll! [Lacht dabei zum ersten Mal. Fast ohne Pause fügt sie hinzu:] Und nehmen Sie das Wort »Beziehungsstörung« und »Jugendamt« bei meiner Mutter nicht in den Mund.

Im zweiten Gespräch 14 Tage später äußert Laura kein eigenes Anliegen. Zwischenzeitlich sei aus ihrer Sicht alles »gut« verlaufen. Sie sei wieder ohne Probleme in die Schule gegangen. Über frühere Probleme wolle sie (noch) nicht sprechen. Sie sei jedoch bereit, ihre Mutter hinzuzuziehen. Auch aus der Sicht der Mutter, so die Mutter selbst, sei es »gut« weitergegangen. Beim Gespräch über die Zeit in der Klinik kommt Laura erneut im Beisein der Mutter auf diese aus ihrer Sicht absurde Empfehlung des stationären Therapeuten, einen Baum zu umarmen, zu sprechen und ist wieder sichtlich erheitert.

THERAPEUT Wie bist du damit umgegangen?

LAURA Ich hab's getan. Bei einem Ausflug mit der Gruppe in der Stadt. [Triumphierend:] Und dann hab ich ihm gesagt, dass es mir nix gebracht hat.

THERAPEUT Gehe ich richtig in der Annahme, dass du eine sehr selbstständige Person bist, die selbst entscheidet, was für sie richtig ist?

LAURA (nickt leicht und spricht leise) Ja.

THERAPEUT (an die Mutter gewandt) Laura hat mir beim letzten Termin erzählt, dass sie nicht so sehr zufrieden war mit der Behandlung in der Klinik. Gab es auch etwas, mit dem Sie in der Klinik unzufrieden waren? Es ist mir wichtig, davon zu erfahren, nicht, dass ich aus Versehen das Gleiche tue.

MUTTER Ja. Also der Therapeut sprach von einer Beziehungsstörung. Und er wollte mich deshalb gleich zum Jugendamt schicken. Und dabei hatte er noch nicht mal mit mir gesprochen.

THERAPEUT Was glauben Sie, wie er darauf gekommen ist?

MUTTER Vermutlich weil Laura einfach nicht mit mir redet. Ich frage sie ständig. Sie wehrt aber nur ab. Was soll ich denn da machen?

THERAPEUT Nun, das ist eine nicht einfach zu beantwortende Frage. Vor allem, da ich Sie und Laura noch sehr wenig kenne und nichts Falsches sagen möchte. Das, was ich glaube, bisher verstanden zu haben, ist Folgendes. Sie haben eine sehr selbstständige Tochter, die glaubte, mit allem alleine fertigzuwerden. Leider hat sie die Erfahrung machen müssen, dass sie dies in die Klinik gebracht hat. Dort möchte sie, so glaube ich, nicht wieder hin. Da sie sehr klug ist, wird sie zukünftig einen anderen Weg wählen, soweit ihr das möglich ist. Dummerweise ist Ihre Tochter in einem Alter, in dem es um Verselbstständigung geht. Üblicherweise bespricht man in diesem Alter Probleme eher mit einer Freundin als mit der Mutter oder einem Therapeuten. Zudem hat sie schon immer versucht, alles selbst hinzukriegen. Und was die schulischen Leistungen angeht, kriegt sie ja auch alles blendend hin. Nur im Umgang mit den nicht so wohlwollenden anderen besteht aus meiner Sicht noch etwas Nachholbedarf.

Weiterer Verlauf und Reflexion zum Praxisbeispiel

Im Weiteren kann sich Laura auf 14-tägige Termine einlassen. Anfangs mehr im Beisein und somit auch im Schutz der Mutter. Später alleine. Zentral ist nicht eine gestörte Beziehung zu den Eltern, sondern sind zahlreiche nicht verarbeitete Hänseleien und wiederholt

Erlebnisse von Ausgeschlossenwerden bei großer emotionaler Sensibilität.

Reflexion zum Einsatz der Verbalstrategie unter Berücksichtigung der Eigensprache

Allem Anschein ist die Beziehung zu Laura in diesem ersten Gespräch schon so weit gewachsen, dass sie mir am Ende konkret antwortet, was ich nicht sagen soll, und mir sogar noch Hilfestellung für den Umgang mit ihrer Mutter gibt. Das hört sich für mich zunächst nicht so an, als ob eine Beziehungsstörung zwischen den beiden vorhanden wäre. Der Zugang zu dieser Jugendlichen und ihrer Mutter wird leichter gelingen, wenn ich mich an diese Hinweise halten werde.

In der zweiten Stunde zeigt sich Laura mir gegenüber, wie sie sich auch ihrer Mutter gegenüber verhält. Alles ist gut. Sie will über nichts sprechen. Das ist ihr bekanntes Muster. Ich nehme es an. Ich konfrontiere sie nicht damit. Ich bedränge sie nicht. Die Idee, ihre Mutter hinzuzuziehen, statt alleine mit der Mutter zu sprechen, greift sie auf. Sie möchte also dabei sein und alles mitbekommen. Die Mutter bestätigt den für sie äußerlich sichtbaren guten Verlauf.

Als Laura auch im zweiten Gespräch die Empfehlung, einen Baum zu umarmen, thematisiert, frage ich offen nach, wie sie damit umgegangen ist. Ich hätte nicht erwartet, dass sie es bei nächster Gelegenheit ausprobiert hatte. Noch weniger, dass sie dies dem Therapeuten zurückmeldet. Das Besondere ist jedoch, dass sie zurückmeldet, dass es ihr nichts gebracht hat. Und sie äußerte dies nicht in der Form, als ob sie nun gerne weitere Aufträge annehmen und ausprobieren würde, bis endlich etwas dabei wäre, was ihr auch helfen würde. Ich nehme also die Botschaft an, dass es besser ist, gemeinsam mit ihr unwissend zu sein. Umgekehrt kann ich mir sicher sein, dass sie auch mich korrigieren wird, wenn ich sie nicht dort abholen werde, wo sie steht.

Nun wende ich mich an die Mutter, um zu erfahren, ob sie auch so offen ist, die schwierigen Themen anzusprechen. Erfreulicherweise ist sie es, und sie kann auf meine offene Nachfrage auch genau benennen, was der Therapeut mit Beziehungsstörung gemeint hat: dass Laura nicht mit ihr spricht. Der Therapeut hat offenbar nicht mit der Mutter gesprochen und damit eine Beziehungsstörung zwischen der Mutter und ihm generiert. Genau darum geht es jetzt in dem Gespräch: keine Beziehungsstörung zu generieren, sondern eine positive Beziehung sowohl mit Laura als auch mit ihrer Mutter aufzubauen.

Im Gegensatz zu Laura fragt die Mutter nach: »Was soll ich denn da machen?« Die Mutter scheint also offen zu sein für konkrete Handlungsanweisungen. Die große Gefahr besteht nun für den Therapeuten darin, konkrete Handlungsanweisungen zu geben. Dies kann rasch dazu führen, dass die Mutter empfindet, ich könne es besser als sie. Um nicht in diese Falle zu geraten, schränke ich meine Ausführungen erheblich ein und begründe dies auch:

»Nun, das ist eine nicht einfach zu beantwortende Frage. Vor allem, da ich Sie und Laura noch sehr wenig kenne und nichts Falsches sagen möchte. Das, was ich glaube, bisher verstanden zu haben, ist Folgendes.« Es folgt meine wertschätzende Erklärung, wie es zur Klinikaufnahme gekommen ist. Dabei verwende ich bewusst die Formulierung »eine sehr selbstständige« (dies hatte Laura mir ja schon bestätigt) und nicht »eine sehr verschlossene Tochter«, um nicht das Problem zu fokussieren, sondern die Ressource und mögliche Lösung. Mit dem Satz »Üblicherweise bespricht man in diesem Alter Probleme eher mit einer Freundin als mit der Mutter oder einem Therapeuten« versuche ich, die Mutter zu entlasten vom Vorwurf der Beziehungsstörung, und ergänze, dass es genauso ungewöhnlich wäre, wenn sie sich stattdessen an einen Therapeuten wenden würde. »Etwas Nachholbedarf« ist natürlich eine starke Untertreibung, schließlich wollte sie nicht mehr leben, zumindest nicht mehr so in dieser Art und Weise leben.

Zusammengefasst, geht es in diesem Fallbeispiel darum, genau hinzuhören, was nicht gewünscht ist, und über Bestätigung und Wertschätzung eine annehmende Grundhaltung sowohl Laura als auch ihrer Mutter gegenüber einzunehmen, damit eine therapeutische Beziehung entstehen kann, die persönliches Wachstum ermöglicht.

Praxisbeispiele: Verbalstrategie als Hilfestellung für den Jugendlichen im Umgang mit Hänseleien, verletzenden Worten oder schwierigen Lebenssituationen im Alltag

Ein immer wiederkehrendes Thema bei Jugendlichen mit geringem Selbstwertgefühl ist der Umgang mit Hänseleien oder verletzenden Äußerungen. Teilweise von anderen nur unbedacht im Spaß geäußert, teilweise aber auch als bewusstes Sich-lustig-machen, Beleidigen und Verletzen bis hin zu Mobbing. Entscheidend ist das Gefühl der tiefen inneren Verletzung und der Hilflosigkeit bei den Betroffenen. Selbst wenn es ihnen noch gelingt, einfach über solche Äußerungen hinwegzugehen und nicht mit Worten zurückzuschlagen, bleibt später dennoch oft das nagende Gefühl der Ohnmacht und Ausweglosigkeit zurück. Da Jugendliche nur selten von sich aus auf die Idee kommen, sich bei einer Fachperson Hilfe zu holen, sondern von Erwachsenen geschickt werden, ist ihr Anliegen anfangs nur sehr unklar.

Wenn ein Jugendlicher durch seine bisherigen Lebenserfahrungen eher selbstunsicher, wenig durchsetzungsfähig und ängstlich geworden ist und dazu neigt, mit psychosomatischen Symptomen auf Belastungen und Konflikte zu reagieren, so ist er in seiner Selbstsicherheit und Ich-Stärke zu unterstützen. Dies versuche ich unter anderem durch die Vermittlung von Verbalstrategien, angepasst an das jeweilige Entwicklungsalter. Nur äußerst selten bitten die Jugendlichen explizit um eine konkrete Unterstützung. Sie stellen auch keine direkte Frage danach, wie sie eine spezielle Situation besser meistern könnten. Es ist mehr ein intuitives Erspüren, ob der jeweilige Jugendliche bei genau diesem Problem offen ist für eine solche Intervention. Nicht jeder Jugendliche ist offen dafür. Und selbst bei Offenheit: Nicht jeder Jugendliche kann dieses Angebot nutzen, besonders wenn eine Verbalstrategie zum jetzigen Zeitpunkt eine Überforderung darstellen würde. Dies erkennt man jedoch recht schnell daran, wie er auf das Angebot reagiert. Bei anderen wiederum benötigt es manchmal nicht mehr als eine Erarbeitung einer Verbalstrategie im Rahmen von wenigen Gesprächen. Sie fühlen sich dadurch so gestärkt, dass es keiner weiteren Unterstützung bedarf.

Wie sieht dies nun konkret aus? Als ersten Schritt lasse ich mir die schwierige, hilflos machende Situation genau beschreiben: »Welche Worte waren es genau, die so schlimm für dich waren?« (Und damit noch sind!) In der Regel können Jugendliche die Situation mit wenigen Worten genau umreißen und auch die konkreten Wörter benennen. Die erste große Hilfe an sich ist, wenn Jugendliche sich im Gespräch angenommen und verstanden fühlen.

Verbalstrategien stellen eine Interventionstechnik in schwierigen Situationen dar. Im therapeutischen Dialog geht es darum, gemeinsam die Art und Weise der Reaktion auf Angriffe möglichst konkret zu erarbeiten. Das Grundprinzip einer erfolgreichen Verbalstrategie ist, auf einen Angriff nicht mit einem Gegenangriff, sondern einer Überraschung zu reagieren, die irgendetwas vom Angreifer aufnimmt. Die meisten Jugendlichen wissen aus Erfahrung, dass es nichts bringt, bei Hänseleien und Beleidigungen zum Lehrer zu gehen. Antworten sie mit einer Drohung oder Beleidigung, geht es umso heftiger weiter bis hin zu körperlichen Auseinandersetzungen. Sie fühlen sich unterlegen und schweigen. Dies wird oft missverstanden als Erlaubnis, weitermachen zu dürfen, da der Betroffene sich ja eh nicht wehren kann. Bei den hier vorgestellten Verbalstrategien geht es darum herauszufinden, welche Antwort den anderen nicht reizen und nicht angreifen wird. Es ist eine Art Aikido mit Worten. Für den Angreifer ist es das Schwierigste, wenn der Angriff ins Leere läuft. Genau darum geht es. Einen Schritt zur Seite gehen und den Angriff ins Leere laufen lassen. Bei Aikido vollzieht sich dieser Vorgang über die körperliche Interaktion, bei der Verbalstrategie über die Interaktion mit Worten, also in einem übertragenen Sinn.

Lara (13 Jahre): »Lara-Alarm«

Lara wird vorgestellt wegen impulsiver körperlicher Übergriffigkeiten. Im Rahmen des Erstgespräches fallen ihr keine Wörter der anderen ein, die sie so zum Ausrasten brachten. Einzig und allein das Wort »Lara-Alarm« fällt ihr ein. Die anderen benutzten dieses Wort als »roten Knopf« immer wieder allzu gerne. Meine Frage ist:

THERAPEUT Was wäre, wenn du antworten würdest: »Tatütata – tatütata«?

Das spontane befreiende Lachen des Mädchens zeigt mir, dass es wirken wird, dass der »rote Knopf« ausgedient hat. Und tatsächlich bestätigt sich dies im Verlauf.

Reflexion zum Einsatz der Verbalstrategie unter Berücksichtigung der Eigensprache

Mein Anliegen bei Hänseleien ist es, dem Betroffenen Worte an die Hand zu geben, die er in der Situation anwenden kann, ohne den anderen noch mehr anzustacheln. Sinnvoll erscheint es, ausgehend von den verletzenden Worten, etwas zu wählen, das in eine gemeinsame Richtung weist, so als ob der Ball aufgefangen und weitergespielt würde. Hier wird das Wort »Alarm« verknüpft mit »Tatütata-Tatütata!«.

Aus der Sicht der Idiolektik wird hier die Eigensprache indirekt durch eine Lautmalerei aufgegriffen. So gesehen, ist diese Reaktion ein Versuch, in der Sprache des anderen unter weitgehender Reduzierung von möglichen verletzenden Zwischentönen zu sprechen. Da ich selbst die verletzenden Töne ja auch nicht hören möchte, versuche ich, auf diesen Sprachanteil des anderen bewusst nicht einzugehen. Entscheidend ist es, die Fähigkeit zu entwickeln, die Wahl zu haben, was ich von der Eigensprache des anderen aufgreife. Dies erfordert neben Übung auch die Fähigkeit, sich im betreffenden Moment zu distanzieren, quasi einen Schritt zurückzumachen.

Claus (16 Jahre): »Als du weg warst, war es hier schön ruhig«

Claus erhält so nebenbei nach einigen Krankheitstagen den Satz an den Kopf geworfen: »Als du weg warst, war es hier schön ruhig.« Er war sprachlos und war im Rahmen des Erstgespräches weiterhin tief verletzt. Meine Antwortidee: »Bei mir auch!« findet er gut. Es ist spürbar, wie es ihn entlastet. Bei einem weiteren Termin erwähnt er, dass ihn diese Möglichkeit, auf einen solchen Angriff so zu reagieren, gestärkt habe.

Reflexion zum Einsatz der Verbalstrategie unter Berücksichtigung der Eigensprache

Auch in diesem Beispiel beinhaltet die angebotene Antwort das Eingehen auf einen Aspekt des verletzenden Satzes, jedoch keinesfalls auf den sonst fokussierten verletzenden Aspekt. Hier sind es die Wörter »schön ruhig«, ohne dass sie jedoch verwendet würden. Trotzdem werden sie aufgegriffen in der Antwortidee: »Bei mir auch!«. Und auch hier ist keine Spitze gegen den anderen gerichtet.

Entscheidend für die Wirksamkeit ist nicht, dass dieser Jugendliche diesen Satz je anwenden wird. Vermutlich wird sich dazu nicht mehr die Gelegenheit ergeben. Entscheidend ist, dass die Verletzung, die stattgefunden hat, durch neu erworbene Kompetenz nicht weiter verletzt. Die Kenntnis dieser »schlagfertigen« Antwort, ohne dass man in Gegenangriff übergehen und gleichfalls verletzen müsste, genügt. Als weiterer Schritt wäre es bei Interesse möglich, mit dem Jugendlichen die Grundstruktur von solchen Antworten zu erarbeiten, um seine neue Kompetenz zu generalisieren, damit er über sie in verschiedenen Situationen verfügt. Es ist zu vermuten, dass die rasche

Bereitschaft dieses Jugendlichen, angriffslustige Äußerungen als verletzend aufzufassen, ihre Wurzeln in früheren Beziehungserfahrungen hat. Sie müssen im Rahmen dieser therapeutischen Arbeit aber nicht ergründet und bearbeitet werden. Stattdessen arbeite ich an den Kompetenzen im Hier und Jetzt. Dazu schaue ich mir sorgfältig das sprachliche »Angebot« des verletzenden Satzes an und suche nach einer Ressource, die das Opfer der Attacke stärken könnte. Dies ist hier: »Bei mir [war es] auch [schön ruhig]!« Deutlich wird in diesem kurzen Beispiel auch, dass es zuweilen »nur« um die Erweiterung von Handlungsspielräumen geht.

Emily (14 Jahre): »ES ist zurück«

Emily ist nicht gerade voll akzeptiert in der Klassengemeinschaft. Sie hat wegen einer Operation zwei Wochen in der Schule gefehlt. Von einer Mitschülerin wird sie begrüßt mit: »ES ist zurück.« Sie fühlte sich als ES angesprochen. Damit kommt sie überhaupt nicht klar. Sie kann die Aussage überhaupt nicht einordnen und weiß nicht, wie sie damit umgehen soll. Sie war in ihren Gedanken blockiert und konnte nicht reagieren.

Die mögliche Antwortidee »ES freut mich, dass ES mich begrüßt« fand bei ihr Gefallen, was ich an einem entspannten Lächeln erkenne.

Reflexion zum Einsatz der Verbalstrategie unter Berücksichtigung der Eigensprache

In diesem Beispiel wird die Eigensprache aus der verletzenden Aussage mit dem Schlüsselwort »ES« der Mitschülerin in der Antwort aufgegriffen. Sowohl das erste »ES« als auch das zweite »ES« müssen dabei genauso betont ausgesprochen werden, wie es zuvor in »ES ist zurück« ausgesprochen worden war. Bei diesem ersten »ES (freut mich)« handelt es sich um eine grammatisch andere Struktur. Das Schlüsselwort »ES« bekommt so eine andere Bedeutung. Es geht nicht mehr um den Inhalt, sondern um den Klang. Es entsteht so ein Wortspiel, das einerseits etwas verwirrt, andererseits eine humorvolle Reaktion ermöglicht. Der angestrebte Spielraum in den Reaktionen entsteht hier also durch Humor. Dies wird möglich, weil sich die Sprecherin vom Inhalt der Attacke löst und den Klang, die Aussprache des Schlüsselwortes nutzt, um durch Mehrdeutigkeit Verwirrung zu stiften. Das zweite »ES« wird dann wieder in der gleichen Bedeutung wie von der Mitschülerin verwendet. Fast so, als ob beide nun untereinander die gemeinsame »ES-Sprache« sprächen.

Praxisbeispiele: Verbalstrategie als Hilfestellung für Eltern im Umgang mit ihren jugendlichen Kindern

Wie sieht nun eine Verbalstrategie als Hilfestellung für Eltern im Umgang mit ihren jugendlichen Kindern aus? Auch hier geht es um die konkrete innere Haltung, die es ermöglicht, dass Beziehung wächst, statt dass man sich weiter voneinander entfernt. Günstig ist es, wenn zwischen Therapeut und Eltern Übereinkunft herrscht, dass viele andere Maßnahmen nicht zum Erfolg führten. Es geht nun darum, etwas Neues auszuprobieren. Eine weitere günstige Voraussetzung ist eine konkrete Anfrage der Eltern, wie sie auch bei den beiden folgenden Fallbeispielen vorlag.

Vater von Fabian (14 Jahre): »Und er weigert sich dann, ins Zimmer zu gehen«

Das Gespräch findet mit dem 29-jährigen Vater von Fabian statt. Bei Fabian ist die Diagnose einer hyperkinetischen Störung des Sozialverhaltens gestellt worden. Er bekommt Medikamente in Form von Stimulanzien, die positiv wirkten. Trotzdem kommt es im Alltag zu Hause immer wieder zu impulsiven Ausrastern bei Frustrationserlebnissen und Versagungen.

VATER Und wenn Fabian dann so ausflippt, weigert er sich heftig, in sein Zimmer zu gehen. Ich müsste ihn mit Gewalt hinzerren. Aber bald werde ich das nicht mehr schaffen. Meine Frau schafft es jetzt schon nicht mehr. Was soll ich dann tun?

THERAPEUT Sagen sie zu ihm: »Ich kann verstehen, dass das für dich jetzt ganz schlimm ist, dass du in dein Zimmer sollst. Diese Auszeit ist notwendig, damit du dich beruhigen kannst. Wenn du dich dann beruhigt hast, können wir darüber sprechen.«

VATER Was soll das bringen? Er wird höchstens darüber lachen. Ich kann mir nicht vorstellen, wie das bei Fabian helfen soll.

Beim nächsten Termin berichtet der Vater von sich aus:

VATER Es hat funktioniert. Ich konnte es mir nicht vorstellen, dass es wirkt. Aber ich hab es ausprobiert. Ich kann es immer noch nicht verstehen, wie diese Worte »Ich kann verstehen« ihn dazu bringen, ins Zimmer zu gehen. Aber er tut es. Unglaublich.

Reflexion zum Einsatz der Verbalstrategie unter Berücksichtigung der Eigensprache

Ich biete hier dem Vater auf seine konkrete Nachfrage hin eine verbale Strategie im Umgang mit seinem Sohn an für eine Situation, die bisher immer wieder eskaliert ist. Da er sich die positive Wirkung nicht einmal vorstellen konnte, ging ich nicht davon aus, dass er sie überhaupt ausprobieren würde. Das Erstaunliche ist, dass er sie trotzdem ausprobiert und dass sie trotz der Skepsis des Vaters wirkt. Wodurch wirkt diese Verbalstrategie? Durch das Vermitteln von Mitgefühl im Rahmen der wohlwollenden, annehmenden Grundhaltung. Es geht hier nicht um das Demonstrieren von Stärke. Dagegen hätte sich Fabian vermutlich aufgebäumt, so wie er es immer schon getan hatte. Das Überraschende für mich ist hier, dass die Worte »Ich kann verstehen« ihre heilsame Wirkung entfalten konnten, obwohl der Vater sie nur ohne innere Überzeugung aussprechen konnte.

Mutter einer 15-jährigen Tochter: »Ich bin dumm, ich bin nichts wert«

Eine Mutter berichtet recht verzweifelt von Äußerungen ihrer 15-jährigen Tochter, mit denen sie nicht umgehen könne.

THERAPEUT Was sagt Ihre Tochter genau?

MUTTER Ich bin dumm, ich bin nichts wert! Sie sagt das bei der leisesten Kritik oder wenn ihr etwas nicht gelingt. Öfter weint sie dann auch. Ich bin dann ganz hilflos.

THERAPEUT Und was machen Sie dann?

MUTTER Ich sage ihr: »Nein, das stimmt nicht. Du bist nicht dumm.« Am liebsten würde ich sie in den Arm nehmen, aber das wehrt sie ab.

THERAPEUT Sie sollten ihr sagen: Ja, das stimmt.

MUTTER (ist verwirrt).

THERAPEUT Ja, das hört sich jetzt verrückt an. Denn es stimmt ja überhaupt nicht. Ihre Tochter fühlt sich jedoch wertlos. Und Sie lehnen das, was sie sagt, mit einem »Nein, das stimmt nicht« ab. Das, was ihre Tochter braucht, ist Bestätigung. Also »Ja!« statt »Nein!«. Wie aber dann weiter? [Nach kurzer Pause mit verständnisvoller Stimme:] Ja, das stimmt, in solchen Situationen fühlt man sich dumm und nichts wert. [Pause.] Ich sage nicht, dass sie dumm ist und nichts wert. Aber sie fühlt sich so.

MUTTER (nachdenklich) Stimmt. [Unsicher:] Und ich soll tatsächlich »Ja, das stimmt« sagen?

THERAPEUT Wenn Sie nicht dabei stehen bleiben und es weiter erklären, werden Sie »Ja« zu Ihrer Tochter sagen können und sie damit bestärken. Und Sie zeigen Ihr Verständnis, dass es normal ist, sich so zu fühlen. Die größte Gefahr besteht dann darin, dass Sie mit einem »ABER« fortfahren: »ABER es ist doch gar nicht so …« Damit würden Sie Ihr »Ja« wieder zunichtemachen. [Pause.] Es geht darum, es auszuhalten. Es ist ein Vertrauensbeweis von Ihrer Tochter, dass Sie Ihnen das zumutet. Das kann nur gelingen, wenn Sie mehr innere Distanz gewinnen und nicht »mitleiden«. Sonst zieht Ihnen diese Aussage Ihrer Tochter den Boden unter den Füßen weg und Sie sind ganz hilflos. Mitgefühl ist gut, aber Mitleiden schwächt Sie und damit auch Ihre Tochter. Bestätigen Sie Ihre Tochter, dass es ganz toll ist, dass sie Ihnen das anvertraut, dass sie sich so fühlt. Auch wenn es schwer auszuhalten ist. Fragen Sie offen nach. Bedrängen Sie Ihre Tochter nicht. Seien Sie einfach da. Auch wenn Ihre Tochter es nicht annehmen kann, dass Sie sie in den Arm nehmen.

Reflexion zum Praxisbeispiel

Man kann dieses Gesprächsbeispiel unter dem Aspekt der bedingungslosen Annahme einer sehr schwierigen Aussage betrachten: »Ich bin dumm, ich bin nichts wert!« Diese Eigensprache der 15-jährigen wird konsequent gewürdigt.

Im Gespräch mit der Mutter kommt es erst mal zu einer deutlichen Verwirrung. Die Verwirrung ist bewusst gesetzt, damit neue Lernprozesse entstehen können. Ich greife diese wahrzunehmende Verwirrung auf und verbalisiere sie: »Ja, das hört sich jetzt verrückt an.« Und ich bestätige die Mutter in ihrer Einschätzung »Denn es stimmt ja überhaupt nicht« im Sinne einer paradoxen Intervention. Durch die Einleitung mit der Verwirrung ziehe ich die ganze Aufmerksamkeit auf meine weiteren Äußerungen, die die Mutter als Grundlage für ihren folgenden Umgang mit ihrer Tochter nicht vergessen soll. Im Sinne einer Psychoedukation erkläre ich ihr, wie es dazu kommt, dass ihre Tochter solche Aussagen macht und dass sie Bestätigung benötigt. Ihre Tochter ist nicht dumm, aber sie fühlt sich so. Und das will angenommen und gewürdigt werden. Hier versuche ich also, die annehmende, wertschützende Grundhaltung der Idiolektik selbst einer sehr schwierigen Aussage im Rahmen der Verbalstrategie zu vermitteln.

Dann greife ich weitere mögliche ungünstige Äußerungen auf, mit einem »ABER« fortzufahren, und zeige der Mutter somit die Fallstricke, die noch auf sie lauern können. Ich warne sie nicht nur davor, sondern teile ihr ungefragt mit, wie sie sie umgehen kann. Ich bin also wieder psychoedukativ tätig und hoffe, das Ganze so zu vermitteln, dass die Mutter es annehmen und auch umsetzen kann. Im Gegensatz zum einfachen offenen idiolektischen Nachfragen und Sichbeschreibenlassen ist dieses vorgestellte Beispiel eine aktivere und komplexere Form der Gesprächsführung.

Praxisbeispiel: Verbalstrategie als Hilfestellung für Jugendliche im Umgang mit ihren Eltern/Großeltern

Grundsätzlich ist auch eine Verbalstrategie als Hilfestellung für Jugendliche im Umgang mit ihren Eltern/Großeltern nicht anders aufgebaut. Auch hier geht es um die konkrete innere Haltung, die es ermöglicht, dass Beziehung wächst, statt dass man sich weiter voneinander entfernt.

Jasmin (16 Jahre): »Sieh immer positiv« und »Das ist doch gar nicht so schwer«

Jasmin ist zum Zeitpunkt des Gespräches eineinhalb Jahre bei mir in ambulanter Behandlung. Schrittweise hatte sie in den ersten Stunden immer mehr belastende Themen ansprechen können. Dazu gehören ihr erfolgreich verheimlichtes Ritzen, das sie unter Freundschaftsbändchen am Handgelenk verbirgt, ihr stark vermindertes Selbstwertgefühl, ihre latenten Suizidgedanken. Da sie dies ihren Eltern nicht selbst sagen konnte, nutzte sie mich immer wieder als Sprachrohr gegenüber ihren Eltern. Die ambulante Behandlung wird trotz Unterbrechung durch fünf stationäre Kriseninterventionen von unterschiedlicher Länge – von drei Tagen bis hin zu zehn Wochen Dauer aufgrund sich aufdrängender Suizidgedanken – immer wieder fortgesetzt, da sie zu mir noch am meisten Vertrauen hat. Zweimal muss sie auch zum Eigenschutz während der stationären Behandlungen auf eine geschlossene Jugendstation verlegt werden. Die mittlere Reife hat sie trotz all der Krisen nachgeholt und bestanden. Die Dosierung des Antipsychotikums wird beim letzten Aufenthalt angehoben, die

Dosis des Antidepressivums belassen. Die fallführende stationäre Therapeutin hat das Ziel, mit ihr eine Perspektive für die Zeit danach zu erarbeiten. Lange Zeit ist Jasmin damit einverstanden, in eine Wohngruppe zu wechseln. Die Idee dafür kommt jedoch nicht von ihr oder den Eltern, sondern von der Therapeutin. Nach der ersten Wochenendbeurlaubung, die sehr gut funktioniert, ändert Jasmin ihre Meinung wieder. Stattdessen erklären sich Jasmin und ihre Eltern nun endlich bereit, die bei früheren stationären Behandlungen vehement abgelehnte Maßnahme zu akzeptieren, nämlich ambulante Hilfe zur Erziehung beim Jugendamt in Form eines Erziehungsbeistandes zu beantragen. Vom ersten Gespräch nach einer solchen wiederholten Unterbrechung der ambulanten Therapie handelt folgender Ausschnitt. Jasmin spricht davon, dass ihre Stimmung immer wieder so weit sinkt, dass sie in die Klinik gehen muss, um sich nichts anzutun.

THERAPEUT Wie kommt es bei dir immer wieder zu Situationen, in denen deine Stimmung so weit sinkt, dass du wieder in die Klinik gehen musst?

JASMIN Die Menschen, die mir wichtig sind, verletzen mich. Dadurch geht mein Selbstbewusstsein runter.

THERAPEUT Welche Menschen sind das?

JASMIN Freunde, Menschen, die ich liebe, meine Eltern, meine Großeltern.

THERAPEUT Fallen dir konkrete Wörter ein, die dich von deinen Großeltern verletzen?

JASMIN Nein.

THERAPEUT (wartet ab).

JASMIN (vorsichtig, stockend) Vielleicht doch. Meine Oma sagt immer: »Sieh immer positiv!« Und: »Das ist doch gar nicht so schwer!«

THERAPEUT Das kann ich verstehen, dass dich das verletzt, wo du dich doch so bemühst. [Pause.] Was hältst du davon, wenn wir überlegen würden, was du in solch einem Fall deiner Oma antworten könntest?

JASMIN Ja, das wäre gut. [Breites Grinsen.]

THERAPEUT (nach einer kurzen Pause langsam und etwas zögerlich) Was hältst du davon, wenn du sagen würdest: »Ja, Oma. Objektiv ist es wirklich nicht schwer. Für mich aber schon. Und wenn du dann sagst, dass es doch gar nicht so schwer ist, verletzt mich das sehr und schwächt mich.« Würde das deine Oma verstehen?

JASMIN (ganz bei sich) Ja, das würde sie.
THERAPEUT Dann ist es ja gut. [Pause.] Und zu dem »Sieh immer postiv!« Was könnte da helfen? [Pause.] Wie wäre es mit: »Ja Oma, ich hol mal gleich meine rosarote Brille.«
JASMI (befreiendes Lachen) Ja, das wäre gut.

Zusammenfassende Gedanken zu Verbalstrategien unter Berücksichtigung der Eigensprache

Bei diesem Fallbeispiel handelt es sich um eine emotional äußerst labile Jugendliche. Die therapeutische Beziehung ist trotz des sehr unsteten Entwicklungsverlaufs sehr gut. Dazu trägt sicher die offene, annehmende Grundhaltung ohne Vorwürfe und Bedrängen bei. Sie geht zwar sehr auf das Nachfragen in Bildern ein, kann daraus für sich jedoch keine Verhaltensänderung entwickeln, sodass ich mich zu diesem Zeitpunkt entschließe, ihr konkretere Hilfestellung anzubieten.

Zuerst lasse ich mir in diesem Gesprächsausschnitt die Menschen, die ihr wichtig sind, genauer benennen. Von den genannten (»Freunde, Menschen die ich liebe, meine Eltern, meine Großeltern«) wähle ich bewusst die Großeltern als die zuletzt Genannten aus in der Annahme, dass die Verletzungen dort nicht so gravierend sein werden. Zudem habe ich in den vielen Stunden zuvor nichts von Beziehungsproblemen mit den Großeltern gehört. Ich hätte mir andererseits die Großeltern beschreiben lassen können, z. B. was sie tun, wie sie üblicherweise mit ihr umgehen, wenn sie Jasmin nicht verletzen. Ich hätte möglicherweise von gemeinsamen positiven Erlebnissen erfahren. Stattdessen frage ich (»härter am Wind segelnd«) nach dem Problem, den konkreten verletzenden Worten. Wichtig ist hier, dass ich ihr ihre Zeit lasse. Durch das Abwarten kann sich Jasmin erinnern. Auch wenn die Worte »Sieh immer positiv« auf den ersten Anschein und lexikalisch gesehen nicht verletzend erscheinen, wird durch den Zusatz »Das ist doch gar nicht so schwer« ihr subjektives Erleben von Bedrängung und Abwertung nachvollziehbar. Denn für Jasmin ist es in ihrer jetzigen Verfassung unmöglich, immer positiv zu sehen. Und für welchen Menschen ist das überhaupt möglich? Aber für sie ist dieser Kommentar in diesem Moment vermutlich unerträglich, weil er mit dem Gefühl des Scheiterns verbunden ist. Ich begebe mich in Resonanz und zeige mitfühlendes Verstehen. All dies sind wichtige Vorbereitungen für den Einsatz von Verbalstrategien. Eingeleitet durch eine Pause, hole ich mir nun das Einverständnis, mit ihr verbalstrategische Überlegungen anstellen zu können. Aufgrund der langsam gewachsenen positiven Beziehung kann sie dem zustimmen. Ihr breites Grinsen ist wohl darauf zurückzuführen, dass sie schon mal im Rahmen vorausgegangener Gespräche gute Erfahrungen mit ähnlichen Überlegungen gemacht hat.

Nun kommt der schwierigste Teil: Welche Worte wähle ich aus, und wie formuliere ich die Reaktion? Wichtig ist, dass die Jugendliche überprüfen kann, ob es für sie stimmig ist. Die Einleitung der Verbalstrategie mit »Ja, Oma« ist deshalb günstig, weil das Gegenüber das Nachfolgende besser annehmen kann, wenn zuerst die Bestätigung mit einem »Ja« folgt, selbst wenn es sich dann um das Gegenteil handelt. Mit der Unterscheidung zwischen objektiv und subjektiv kann zum persönlichen Empfinden übergeleitet werden. Wenn Jasmin solchen Worten zustimmen kann und es auch noch schaffen würde, sie in der Situation anzuwenden, so wäre sie schon einen großen Schritt weiter. Mit Jasmins bejahender Antwort auf die Frage, ob das ihre Oma verstehen würde, steigt die Wahrscheinlichkeit, dass sie sich innerlich stark genug fühlen wird, eine entsprechende Strategie in einer zukünftigen Situation, möglicherweise in einer abgewandelten Version, einsetzen zu können. Da Jasmin jedoch noch einen weiteren verletzenden Satz angesprochen hat, ist es sinnvoll, ihr auch dafür hilfreiche Worte an die Hand zu geben. Die erste Verbalstrategie spricht im ersten Teil das Denken an, indem sie zwischen objektiv und subjektiv unterscheidet, und im zweiten Teil die eigene Befindlichkeit. Die zweite Verbalstrategie versucht, den Angriff, ebenso wie im Beispiel von Emily, mit einer humorvollen, ironischen Bemerkung aufzulösen. Dies scheint besonders gut anzukommen. Zumindest bei Jasmin. Vermutlich aber auch bei der Oma. Denn ein Lachen ist die kürzeste Verbindung zwischen zwei Menschen:

> »In der Literatur findet sich, wenn es um die Vermittlung neuer Ideen, Kreativität und Erweiterung von Sprachformen geht, neben dem Gebrauch der Metapher kein Instrument, das sich so trefflich, flexibel und nahezu universell einsetzen lässt wie die Ironie. [...] Ironie als therapeutisches Werkzeug wird zwar ausreichend häufig angewendet, wird jedoch meist nicht benannt oder euphemistisch als Humor bezeichnet« (Poimann 1996, S. 210).

> »Wenn wir im Bereich der idiolektischen Gesprächsführung die Aktivitäten von David Jonas betrachten, so wird klar, dass er nicht nur in seinen Schriften die Bedeutung des Humors und des humorvollen Handelns betont, sondern dies auch lebt. Untersucht man jedoch seinen Humor genauer, so lässt sich dieser eigentlich nur als Ironie bezeichnen. [...] Jonas' Ironie ist achtungsvoll, liebevoll und respektvoll, aber es ist Ironie und nicht Humor« (ebd., S. 214).

Entscheidend bei dieser Verbalstrategie ist, wie im Fall von Claus, nicht der tatsächliche zukünftige Einsatz. Entscheidend aus meiner Sicht ist, dass Jasmin etwas in der Hand hat, womit sie einer Verletzung etwas entgegensetzen könnte. In diesem Fall ist es sogar noch verbunden mit dem, was Jasmin an sich zu lernen hat: von sich zu sprechen, wie es ihr geht in einer konkreten Situation, wenn sie etwas verletzt. Dies kann sie im geschützten Rahmen der Therapiestunde erlernen und im besten Falle auf ihren Alltag übertragen. Dazu gehört eine gute Portion Selbstvertrauen und Selbstbewusstsein, die es erst schrittweise anzueignen gilt.

6 Die Eigensprache von Eltern

Daniel Bindernagel und Hans Hermann Ehrat

Entwicklungsaufgaben von Eltern

Die Entwicklungsaufgaben von Eltern wären ein weiteres Buch wert. Sehr gerafft seien hier ein paar wenige Kernpunkte erwähnt. Der Übergang vom Paar zur Elternschaft stellt hohe Anforderungen auf ganz unterschiedlichen Ebenen. Im Pyramidenmodell (Abb. 2) wird detaillierter auf die Ebenen Eltern-Kind-Beziehung, Elternschaft, Familie und Gesellschaft/Kultur eingegangen, auf denen jeweils erhebliche Herausforderungen zu meistern sind. Zentral ist die scheinbar paradoxe Aufgabe, dem Kind einerseits das Gefühl, sich genügend sicher und gehalten zu fühlen, und andererseits Autonomieentwicklung zu ermöglichen. In vielen Fällen werden diese elterlichen Entwicklungsaufgaben intuitiv bewältigt, wobei sich das elterliche Verhalten in faszinierender Weise »wie von selbst« den sich rasch wandelnden, im ersten Lebensjahr innerhalb von wenigen Wochen ändernden Entwicklungsbedürfnissen anpasst. Wie die folgenden Praxisbeispiele aufzeigen, kann es zuweilen bei Eltern aber genauso wie bei Kindern zu Entwicklungskrisen mit entsprechenden Blockierungen und Symptomen kommen. Dabei ist die Genese sowohl der Krise als auch der Symptome multifaktoriell, und die elterliche und die kindliche Ebene sind meistens wechselseitig und rekursiv verknüpft. Manchmal kommt es zu einer Umkehr der Eltern-Kind-Hierarchie: Eltern lassen sich von ihren Kindern in eine passive und ohnmächtige Rolle drängen, werden handlungsunfähig und entwickeln entsprechende Körpersymptome. Wie hilfreich in solchen Fällen idiolektische Gespräche mit Eltern sein können, demonstrieren die Praxisbeispiele. In Extremfällen kann der beschriebene Prozess der Rollenumkehr so weit gehen, dass von einer sequenziellen Traumatisierung der Eltern durch die Kinder gesprochen werden kann (siehe auch Pleyer 2004). Während im ersten Lebensjahr beim elterlichen Verhalten gegenüber dem Kind nicht sinnvollerweise von »Erziehung« gesprochen werden kann, weil das Baby ja primär befriedigt, gepflegt und »gehalten« werden soll, passt dieser Begriff in den darauffolgenden Jahren besser. Bekanntlich sind die Vorstellungen von diesem Begriff nicht nur in verschiedenen Kulturen, sondern auch innerhalb einer Gesellschaft extrem unterschiedlich. Passend zu den Grundhaltungen der Idiolektik kommentiert Wilhelm Rothaus (2006, S. 37) den Begriff der Erziehung wie folgt:

> »Tatsächlich ist Erziehung immer wieder ›ein Experiment mit ungewissem Ausgang‹. Dieses Verständnis von Erziehung führt zu einer völlig neuen und andersartigen Einstellung und Haltung, die die Individualität des einzelnen Kindes respektiert und voll Interesse auf seine spezifische Reaktionsweise orientiert ist. [...] Es entwickelt sich ein erzieherischer Dialog zwischen Erwachsenem und Kind, in dem beide ›gleichwürdige Partner‹ sind.«

Idiolektische Gespräche mit Eltern von Kindern mit Schwierigkeiten in der Schule

Hans Hermann Ehrat

Einführung

In der Hausarztpraxis zeigen sich nicht selten Patienten – Eltern von Kindern mit Schwierigkeiten in der Schule – mit gesundheitlichen Störungen, die anfänglich nicht unbedingt verständlich sind. Interessanterweise – für mich aber nicht überraschend – findet man vor allem Symptome aus dem Bereich der »archaischen Relikte«.

»Archaische Relikte« (vgl. Jonas u. Jonas 1977; Jonas 1985) sind formkonstante Prozesse oder Körperphänomene, die bei Lebewesen in früherer Zeit der Evolution eine adaptive Funktion hatten. Sie dienten ausschließlich der Sicherung des Überlebens. Sie gehören in den Bereich der Verhaltensautomatismen. Sie sind Symptome, die, gesteuert durch Impulse aus einem »Generatorsystem« im Mittelhirn, auf neuronalen Bahnen zu den Zielorganen geleitet werden zu dem Zweck, in ganz bestimmten Organsystemen Körperphänomene, eben Symptome, auszulösen. Sie »erklären« auf eindrückliche Weise die oft rätselhaften Seele-Leib-Verknüpfungen und machen so psychosomatische Störungen sowohl für den Arzt als auch für den Patienten verständlich. Seelische Konflikte, auf einem geschlossenen Schaltkreis im Zentralnervensystem verlaufend, sind »Auslöser« für Aktivität des »Mittelhirn-Generatorsystems«, was zu den spezifischen Impulsen und zu den spezifischen Körperphänomenen führt.

Auf alle Fälle sind Kenntnisse der Phänomenologie dieser Symptomkomplexe hilfreich. Sie erleichtern den »Zugang« zu den krank machenden Situationen.

Diese Situationen sind Auslöser der beklagten Beschwerden, ohne dass dies den Betroffenen zunächst bewusst wäre. Durch ein idiolektisches Gespräch kann das Verständnis der Körperreaktionen von den Betroffenen dann als Verständnis für die ganze Situation aufgefasst werden. Der erste Schritt auf der Beziehungsebene ist vollzogen, der Raum für authentische Informationen geschaffen.

Aufgrund eigener Beobachtungen scheint es mir in solchen Situationen außerordentlich wichtig zu sein, die »Mechanik« der Beschwerdeentstehung erklären zu können, da Einsicht in die Zusammenhänge einer Würdigung des Krankheitsbildes gleichkommen kann. David Jonas, der Begründer der Idiolektik, hat in seinen unvergesslichen Seminaren den Patienten oft Erklärungen zur Entstehung bestimmter, eben archaisch verankerter Krankheitsbilder abgegeben, was mich damals wunderte – heute sind diese Erklärungen in meiner Arbeit eine Selbstverständlichkeit geworden.

Eine Migraine cervicale zum Beispiel bekommt unter dem Gesichtspunkt archaischer Zusammenhänge ein neues Gesicht. Nach der Erklärung der dahinter stehenden Mechanismen entsteht die Überzeugung, dass der Körper so und nicht anders reagieren soll und muss und dass das Beschwerdebild eben auch Sinn ergibt. Das meine ich, wenn ich von Würdigung spreche. Oft wird Würdigung verwechselt mit Belobigung, was zu einem ganz falschen Bild der Würdigung führt.

Migraine cervicale – »Mit dem Kopf durch die Wand«

Ein junger Vater kommt mit einer Migraine cervicale in meine Sprechstunde. Dieses Syndrom umfasst Kopfschmerzen, die in Abhängigkeit von Kopfhaltung und Kopfbewegung auftreten und in der Orthopädie mit knöchernen, ligamentären und muskulären Fehlfunktionen der Halswirbelsäule in Zusammenhang gebracht werden. Im Gespräch wird rasch klar, woher das Krankheitsbild kommen könnte. Lange Zeit war von vielen Kollegen verständlicherweise von der Annahme ausgegangen worden, die Kopfschmerzen seien Ausdruck der Arbeit am Computer. Alle bisherigen Behandlungsmaßnahmen führten zu wenig Linderung der Beschwerden. Meine erste und provokative Frage, in Anlehnung an die archaischen Mechanismen, lautet:

THERAPEUT Wo müssen Sie mit dem Kopf durch die Wand?

PATIENT Ja, mein elfjähriger Sohn David hat Schulschwierigkeiten, ich muss jede freie Minute mit ihm lernen, das ist sehr mühsam, und richtig voran kommt er trotzdem nicht. Auch mit den Lehrkräften und sogar mit den Behörden muss ich mich immer wieder auseinandersetzen. Meine Frau und ich leiden unter der Situation gemeinsam, was letztlich auch unsere Beziehung belastet. Wir erleben mit David eine freudlose Zeit, das Einzige was ihn hält, ist seine Begeisterung für Fußball.

Kinder und Jugendliche suchen ihr Glück in der Schule in Kommunikation und Beziehung. Gelingt das, entsteht ein günstiges Gefühl, und Unterricht und Lehrpersonen werden weniger kritisch betrachtet. Dadurch entsteht mehr Offenheit gegenüber den Lerninhalten. Im Besonderen fördert Angstfreiheit unabhängiges und kreatives Denken. Die Psychologin Maria Spychiger (2013) drückt dies folgendermaßen aus:

> »Lernerfolge sind dort vermehrt vorhanden, wo Häme, Spott und Angst vermieden werden. Eine Lehrperson, die diese Tatsache respektiert, wird ihre Schüler gut führen. Nach den Grundregeln der Führung heißt die Aufgabe: Ich sorge für die mir anvertrauten Menschen – in unserem Fall sind es die anvertrauten Schüler – für Wohlbefinden in Beziehung und Kommunikation.«

Der Vollständigkeit halber muss gesagt werden, dass Leistungsdruck zwar durchaus relevante Ergebnisse bringen kann, langfristig sind die Konsequenzen oft fatal.

Druck geht sehr rasch in Angst über, Druck ist niemals Führung wie oben beschrieben, Druck erzeugt Abwehr. Überwiegen die ungünstigen Emotionen, geht die Freude am Erkenntniserwerb rasch verloren.

Der Pädagoge Joseph Zollneritsch, der sich in seiner Schrift *Wie behalte ich mir die Freude am Lernen?* (2005) mit dem emotionalen Anteil allen Lernens befasst, kehrt immer wieder zu der Tatsache zurück, wie wesentlich im pädagogischen Kontext eben Beziehung und Kommunikation sind. Er weist darauf hin, dass sie der Sachebene immer übergeordnet sind. Für diese These bin ich sehr dankbar. Leider wird sie sehr wenig umgesetzt. Auch wenn diese Denkweise dem idiolektisch Geschulten vertraut ist, ist zu befürchten, dass sie andernorts nicht immer so deutlich wahrgenommen wird.

Bei seinem Anliegen der Förderung von Kommunikation und Beziehung geht es Zollneritsch nicht um eine anbiedernde Form der Kommunikation, sondern um das »Menschenbild«, das die Kommunikation bestimmt. Er hat festgestellt, dass dank weniger, aber entscheidender Grundvoraussetzungen, die Eigenverantwortlichkeit, Leistungsbereitschaft und Leistung der Schüler signifikant zunehmen. Mein Praxisalltag führt mich immer wieder zu Situationen, in denen solche Zusammenhänge ins Auge springen.

Der elfjährige David, Sohn des oben erwähnten Vaters mit »Migraine cervicale«, erzählt mir etwas später, wie oft er in der Schule getadelt und bloßgestellt wird. Aber nicht nur in der Schule, auch die durch Leistungsabfall und Kritik von Behörden verzweifelten Eltern kritisieren David laufend. Sie reagieren klassisch mit mehr Druck und offen geäußerter Enttäuschung.

Bei den Besprechungen mit den Lehrern kommt es vonseiten des Vaters zu verbalen Attacken, was wiederum zu Kritik und Marginalisierung des Kindes führt. Der Teufelskreis ist in Gang gesetzt. Das bestehende Beschwerdebild des Vaters wird unter dem Licht der archaischen Relikte verständlich. Es gelingt, mit den Eltern von David einige idiolektische Gespräche zu führen. Dies ermöglicht eine Entspannung der Situation, der Druck auf David vermindert sich. Die Gespräche mit dem Vater verlaufen paralogisch, d. h., sie folgen nicht dem lexikalischen Inhalt, sondern verlaufen entlang den positiven nonverbalen Signale und der Eigensprache. Sie bewegen sich im Großen und Ganzen um eine seiner Lieblingsbeschäftigungen: Fußball.

THERAPEUT Können Sie mir über Fußball erzählen?

PATIENT Ich liebe das Zusammenspiel mit meinen Freunden, und ich fühle mich sehr gut, in der Gemeinschaft mit ihnen zu sein. Mir gefällt auch der kameradschaftliche Geist, der in unserem Seniorenclub herrscht.

THERAPEUT Was daran ist gut für Sie?

PATIENT Ich fühle mich aufgehoben und geachtet, und ich merke, wie mir das hilft, andere Situationen besser zu meistern.

THERAPEUT Haben Sie ein Beispiel?

PATIENT Ja, ich bin im kantonalen Gefängnis tätig und ich merke, wie es mir zunehmend leichter fällt, mit den Gefängnisinsassen umzugehen, ihnen mit Achtung und Respekt zu begegnen. Und das wiederum freut mich und gibt mir Befriedigung in meiner Arbeit.

THERAPEUT Das stelle ich mir hilfreich vor, ein solches Instrument zu haben.

PATIENT Ja, das erlebe ich auch so, es hat sich für mich vieles im günstigen Sinne verwandelt.

Der Vater kann jetzt plötzlich »gelöst« mit den Lehrern und Behörden »verhandeln«. Statt Vorwürfe zu machen, hat er in unseren Gesprächen gelernt, bei den Lehrern nach Vorschlägen zugunsten einer Veränderung nachzufragen. Diese Fähigkeit des Nachfragens hat eine überragende Bedeutung und Wirkung. Sie ist einfach erlernbar, macht viel Spaß und wird vom Befragten als Zeichen echten Interesses, als Verständnis erlebt. Verstehen und Verständnis bekommen nun einen Platz, und dies ist für die Weiterentwicklung der Situation ganz wesentlich.

Andererseits gelingt es auch, wie oben angedeutet, mit David selber einige Gespräche zu führen, in denen ihm selbstverständlich der vollständige Respekt einer eigenständigen und einzigartigen Person entgegengebracht wird. Kritik und Beratung werden vermieden. An ihre Stelle tritt ein ressourcenorientiertes Interview, welches vom betroffenen Schüler offensichtlich sehr genossen wird. Hier ein Ausschnitt aus dem Dialog:

THERAPEUT Ich habe gehört, dass du gerne Fußball spielst. Kannst du etwas darüber berichten?

DAVID Ja, Fußballspielen ist für mich das Wichtigste. Ich bin in unserem Dorf im Fußballclub. Mein Vater ist unser Trainer. Ich bin sehr stolz auf ihn, und beim Sport können wir sehr gut miteinander umgehen.

THERAPEUT Hast du eine Ahnung, was es ausmacht, dass ihr beide beim Sport gut miteinander umgehen könnt?

DAVID Ich glaube, mein Vater respektiert mich dort so, wie er andere Mitspieler respektiert, und das ist sehr schön für mich.

THERAPEUT Was daran gefällt dir?

DAVID Es ist ein schönes Erlebnis, nicht immer der Letzte im »Umzug« zu sein, gleichberechtigt zu sein und zu spüren, wie meine Leistungen geschätzt werden.

THERAPEUT Was muss geschehen, dass du so etwas auch außerhalb des Fußballspielens erfahren kannst?

DAVID Vielleicht könnte ich es meinem Vater einfach sagen, wie gut es mir tut, ihn so zu erleben wie auf dem Fußballfeld.

THERAPEUT Und was sagst du zu deiner Idee?

DAVID Nicht schlecht.

Reflexion zum Einsatz der Idiolektik

Wie in diesem Fall ist es für mich bis heute ein Erlebnis, mit Menschen einen Weg gehen zu können, der hinführt zu einem Aha-Erlebnis. Als solches verstehe ich ein Erlebnis, das zu der Einsicht führt, wer jemand ist, was er ist, was er nicht kann und was er kann. So erfährt derjenige die Gesamtheit seiner Person: *So bin ich!* Diese ganz persönliche »Entdeckung« hat initiatische Wirkung. In den Gesprächen mit David wird auch sichtbar, wie tief gehend und paralysierend seine Verletzungen sind und wie hinderlich die Wirkung defizitorientierter Begegnungen sind, in denen Beratung im konventionellen Sinne durchgeführt wird. Im beschriebenen Fallbeispiel konnte der »Krieg« beendet werden. Die Leistungen von David sind innerhalb kurzer Zeit um zwei Notenpunkte besser geworden. Er hat einen Wachstumsschub durchgemacht, und immer, wenn es ihm möglich ist, kommt er schnell bei mir in der Praxis vorbei, um mich zu begrüßen.

Ich habe anhand dieses einen Beispiels unter anderem versucht, etwas zur Mechanik der Beschwerdeentstehung aufzuzeigen. Im Symptomkatalog der archaischen Relikte sind selbstverständlich auch andere Körperreaktionen zu finden.

Wird auf die Phänomenologie dieser Körperreaktionen ernsthaft geachtet, wird sofort klar, wie wesentlich Begegnungsformen sind, die Beziehung und Kommunikation fördern.

Wir haben mit der idiolektischen Gesprächsführung eine wirksame Methode, Beziehung durch qualifizierte Kommunikation zu erreichen. Idiolektik ist kein Beziehungskonstrukt, sondern eine exzellente Möglichkeit, Beziehung zu induzieren. Die Methode, mit Schlüsselwörtern zu arbeiten, ist getragen von einem Menschenbild des Vertrauens und der Zuneigung. Dieses Menschenbild bestimmt so die Kommunikation. Sowohl auf der Seite der Eltern wie der der Kinder sind Vertrauen und Zuneigung wichtige Faktoren zum Meistern von Schwierigkeiten. Hilfreich ist auch die Tatsache, dass bei solchen Gesprächen der Inhalt weniger wesentlich ist als die entstehende Resonanz. Es stellt eine Herausforderung dar, diesem Resonanzphänomen mehr zu vertrauen als logischen und erklärbaren Konzepten.

Somit stehen »Idiolektiker« nicht unter dem Zwang der Logik, Entscheidungen und Lösungen herbeiführen zu müssen, sondern sie stehen unter dem befreienden Gefühl, helfend bei der Entstehung selbst entdeckter Lösungen mitwirken zu können. Komplexe Situationen lassen sich in den seltensten Fällen logisch lösen. Gerade komplexe Situationen sind sehr häufige Herausforderungen an Berater in verschiedensten Situationen.

Gespräche, die den Interviewten zum Experten der Situation machen, können dazu beitragen, dass er »Entdeckungen« von Dingen macht, die er zwar schon weiß, aber ihm bis dato noch nicht zur Verfügung stehen. Die Kompetenz wird nun für ihn sichtbar und erlebbar.

Im Fallbeispiel entdeckt David, dass es hilfreich sein könnte, seinem Vater einfach zu sagen, wie sehr er seinen Umgang auf dem Fußballfeld schätzt. Die eigene Kompetenz ist entdeckt – ein beglückender Moment.

Konventionellerweise verliert ein Berater seine Legitimation, wenn er nicht rational, effektiv und effizient arbeitet und somit Kontrolle und Steuerung aus der Hand gibt. Bei idiolektischen Gesprächen werden Kontrolle und Steuerung vom Sprechenden übernommen, nämlich in seiner Position als Experte für seine Fragestellung.

Günther Ortmann postuliert in seinem Buch *Phänomenologie des Entscheidens* (2013, S. 121–149), dass Lösungen rationaler Herkunft in Wirklichkeit gar keine Entscheidungen und Lösungen sind. Echte Lösungen sind nach seiner Aussage immer verbunden mit Mehrdeutigkeit und Unsicherheit und mit individuellen und damit einzigartigen Verknüpfungsformen sinnesphysiologischer, neuronaler, kognitiver und sozialer Art. Lösungen sind also nach seiner Vorstellung keine Produkte rationalen Denkens und Handelns, sondern oft Produkte, die daraus entstanden sind, dass man sich eingelassen hat auf die vorhandene Komplexität. »Zuhören, nicht reden« heißt ein Motto, ja eine Anweisung zur idiolektischen Gesprächsführung. Eckard Krüger (2010b, S. 30) spricht in diesem Zusammenhang von »Eingelassenheit« (und bezieht sich mit diesem Begriff auch auf Überlegungen des Philosophem Gerd Achenbach). In der Prxis bedeutet dies, dass »Eingelassenheit« des Zuhörers oft und überraschend zu neuen Einsichten des Sprechenden führt. Diese Einsichten sind, wie oben dargestellt, nicht logisch deduktiv verständlich. Es sind durch Einsichten entstehende Neuorientierungen. Bildhaft gesprochen: Ein neuer Raum kann betreten werden, weil der passende Schlüssel zur Eingangstür entdeckt wurde. Diese Entdeckung geschieht selbstständig und zeichnet sich durch mehr Kompetenz und Selbstwirksamkeit aus.

»Durch den Seiteneingang des Verständnisses betrete ich einen Raum, und durch das erhabene Portal des Verstandenwordenseins gehe ich meinen Weg weiter«, war ein Kommentar einer Seminarteilnehmerin, der mir wichtig geworden ist. Dieser Satz beschreibt für mich sehr passend, was ich als Kontingenz verstehe. Kontingenz ist eine andere Umschreibung für das oben erwähnte Aha-Erlebnis und sagt aus, dass vom Sprechenden, z. B. unter der Wirkung eines idiolektischen Gesprächs, Verknüpfungen einzelner Elemente zur aktuellen Fragestellung entstanden sind, die für eine mögliche Lösung oder Antwort hilfreich sein können. Dieses Aha-Erlebnis oder diese Kontingenz sind umso deutlicher vorhanden, je deutlicher die Eingelassenheit des Zuhörers und des Sprechenden gelingt. Eingelassenheit wiederum wird erreicht durch das maximale Zurückstellen eigener Konzepte, eigener Lösungsvorstellungen. Oder, wie oben ganz einfach ausgedrückt, durch *Zuhören*. Bei dieser ganz besonderen Form des Zuhörens, des einfachen und aktiven Zuhörens, ist Achtsamkeit gegenüber allen sich einstellenden Wahrnehmungen unabdingbare Voraussetzung. Wie unbekannt aktives Zuhören im erwähnten Sinne ist, begegnet mir in zahlreichen Übungssituationen und erstaunt auch Kursteilnehmer.

Ein ebenso wichtiger Faktor für entstehende Aha-Erlebnisse sind der Respekt vor der und die Anerkennung der Sichtweise des Gesprächspartners, und zwar ohne Wenn und Aber. Diese Haltung kann auch mit dem Begriff der Liebe umschrieben werden. Mit dieser Haltung wird ein Blick ins Innere möglich, dorthin, wo Ressourcen zu finden sind, die als sich selbst organisierendes Prinzip oder innere Weisheit bezeichnet werden. Diese innere Weisheit ermöglicht uns zu überleben. Sie ist die einzige Kraft, die Veränderung möglich macht. Realität oder Lösungen werden nicht erfunden, sondern entdeckt.

Eine wunderschöne Parabel zu diesem Phänomen, des Entdeckens, im englischen Sprachgebrauch als *serendipity* (»Serendipität«) bezeichnet, findet sich in einem persischen Märchen mit dem Titel *The three princes of Serendip* (Hodges a. Fortnum 1965). Serendip ist ein alter Name für Sri Lanka (bzw., früher, Ceylon). Das Märchen beschreibt die Reise dreier kluger Prinzen, die auf ihrem Weg durch Zufall verschiedene Kamelspuren entdecken, die offensichtlich von einem entlaufenen Kamel stammen. Diese Prinzen besitzen die Fähigkeit, die richtigen Schlüsse aus diesen beobachteten Spuren zu ziehen. So können sie den vorbeiziehenden Kameltreibern genau sagen, was das entlaufene Kamel, das die Spuren hinterlassen hat, für Eigenschaften besitzt. Dadurch werden sie prompt verdächtigt, das Kamel gestohlen zu haben. Dies ist ein Beispiel dafür, wie etwas gefunden werden kann, was man überhaupt nicht gesucht hat. Das Wort »Serendipität« setzt sich übrigens zusammen aus *serene* = »heiter« und *pity* = »Pech«. Dies heißt so viel wie: Ich habe das Pech, nicht das zu finden, was ich gesucht habe, und gleichzeitig die Freude, etwas entdeckt zu haben. Auch wenn verschiedene Entdeckungen auf diese Weise gemacht wurden, wie z. B. die »Entdeckung« Amerikas oder die Entdeckung des Penicillins, vertrete ich nicht die Meinung, es reiche aus, nur einfach abzuwarten und alles dem Zufall zu überlassen. Die Meinung ist, präsent und eingelassen zu sein, um neuen Aspekten Tür und Tor zu öffnen.

Präkordiales Schmerzsyndrom: »Die Sorge der Eltern um die Tochter und umgekehrt«

Bei einem anderen Patienten besteht ein sogenanntes präkordiales Schmerzsyndrom. Beklagt wird ein deutliches Druckgefühl in der Herzgegend, was sehr oft zu großen Ängsten und Verunsicherung führt. Solche Patienten befürchten verständlicherweise, an einem Herzinfarkt zu leiden. Die eingehende körperliche Untersuchung zeigt keine Hinweise auf eine koronare Erkrankung des Herzens, auch Veränderungen der Muskeln oder der Knochen lassen sich ausschließen. Auf die Frage, was ihm denn auf dem Herzen liege, erklärt mir ein Vater, er habe eine zwölfjährige Tochter, deren Schulleistungen in den letzten

Wochen deutlich abgenommen hätten. Zurzeit stehe auch noch ein Klassenlager an, bei dem seine Tochter um keinen Preis teilnehmen wolle. Der Vater hat keine Vorstellung, was in seine Tochter »gefahren« sei, aus seiner Sicht handle es sich um eine absolut unverständliche oppositionelle Haltung des Mädchens. Eine weitere Schwierigkeit ist, dass dieser Vater an derselben Schule als Lehrer arbeitet. Die ablehnende Haltung seiner Tochter gegenüber dem geplanten Klassenlager führt also bei ihm gewissermaßen zu einem Gesichtsverlust bei seinen Lehrerkollegen, weil es ihm nicht gelingt, das Mädchen zu disziplinieren. Er erteilt mir den Auftrag, seiner Tochter den Kopf »zurechtzusetzen«.

Präkordiale Druckphänomene sind ein archaisches Relikt. Bestimmte Lebewesen können ihr Zentralorgan des Lebens, das Herz, durch maximale Kontraktion der Brustwandmuskulatur mit einem muskulären Panzer schützen. Bedeutung hat dieses Phänomen vor allem bei gehörnten Lebewesen (z. B. Ziegen). Sie führen ihre Abwehrkämpfe mit ihren spitzen Hörnern, mit denen sie das gegnerische Herz durch Penetration der Brustwand zu verletzen versuchen. Muskuläre Panzer sind ein wichtiger Schutz vor solchen Verletzungen. Immer wieder kann ich Patienten beobachten, die die Fähigkeit dieser Brustwandpanzerung nach wie vor besitzen. So betrachtet, steht dieses Körperphänomen nicht für ein Defizit (Krankheit), sondern für eine »Begabung«. Aus der Frühzeit der Entwicklungsgeschichte ist eine überlebenssichernde Körperreaktion möglich, die unbewusst, automatisch und situationsadäquat in Erscheinung tritt. Allerdings richtet sie dabei Verwirrung an, weil ohne Kenntnisse der archaischen Reaktionsmöglichkeit Verständnis für solche außergewöhnlichen Phänomene nicht möglich ist. Werden betreffende Patienten mit dieser evolutionär bedingten Reaktion vertraut gemacht, entsteht Verständnis und Verstehen. Körperliches Verstandenwordensein hat dieselbe Wirkkraft, wie wenn verbale Äußerungen verstanden wurden: Sie brauchen nicht mehr wiederholt zu werden, die Symptome sind nach einer solchen Würdigung nicht mehr nötig, sie verschwinden.

Der Vater des beschriebenen Mädchens ist zwar seinen quälenden Schmerz losgeworden, allerdings habe ich seinen erteilten Auftrag nicht erfüllt.

Die Anamnese beim betroffenen Mädchen ergibt folgende Situation: Immer wenn sie das Haus verlassen muss, stellt sich großes, krank machendes Heimweh ein. Meine Hilfestellung besteht darin, dem Mädchen mit einem Arztzeugnis zu ermöglichen, dem Klassenlager fernbleiben zu können. Für den Vater ist dies eine sehr schlechte Lösung, hat er doch gehofft, ich würde seine Tochter auf den richtigen Weg bringen und Druck ausüben, unbedingt am Klassenlager teilzunehmen. Mit meinem Arztzeugnis ist es gelungen, ohne Zusammenhänge zu kennen, die körperlich-psychologische Aussage der panischen Angst zu respektieren und zu würdigen. Meine Patientin ist sehr erleichtert, die Angst wird sofort geringer und die Leistungsfähigkeit in schulischen Belangen deutlich besser.

In diesem Zusammenhang ist darauf hinzuweisen, dass die Ausstellung eines Arztzeugnisses in einer – von außen betrachtet – ähnlichen Situation auch zum Gegenteil führen kann, und zwar durch eine Verstärkung der Vermeidung des Schulbesuches: nämlich zur Chronifizierung eines Schulabsentismus. Deshalb sollte ein Arztzeugnis in entsprechenden Situationen sorgsam erfolgen und engmaschig überprüft werden.

Reflexion zum Einsatz der Idiolektik

Verblüffend sind die Resultate unserer Arbeit, wenn es gelingt, uns mit den Patienten in Bereiche ihres Erlebens zu bewegen, dieses Erleben uneingeschränkt zu lassen und so gewissermaßen ohne Wenn und Aber – also mit Liebe – und ohne »Verurteilung« mit den vorgetragenen »Beschwerden« umzugehen.

Gustav Theodor von Fechner (1861) hat bereits im 19. Jahrhundert in seiner psychotherapeutischen Arbeit festgestellt, dass Anerkennung und Verständnis im Hinblick auf das Erleben eines Menschen eine direkte neuronale Wirkung zeigen. Idiolektische Gesprächsführung fokussiert mittels ihrer Technik auf den Bereich des Erlebens. Die so gestaltete Gesprächsführung verlangt vom Gesprächsleiter eine spezifische Haltung, die sich damit umschreiben lässt, dass die Sicht des Gesprächspartners die »Wirklichkeit« der anstehenden Frage ist. Dieses »ohne Wenn und Aber« ist Ausdruck einer liebevollen Haltung, die eben nicht urteilt, sondern respektiert. Sie ist es, die das Erleben der anvertrauten Menschen würdigt und damit einen Weg öffnet für eine mögliche, nicht defizitorientierte

Lösung. Idiolektik zeigt in ihrer Art und Weise »aufzutreten« einen Paradigmenwechsel, bei dem die Gesprächspartner als Experten ihrer Situation wirken, womit ihnen ein Platz zugewiesen wird, der ihnen Bedeutung und Würde vermittelt. Ist eine Begegnung so gestaltet, ist Angst unnötig. Angstfreiheit ist ein Türöffner für die individuellen Kräfte jedes Menschen, sie ermöglicht unter anderem den Zugang zum »sich selbst organisierenden Prinzip«, zur »inneren Weisheit«. Die neuronale Wirkung zeigt sich im Ausbleiben der anfänglich beklagten Beschwerden.

Die katamnestische Befragung dieses Mädchens circa vier Monate später ergab überraschenderweise folgende Ausgangssituation:

Die Eltern lebten zu der Zeit der Furcht des Kindes, ins Klassenlager zu müssen, am Rande einer Scheidung, was bei meiner Patientin zu einem panikartigen Zustand führte. Das Mädchen musste gewissermaßen zu Hause sein und überwachen, was mit den Eltern geschieht.

Bekannt geworden ist diese Erkrankung bei der Schweizergarde in Rom. Einige der dort weilenden Schweizer litten unter großem, krank machenden Heimweh, und dieser Zustand wurde vom Basler Arzt Johannes Hofer (vgl. 1688) als »Schweizerkrankheit« beschrieben. Begründung für diese Krankheit war einerseits der Aufenthalt im fernen Vatikan und andererseits vor allem auch die Tatsache, in der Heimat eine Herkunftsfamilie zu wissen, deren Leben nicht unter sicheren Umständen ablief. Die Schweizergardisten litten dabei unter verschiedenen körperlichen Symptomen, meist vegetativer Art.

David Jonas hat in seiner Arbeit über die »archaischen Relikte« (1985; vgl. auch Jonas u. Jonas 1977) darauf hingewiesen, wie Kinder unter dem Eindruck der Bedrohung, den familiären Rückhalt zu verlieren, ihr Leben in einem archaischen Sinn zur Verfügung stellen, um das bedrohte System um jeden Preis zusammenzuhalten. Er zeigt in seinen Arbeiten, wie Kinder mit Anorexia nervosa, gewissermaßen auf ihrem Totenbett, die Hände ihrer beiden »geschiedenen« Eltern zusammenlegen, um sie wiederzuvereinen. Die Anorexia nervosa kann also auch als ein eindrückliches Beispiel neuronaler Aussagen verstanden werden, die geleitet sind vom Erleben des Verlustes familiärer Geborgenheit.

Gastritis: »Eine Mutter ist sauer auf die Lehrerin«

Eine 40-jährige Patientin klagt über Schmerzen und Brennen im Oberbauch. Die umfassende klinische Untersuchung zeigt als mögliche körperliche Ursache lediglich einen leichten Reizzustand der Magenschleimhaut, eine leichte Gastritis hyperazida.

In Beschreibungen zu den »archaischen Relikten« weist David Jonas (1985) darauf hin, dass unser Magen nicht in der Lage ist zu unterscheiden, ob eine schwer verdauliche Nahrung aufgenommen wurde oder ob irgendeine bedrückende, eben »nicht verdauliche« Situation besteht. In den beiden beschriebenen Situationen produziert unser Magen vermehrt Säure, um den Verdauungsprozess zu optimieren.

Da bei psychogener Stimulation der Sekretionsprozesse im Magen keine Nahrung vorhanden ist, wird die Magenschleimhaut gewissermaßen vom Säureüberschuss angedaut. Dies erklärt einleuchtend die bestehenden Schmerzen. In Kenntnis dieses Mechanismus frage ich meine Patientin:

THERAPEUT Gibt es in Ihrem Leben Situationen, die Ihnen auf den Magen »schlagen«? [Bei dieser provokativen Frage verwende ich absichtlich die Organsprache der Patientin.]

PATIENTIN Ja, wenn ich mir das überlege, dann liegt mir die Schulsituation meines Sohnes Philipp auf dem Magen.

THERAPEUT Können Sie über diese Schulsituation berichten?

PATIENTIN Philipp ist aus meiner Sicht ein begabter Junge, und ich stelle immer wieder fest, wie ihn seine Fähigkeiten zu Schwierigkeiten bringen. Das tut mir sehr leid, und ich weiß nicht, wie ich am besten damit umgehen kann. Ich versuche, ihn zu unterstützen, und ich bespreche mit ihm immer wieder Möglichkeiten, den Konflikten mit der Lehrerin und auch mit den Mitschülern aus dem Wege zu gehen.

THERAPEUT Können Sie berichten, wie Sie das machen?

PATIENTIN Philipp ist zehn Jahre alt. Er ist durch sein großes Interesse an vielen Dingen ein wissbegieriges Kind, das sich selber durch Lesen und mithilfe des Internets »weiterbildet«. Er ist somit seinen Mitschülern in vielen Dingen voraus. Ich möchte Ihnen ein Beispiel erzählen: Die Lehrerin bearbeitet mit den Schülern den Buchstaben »V«, geht mit den Kindern in die Natur, lässt sie den Himmel beobachten und fragt dann: »Was seht ihr?« Die Antwort, die erwartet wird: »Vögel.« Daraufhin sagt mein Sohn: »Einen Schwarzmilan.« Die Lehrerin ärgert sich, empfindet diese

Antwort überheblich und vorwitzig, und sie empfindet diese Antwort als Störung ihres Ausbildungskonzeptes. Die Mitschüler sind schnell bereit, Philipp wegen solcher Äußerungen zu belachen. Das wiederum bedrückt ihn, und ich »leide« mit ihm. Gleichzeitig versuche ich, ihn anzuhalten, mit der Lehrerin rücksichtsvoll umzugehen und, wenn immer möglich, solche »Provokationen« zu vermeiden. Das ist recht schwierig und anspruchsvoll. Natürlich bin ich dann auch auf die Lehrerin etwas »sauer«. [Die Patientin verwendet in dieser Aussage mit verblüffender Genauigkeit ihre Organsprache.]

THERAPEUT Wenn Sie das so erzählen, was geht Ihnen dabei im Kopf herum?

PATIENTIN Ich merke, dass mich die ganze Geschichte viel mehr belastet, als ich gedacht hätte, und es ist für mich erleichternd, mit Ihnen darüber sprechen zu können. Gleichzeitig wird mir klar, dass die anstehende Problematik sich nicht so leicht aus der Welt schaffen lässt.

THERAPEUT Haben Sie auch eine Idee, was Sie noch tun könnten?

PATIENTIN Ich muss unbedingt mit der Lehrerin selber sprechen. Ich glaube, sie weiß gar nicht, was in unserem Hause wegen der beschriebenen Problematik alles läuft. Im Weiteren glaube ich, es wäre gut, wenn Sie einmal mit Philipp sprechen könnten.

Dieser Wunsch kommt mir sehr gelegen, und ich lege mit der Patientin einen Termin für Philipp fest. Bei dieser Begegnung mit Philipp ist meine erste Frage:

THERAPEUT Was machst du besonders gerne?

PHILIPP Viele Dinge: Ich mache Karate, spiele Eishockey, und ich lese gerne Dinge, von denen ich noch zu wenig weiß, aus der Geschichte oder Geografie.

THERAPEUT Kannst du über Karate berichten?

PHILIPP Das ist ein schöner Sport, bei dem ein gutes Gruppengefühl herrscht, und ich habe jetzt gerade eine spezielle Auszeichnung gewonnen. Das freut mich natürlich.

THERAPEUT Was daran freut dich?

PHILIPP Mich freut es immer sehr, wenn ich ein gestecktes Ziel erreicht habe. Und besonders freut es mich, wenn auch andere meine Freude mit mir teilen, so wie das meine Eltern tun.

THERAPEUT Dann weißt du ja, was dir guttut?

PHILIPP Ja, ich weiß das, nur manchmal habe ich das Gefühl, dass nicht alle meine Freude teilen wollen.
THERAPEUT Und wie ist das für dich?
PHILIPP Manchmal bin ich ein bisschen traurig, aber es geht schon.

Reflexion zum Einsatz der Idiolektik

Die Nachuntersuchung von Philipps Mutter zeigt eine eindeutige Abnahme der Oberbauchschmerzen. Sie hat auch die Kraft gefunden, mit der Lehrerin von Philipp ein Gespräch zu führen, das nach ihrer Darstellung günstig verlaufen ist.

Das Beschwerdebild, ein klassisches »archaisches Relikt«, hat mir zu einem Gespräch mit der Patientin verholfen, das ihr eine gewisse Neuorientierung ermöglichte.

Das Interview zwischen Philipp und mir hat ebenfalls zu großer Entlastung geführt, vor allem durch seine Aussage: »Es geht schon.«

Idiolektische Gespräche helfen, Neuorientierung zu finden und vor allem die eigenen Möglichkeiten zu entdecken, mit den anstehenden Situationen *fertig*zuwerden. Nicht Hinweise von außen, sondern Entdeckung eigener Fähigkeiten sind das beglückende Resultat dieser einzigartigen Gesprächsführung. In allen dargestellten Praxisbeispielen ist es gelungen, Würdigung der angesprochenen Beschwerden zu erreichen.

Diese Würdigung ist Ausdruck eines echten und auf wissenschaftlichen Erkenntnissen beruhenden Verständnisses, weil verstanden wird, was als »Krankheitsbild« vorgetragen wird.

Die Grundsätze des offenen Nachfragens verhelfen sowohl aufseiten der Befragten wie auch aufseiten der Interviewer zu neuen und authentischen Informationen. Gerade diese authentischen Informationen sind eine unschätzbar große Hilfe beim Umgang mit ratsuchenden Menschen. Sie sind Unterstützung für Verstehen und Verständnis. Diese Art zu fragen beruht auf dem Menschenbild, dass in jedem Menschen ein sich selbst organisierendes Prinzip = innere Weisheit existiert. Diese innere Weisheit ist die Kraft, die hilft zu leben, und sie ist die einzige Kraft, die Veränderung ermöglicht.

Weitere idiolektische Gespräche mit Eltern

Daniel Bindernagel

Die Fallbeispiele werden jeweils anhand des Pyramidenmodells (siehe Abb. 2) konzeptualisiert, und das Vorgehen wird veranschaulicht. Dies ermöglicht eine systematische fallbezogene Orientierung in den komplexen klinischen Situationen. Die Perspektive der weiteren Falldarstellungen ist die Frage nach dem Beitrag der Idiolektik bei diesen Behandlungen. Die Beschreibungen sind folglich nicht umfassend, sondern stellen Ausschnitte und Fokussierungen auf die Teilaspekte »Eigensprache« und »idiolektische Gesprächsführung« dar.

Eine junge Mutter mit postpartaler Depression und Zwangsgedanken: »Der Hund springt in den Kinderwagen«

Erstes Gespräch

Die Mutter eines vier Monate alten Mädchens meldet sich auf Empfehlung der Mütter- und Väterberaterin. Die Mutter hat Angst, es könne ihrem Kind etwas passieren. Zum Beispiel könne ein vorbeilaufender Hund in den Kinderwagen springen, oder das Kind könne bei einem offenen Fenster hinunterfallen. In einem ersten Gespräch, zu dem die Mutter ihr Baby mitbringt, erzählt sie mir Folgendes, während das Baby die meiste Zeit der Stunde schläft. Die Schwangerschaft sei unkompliziert und schön gewesen. Die Geburt habe über 25 Stunden gedauert, davon 15 Stunden mit lokaler Schmerzhemmung (Periduralanästhesie). Schon direkt nach der Geburt habe sie ihr Kind irgendwie als fremd empfunden, habe irgendwie keinen Zugang zu ihm bekommen. Die fünf Tage im Spital sei es noch ganz gut gegangen. Zu Hause sei es dann richtig schlimm geworden. Sie habe sich selbst gefragt, ob es überhaupt ihr Kind sei. Die Fremdheitsgefühle hätten weiter zugenommen. Das Stillen habe nach anfänglichen Schwierigkeiten gut funktioniert. Schon bald habe sie auch beigefüttert. Ihre Tochter sei pflegeleicht und habe selbst keine Probleme. Sie schlafe schon seit Anfang an durch. Auch bei den alltäglichen Aktivitäten gebe es keine Probleme. Sie berichtet dann, dass sie sehr unangenehme Gedanken habe, die sich ihr plötzlich aufdrängen würden und gegen die sie sich nicht wehren könne. Beim Spazierengehen mit dem Kinderwagen könne es vorkommen, wenn ihr ein Hund entgegenkomme, dass sie plötzlich das Bild im Kopf habe, dieser Hund könne in den Kinderwagen springen und Sabrina könne gebissen werden. Wenn in der Wohnung das Fenster offen sei, sei sie von der Vorstellung geplagt, Sabrina könne aus Versehen aus dem Fenster fallen. Wenn sie in der Küche ein scharfes Messer benutze, könne Sabrina plötzlich geschnitten werden. Grammatisch sind diese Sätze teilweise im Passiv formuliert (weitere Beispiele für passive Formulierungen finden sich im zweiten Gespräch). Hier drückt sich eigensprachlich das Gefühl aus, der Situation und den eigenen Gedanken ausgeliefert zu sein. Dass die Mutter selbst zur Urheberin der Grausamkeiten an ihrem eigenen Kind werden könnte, wird im ersten Gespräch von ihr nicht formuliert, kommt mir aber als Zuhörer in den Sinn. Die Mutter macht insgesamt einen recht verängstigten und angespannten Eindruck und äußert auch Ängste davor, für verrückt erklärt zu werden, und davor, dass das Kind ihr weggenommen werden könnte. Auch in diesen Formulierungen wird das Passiv verwendet. Auch hier kommen das Ausgeliefertsein, die Ohnmacht und ein befürchteter Kontrollverlust zum Ausdruck. Auf der ersten Ebene des Pyramidenmodells stelle ich ein unauffällig entwickeltes, gut reguliertes Kind mit einem einfachen Temperament fest. Ich kann in dieser und in der darauffolgenden Stunde auch einige adäquate Interaktionssequenzen zwischen Mutter und Kind, später auch zwischen Vater und Kind beobachten. Die Mutter geht liebevoll mit Sabrina um, kann Signale von ihr aufnehmen und die Bedürfnisse erkennen. Als sich Sabrina meldet, gibt ihr die Mutter die Babyflasche, die Sabrina beruhigt. Sabrina reagiert nicht nur auf die Mutter, sondern auch auf mich mit Lächeln und zugewandtem Blick. Auf der zweiten Ebene des Pyramidenmodells kann also die Eltern-Kind-Beziehung zumindest auf der Verhaltensebene der Interaktion als unauffällig beschrieben werden. Auf der dritten Ebene des Pyramidenmodells ist die Elternschaft insofern beeinträchtigt, als sich die Mutter dem Vater mit ihren Symptomen und ihren Ängsten bisher nicht anvertraut hat. Sie hatte Angst, ihn zu belasten. Der Vater stammt von einer Karibischen Insel und ist in der Schweiz gut integriert, viel unterwegs auf Montage. Die Mutter hat große Mühe mit der Vorstellung, den Vater in die Beratung mit einzubeziehen. Das Co-Parenting, also die Zusammenarbeit der beiden Eltern in Bezug auf das Kind, ist hier eingeschränkt. Es ist davon auszugehen, dass auch die triadische Kommunikation (siehe den Abschnitt »Eltern-Kleinkind-Psychotherapie« in Kap. 2) nicht optimal verläuft, denn der Vater wird bei existenziellen Themen aus dem primären Dreieck (vgl.

Fivaz-Depeursinge u. Corboz-Warnery 2001) ausgeschlossen. Auf der fünften, der gesellschaftlichen und kulturellen Ebene sind eine gewisse Isolation in Bezug auf die Herkunftsfamilien und eine multikulturelle Ehe mit guter Arbeitsintegration beider Elternteile festzustellen. Die Hauptschwierigkeit zeigt sich in diesem Fall auf der vierten Ebene, derjenigen der Familie, bei der es u. a. um die psychische Befindlichkeit der Eltern selbst geht. Das Befinden der Mutter ist aktuell erheblich belastet. Die Mutter deutet auch belastende biografische Elemente an. Aus dieser Analyse leitete sich der Fokus der therapeutischen Intervention auf der vierten Ebene ab: Therapeutische Gespräche mit der Mutter, ausgehend von ihren Ängsten um ihre kleine Tochter und – falls möglich – mit Einbezug des Vaters.

Am Ende der ersten Stunde sage ich zur Mutter:

THERAPEUT Ich kann mir vorstellen, dass diese furchtbaren Bilder für Sie extrem belastend sind, zumal Sie bis heute noch mit niemandem darüber gesprochen haben. Es ist sehr gut, dass Sie zu mir gekommen sind. Ich habe gehört, dass Sie Ihrer Tochter nicht schaden möchten. Das halte ich für einen sinnvollen Ansatz. Sabrina macht auf mich einen gut entwickelten und zufriedenen Eindruck. Ich konnte beobachten, wie Sie auf Sabrina angemessen und feinfühlig reagiert haben. Sie ist schnell wieder eingeschlafen. Möchten Sie zu weiteren Gesprächen zu mir kommen?

MUTTER Ja, das möchte ich. Es tut gut, mit jemandem darüber zu sprechen. Ich bin froh, dass ich nicht in die Psychiatrie eingeliefert werden muss.

Zweites Gespräch

Im zweiten Gespräch, das eine Woche später stattfindet, berichtet die Mutter:

MUTTER Es geht schon viel besser. Ich habe die Bilder und Gedanken nicht mehr oder nicht mehr so schlimm gehabt. Ich möchte Ihnen aber nun erzählen, dass ich noch furchtbarere Bilder hatte, die ich mich nicht getraut habe auszusprechen.

THERAPEUT Was sind das für Bilder?

MUTTER Ich sehe Sabrina am Strand sitzen, plötzlich wird sie im Sand eingegraben, und sie erstickt unter dem Sand.

THERAPEUT Das ist grauenhaft.

MUTTER Ein anderes Bild ist: Ich sehe Sabrina, wie sie in einer Bratpfanne gebraten wird.

THERAPEUT Ohhh, da verschlägt es mir die Stimme.

MUTTER (mit Tränen in den Augen) Ja.

THERAPEUT Wie halten Sie das aus?

MUTTER Ich weiß es nicht.

THERAPEUT Was machen Sie in solchen Situationen?

MUTTER Ich versuche, mich abzulenken.

THERAPEUT Gelingt ihnen das?

MUTTER Nicht richtig, aber ich merke jetzt, dass es guttut darüber zu sprechen. Irgendwie nimmt der Druck ab.

THERAPEUT Können Sie sich vorstellen, darüber mit Ihrem Mann zu sprechen?

MUTTER Bisher nicht, aber nach unserem letzten Gespräch habe ich darüber nachgedacht. Wenn Sie das gut finden, kann ich ihn fragen, ob er einmal mitkommt.

THERAPEUT Ich finde das gut. Ich kann Sie dabei unterstützen, Worte zu finden. Außerdem kann ich ihm erklären, dass Sie nicht die einzige Mutter sind, die solche Gedanken hat.

Weiterer Verlauf der Gespräche

Es haben insgesamt fünf Gespräche stattgefunden, ein weiteres mit der Mutter und Sabrina und zwei mit Mutter und Vater und Sabrina. Nach dem zweiten Gespräch gehen die Zwangsvorstellungen der Mutter weiter zurück, sie braucht aber ein drittes Gespräch, um den Mut aufzubringen, ihren Mann mitzubringen und ihm ihre Ängste zuzumuten.

Nach anfänglicher Irritation und Verunsicherung reagiert dieser Vater schlussendlich verständnisvoll. Die von der Mutter befürchtete Reaktion von Unverständnis oder Verlassenwerden, bleibt aus. Dies führt zu einer neuen, stärkenden Erfahrung sowohl in der Partnerschaft als auch in der Elternschaft. Die Symptome sind auch bei einer Befragung nach einem halben Jahr nicht mehr vorhanden.

Reflexion zum Einsatz der Idiolektik

Es ist vorstellbar, was die bedrängenden, grausamen Bilder dieser Mutter für Auswirkungen auf die Eltern-Kind-Beziehung und schlussendlich auf Sabrina selbst haben könnten, wenn die Zwangsgedanken und die damit einhergehende Belastung und Verunsicherung in der mütterlichen Identität anhalten würde. Die Beziehung könnte eine überängstliche, aber auch eine unterinvolvierte oder überinvolvierte Qualität annehmen, die Bindungsrepräsentationen beim Baby könnten sich in eine unsicher-vermeidende Richtung entwickeln. Die späteren Symptome beim Kind könnten vielseitig sein. Diese allgemeinen hypothetischen Überlegungen verweisen auf den präventiven Wert solcher frühen Interventionen. Im Hinblick auf die idiolektische Methode stehen für mich bei diesem Fallbeispiel das vorurteilsfreie Zuhören, das offene Nachfragen bei sehr belastenden Bildern und das Würdigen der schwierigen subjektiven Situation im Vordergrund. Das Beispiel zeigt auf, dass idiolektische Gespräche nicht nur über Blumenwiesen und Ferienerlebnisse geführt werden, sondern ihren Ausgangspunkt auch bei sehr beängstigenden Bildern nehmen können. Gerade das Anvertrauen der grauenhaften Bilder ist zentral für diese Mutter und führt sehr rasch zu einer Entlastung. Dadurch dass ihre Ängste ernst genommen werden, fühlt sie sich auch als Mensch ernst genommen. Zunächst lasse ich mir die Bilder unvoreingenommen beschreiben. Hilfreich sind dann Fragen nach den Bewältigungsfähigkeiten wie z. B. »Wie halten Sie das aus?«. Auch konkretisierende Fragen nach Handlungen wie z. B. »Was machen Sie in solchen Situationen?« sind günstig, weil sie vom passiven in den aktiven Modus weisen und Handlungskompetenzen ansprechen. Beide Fragen induzieren einen Prozess, der sich den eigenen Ressourcen zuwendet. Auch wenn – wie in diesem Beispiel – noch keine »fertigen« Antworten kommen, so wird in diesem Fall sehr deutlich, wie unter anderem durch diese einfachen, konkreten Fragen ein Gesundungsprozess in Gang gesetzt wird. Dabei kommt sicherlich hinzu, dass ich die Mutter in mehreren Hinsichten rückversichern und stärken konnte. Ich konnte sie ermutigen, sich dem Vater anzuvertrauen, und damit vermutlich auch die triadische Kommunikation stärken. Teilweise konnten auch biografische Bezüge der Mutter angesprochen werden. Sie berichtete von einer sehr belastenden Kindheit. Ihr späterer Stiefvater habe schlimme Dinge mit ihr gemacht. Ihre eigenen Beziehungserfahrungen mit dem leiblichen und mit dem Stiefvater hat sie möglicherweise auf ihren Ehemann übertragen und ihr Vertrauen zu ihm beeinträchtigt. Diese psychodynamische Erklärung ist von akademischem Interesse und kann mein Fallverständnis erweitern. Sie wurde im Rahmen der kurzen Behandlung nicht mit der Mutter besprochen und nicht überprüft. Interessant in diesem Fallbeispiel ist auch die sorgfältige Beobachtung der grammatischen Eigensprache. Hier bietet das Konzept der Eigensprache auch hilfreiche diagnostische Hinweise. Die Passivform der Verben im Zusammenhang mit den unheilvollen Bildern verweist darauf, dass sich die Mutter ausgeliefert fühlt, anstatt selbst Urheberin ihrer Handlungen zu sein, was dem Aktiv entsprechen würde. Unter diesem Blickwinkel entspricht das Passiv einem Verlust und das Aktiv einem Gewinn an Selbstwirksamkeit.

Eltern eines Jungen mit Bewegungsstörung: »Gratwanderung«

Renato wird von einer neuropädiatrischen Abteilung eines Kinderkrankenhauses mit der Bitte um eine Krisenintervention überwiesen. Renato habe in einer Nacht über längere Zeit mit Armen und Beinen gezuckt, grimassiert und die Zunge herausgestreckt. Er habe ins Leere geschaut. Die Episode sei unterbrechbar gewesen. Ein EEG und die neurologische Untersuchung seien unauffällig gewesen. Ein Anfallsleiden wird ausgeschlossen. Beurteilt wird das Geschehen als wahrscheinlich reaktiv-psychisch bedingte Verhaltensauffälligkeit im motorischen Bereich. Zum Erstgespräch lade ich beide Eltern und Renato ein.

Erstes Gespräch

Die Eltern erzählen, dass Renato seit der ersten Episode, die zur neuropädiatrischen Abklärung führte, die Bewegungsauffälligkeiten fast jede Nacht bis zu einer Stunde Länge und neuerdings auch tagsüber zum Beispiel beim Essen zeige. Beide Eltern sehen einen Zusammenhang mit verschiedenen familiären Belastungsfaktoren. Am auffälligsten sei, dass am Tag vor dem Erstauftreten ein Konflikt mit heftigen Beschimpfungen zwischen dem Vater und seiner zunehmend dementen Mutter am Telefon stattgefunden habe. Daraufhin habe Renatos Mutter einen Nervenzusammenbruch gehabt und lange geweint. Aus ihrer Vorgeschichte berichtet sie, dass sie vor fünf Jahren einen schweren Unfall erlitten und in der Folge Panikattacken entwickelt habe. Vor einem Jahr habe sie als Krippenleiterin ein Burnout bekommen.Bei einem Arbeitsversuch habe sie erneute Panikattacken bekommen, woraufhin sie sich zu einer Kündigung entschieden habe. Mit Renato sei sie kurz nach dem Unfall schwanger geworden, was mit gewissen Ängsten in Bezug auf das ungeborene Kind verbunden gewesen sei. Als kleines Kind und auch später sei Renato immer sehr zufrieden gewesen, er habe einen ausgeglichenen, aber auch recht sensiblen Charakter. Im Vergleich zur zwei Jahre älteren Schwester sei er pflichtbewusst und folgsam. Im ersten Gespräch, das mit Mutter, Vater und Renato stattfindet, nehme ich eine behutsame, sensible und für Renato einfühlende, in der Tendenz eher überfürsorgliche Familienatmosphäre wahr. Renato steht im Mittelpunkt der Interaktion. Die Eltern-Kind-Grenzen wirken locker und wenig betont. Die kindlichen Signale werden meistens gut wahrgenommen und angemessen beantwortet. Der Vater wirkt engagiert, zugänglich und in sich ruhend. Die Schicksalsschläge seiner Frau kann er annehmen und entsprechend flexibel darauf reagieren. So hat er beispielsweise sein Arbeitspensum von 100 auf 80% reduziert. Die Mutter wirkt belastet, sehr reflektiert und selbstkritisch. Offen spricht sie über ihre psychischen Probleme. Beide Eltern können einen Zusammenhang zwischen der kindlichen Symptomatik und der familiären, insbesondere mütterlichen Belastungssituation sehen. Eine somatische Genese der Bewegungsstörungen halten sie für ausgeschlossen. Die Eltern fragen sich, ob Renato im »Träumliland« sei, wenn er seine Bewegungen ausführe. Renato ist ein körperlich altersentsprechend entwickelter, fast vierjähriger Junge, der situationsadäquat zunächst zurückhaltend ist und immer wieder die körperliche Nähe bei Mutter und Vater sucht. Von dort nimmt er vorsichtig Kontakt zu mir auf. Er reagiert deutlich auf belastende Themen im Familiengespräch. Dann wendet er sich ab, sucht noch mehr die Nähe zu den Eltern und meidet den Blickkontakt.

THERAPEUT Haben Sie beobachtet, wie Renato auf unsere Gesprächsthemen reagiert?

MUTTER Ja, er wendet sich ab. Vielleicht ist ihm das alles zu viel!

THERAPEUT Das wäre verständlich, oder?

MUTTER Ja, meine psychischen Probleme belasten ihn.

THERAPEUT Wie kann er entlastet werden?

MUTTER Indem es mir besser geht und ich mich besser ihm gegenüber abgrenzen kann.

THERAPEUT Sie wissen aber schon ziemlich gut Bescheid!

MUTTER (lacht) Ja, das schon, aber die Umsetzung ist schwierig.

Am Ende des Familiengespräches biete ich den Eltern ein weiteres Gespräch ohne Renato an, damit wir ihre Situation als Eltern und den Umgang mit Renato vertieft besprechen können. Dieses Setting betont auch die Eltern-Kind-Grenzen, die zu stärken ich als sinnvoll erachte.

Zweites Gespräch

Zum zweiten Gespräch kommt die Mutter wegen eines Staus eine halbe Stunde zu spät. So habe ich die Gelegenheit, die väterliche Situation ohne die Mutter zu besprechen. Der Vater sagt, er sei »Egoist«. Er könne sich nicht um alle Probleme seiner Frau kümmern, sonst lasse er sich selbst zu sehr hineinziehen. Er scheint ein bisschen stolz darauf zu sein, dass er nun sein Pensum auf 80 % reduziert hat. Bedenken macht ihm vor allem die finanzielle Situation. Seit der Pensumsreduktion habe er schon bemerkt, dass die Beziehung zu Renato intensiver werde, was ihn freue. Er habe den Eindruck, dass Renato sehr sensibel sei und Angst habe. Er frage sich manchmal, ob er selbst ähnlich gewesen sei. Auch er sei sehr schreckhaft, was er bei Renato ebenfalls feststelle. Als die Mutter hinzukommt, berichtet sie, dass in der letzten Woche die besorgniserregenden Bewegungsabläufe bei Renato weiterhin aufgetreten seien. Einmal habe er in der Nacht eine Stunde lang die abnormen Bewegungen ausgeführt, zweimal habe er dabei auch Töne ausgestoßen. Diese Episoden seien jeweils unterbrechbar.

Ein Gesprächsausschnitt:

THERAPEUT Wie sind Sie bisher mit Renato umgangen, wenn er die Bewegungen gemacht hat?

MUTTER Wir haben Verschiedenes ausprobiert.

THERAPEUT Was?

MUTTER Anfangs haben wir ihn gelassen, dann hat er lange weitergemacht. Weil wir dachten, dass ihn etwas Schlimmes beschäftigt, haben wir ihn auch schon gefragt, was los sei, ob er in einer anderen Welt sei, was ihn beschäftige. Darauf konnte er nicht antworten. Wenn wir Renato direkt mit Namen ansprechen und zum Beispiel fragen: »Renato, willst du ein Schöggeli?«, dann hört er mit den Bewegungen auf.

THERAPEUT Was, finden Sie, ist am besten für Renato?

VATER Sie sind doch der Experte! Können Sie uns das sagen?

THERAPEUT Ja, ich bin der Experte, ich möchte aber zunächst herausfinden, wie Sie darüber denken und was Sie alles schon erfahren haben und womit Sie schon Erfolg hatten. Sie kennen Renato am besten.

VATER Da haben Sie recht. Ich habe schon gedacht, dass Renato etwas verarbeitet, dass er sich an etwas erinnert und dies physisch auslebt.

THERAPEUT Was könnte er verarbeiten?

MUTTER Vielleicht meinen Unfall vor fünf Jahren oder meine Ängste, die der Unfall bei mir ausgelöst hat?

THERAPEUT Wenn es so wäre, was bräuchte dann Renato, damit es ihm besser geht?

MUTTER Er müsste sich sicher fühlen und sich beruhigen können!

THERAPEUT Das ist ein guter Ansatz. Wollen Sie den gemeinsam mit mir verfolgen?

MUTTER Ja!

Es entsteht eine längere Pause des Nachdenkens.

VATER Wenn ich wüsste, dass es Renato nicht schadet, ihn zu unterbrechen, finde ich das besser.

Therapeut (zur Mutter) Wie sehen Sie das?

MUTTER Ich weiß es nicht, bin mir unsicher.

THERAPEUT Was brauchen Sie, um sicherer zu sein?

MUTTER Vielleicht Ihre Meinung?

THERAPEUT Meine Meinung ist, dass es sinnvoll ist, Renato aus diesen Zuständen herauszuholen, wenn das möglich ist. Und dies durch direkte Ansprache und Ablenkung. So, wie Sie es schon teilweise gemacht haben.

MUTTER Also gut, dann machen wir das so.

Am Ende des Elterngespräches biete ich der Mutter weitere Gespräche an, um ihre Situation vertieft besprechen zu können und ihre Erfahrungen im Umgang mit Renato weiter zu reflektieren. Dies möchte die Mutter gerne wahrnehmen.

Drittes Gespräch

THERAPEUT Wie ist es seit unserem letzten Gespräch gelaufen?

MUTTER Renato hat seine Zustände seltener und kürzer gehabt.

THERAPEUT Wie kommt das?

MUTTER Das mit dem direkten Ansprechen hat funktioniert. Ich kann dies nun mit mehr Sicherheit machen. Ich muss nicht ständig denken, wie es ihm wohl geht oder wo er gerade ist.

THERAPEUT Wie ist das wohl für Renato?

MUTTER Ich stelle mir vor, dass er sich in diesen Situationen nun auch sicherer fühlen kann.

THERAPEUT Ja, das kann ich mir auch sehr gut vorstellen. Vielleicht neben mehr Sicherheit auch mehr Orientierung?

MUTTER Ja, das wahrscheinlich auch. »Sicherheit und Orientierung« – das ist gut. [Pause.] Manchmal kommt es mir mit Renato wie eine Gratwanderung vor.

THERAPEUT Fällt Ihnen dazu ein Bild ein?

MUTTER Ja, die Gratwanderung über den Liesengrat.

(Der Liesengrat ist ein ausgesetzter[2], aber mit Seilen gesicherter Weg über einen Grat zwischen Säntis und Altmann im Alpsteingebirge, der mir bekannt ist.)

THERAPEUT Wie sieht es dort aus?

MUTTER (strahlt) Man hat eine fantastische Aussicht. Der Blick ist atemberaubend. Aber es ist auch gefährlich.

THERAPEUT Was braucht man für diese Wanderung?

MUTTER Man braucht Sicherheit. Dafür ist es gut, wenn es eine Begleitperson gibt.

THERAPEUT Wer könnte das sein?

MUTTER Mein Mann.

THERAPEUT Was braucht es noch?

MUTTER Ein Seil, Mut und Vertrauen.

THERAPEUT Können Sie mehr dazu sagen?

MUTTER Mit dem Seil kann ich mich anseilen. Wenn ich ins Rutschen komme, bin ich gesichert.

THERAPEUT Ja ...

MUTTER Und ich muss mich auf den anderen verlassen können. [Pause.] Ich kann mich auf meinen Mann verlassen. [Hat Tränen in den Augen.]

THERAPEUT Das ist nicht für alle so. In diesem Punkt haben Sie Glück!

MUTTER Ja, in der Tat!

THERAPEUT Und wie ist es mit dem Mut?

MUTTER Den Mut brauche ich, um nach vorne zu schauen, den Weg zu gehen, einen Schritt nach dem anderen.

THERAPEUT (bestätigend) Hmm ...!

MUTTER (nach einer längeren Pause) Ich merke jetzt gerade, dass ich diese Wanderung nicht mit Renato mache. Er ist noch zu klein dafür. Ich mache sie nur gemeinsam mit meinem Mann.

THERAPEUT Können wir das Gespräch da für heute beenden?

MUTTER Ja.

---

2 Vgl.: https://de.wikipedia.org/wiki/Ausgesetztheit [20.03.2016]: »Ausgesetztheit ist ein Begriff des Alpinismus. Als ausgesetzt werden diejenigen Stellen eines Weges oder einer Kletterroute bezeichnet, bei denen aufgrund der Steilheit des Geländes im Fall eines Absturzes große Verletzungsgefahr besteht.«

Weiterer Verlauf der Gespräche

Es finden drei weitere Gespräche, zwei mit der Mutter und das letzte mit beiden Eltern, statt. Die bestehenden Schuldgefühle der Mutter können reflektiert werden. Einmal äußert die Mutter die Befürchtung, Renato könne später eine Schizophrenie oder einen Autismus entwickeln. Es gebe solche Erkrankungen zwar nicht in den Herkunftsfamilien, diese Gedanken würden sich ihr aber wider besseres Wissen aufdrängen. Diese zwanghaften Vorstellungen gehen durch das Gespräch darüber zurück. Dazu beigetragen hat auch ein Ernstnehmen dieser Befürchtungen und eine Rückmeldung meinerseits, dass Renato keine Hinweise auf eine schizophrene oder autistische Störung zeige. Die Symptomatik von Renato geht über einen Zeitraum von sechs Monaten sukzessive fast vollständig zurück. Im gemeinsamen Abschlussgespräch berichten die Eltern, dass die Bewegungen nur noch sehr selten und dann nur wenige Sekunden auftreten. Renato schlafe nun sehr gut durch, habe weniger Ängste und sei generell gut gelaunt und fröhlich.

Reflexion zum Einsatz der Idiolektik

Um einen angemessenen Überblick und einen direkten Eindruck vom Kind und von der Eltern-Kind-Interaktion zu erhalten und ein entsprechendes Fallkonzept entwickeln zu können, ist es wichtig, zunächst Familie und Kind gemeinsam kennenzulernen. Anknüpfend an das Pyramidenmodell (Abb. 2) sehe ich ein Kind mit dissoziativen Bewegungsstörungen, das vom Temperament eher scheu und zurückhaltend ist. Es sucht die Nähe zu seinen Eltern, wirkt sensibel und scheint Stimmungen schnell aufzunehmen. Die Eltern-Kind-Beziehung ist durch die starke und chronische psychische Belastung der Mutter beeinträchtigt. Die Mutter-Kind-Grenzen sind schwach und durchlässig. Es ist zu vermuten, dass Renato viel von den mütterlichen Verunsicherungen und Ängsten miterlebt. Die Elternschaft scheint trotz erheblicher Belastungen stabil und funktionstüchtig. Der Vater kann im Dreieck Mutter – Vater – Kind eine ausgleichende Funktion in der triadischen Kommunikation übernehmen. Dies ist sicherlich ein glückliches Moment in der belasteten Gesamtsituation. Die Hauptproblematik liegt hier auf der Ebene der Familie mit einer Traumatisierung der Mutter durch einen Unfall vor fünf Jahren, auf chronischen Folgestörungen mit Panikattacken und auf mehrjähriger Arbeitsunfähigkeit. Daraus lässt sich ableiten, dass auf dieser Ebene der therapeutische Fokus zu liegen kommt. Über einen Zeitraum von sechs Monaten im Rahmen von sechs Gesprächen gelingt es, mit den Eltern und dann mit der Mutter in einen intensiven therapeutischen Dialog zu kommen. Welchen Beitrag hat hier die Idiolektik geleistet? Gehen wir zunächst zurück zum Erstgespräch. Ich lenke mit der Frage »Haben Sie beobachtet, wie Renato auf unsere Gesprächsthemen reagiert?« die Wahrnehmung der Eltern auf einen nonverbalen eigensprachlichen Ausdruck von Renato. Auf die Mutter belastende Themen wie z. B. Sorgen und Ängste reagiert er nonverbal mit Abwendung des Körpers und Beendigung des Blickkontaktes. Die Mutter scheint es wahrnehmen zu können und hat eine eigene Hypothese zu diesem Verhalten: »Vielleicht ist ihm das alles zu viel.« Unabhängig davon, ob die Hypothese zutrifft oder nicht, ist diese Bemerkung für die Mutter mentalisierungsfördernd und bringt das Gespräch »von selbst« durch eine offene Nachfrage auf das wichtige Thema der Eltern-Kind-Grenzen. Die Mutter: »Ja, meine psychischen Probleme belasten ihn.« Hier tritt eine sehr gute Fähigkeit zutage, sich selbst zu reflektieren und das interaktionelle Problem, das sich daraus ergibt, zu erkennen. Das bringt die Mutter aber noch nicht unbedingt weiter, weil es ins Dilemma sich verstärkender Schuldgefühle führt. An dieser Stelle führt die einfache, kurze und offene Frage »Wie kann er entlastet werden?« weiter. Der Therapeut greift das Schlüsselwort »belastet« auf und fragt nach dem Gegenteil. Die Mutter formuliert auf diese Frage *en passant* ein wichtiges Therapieziel: »Indem es mir besser geht und ich mich besser ihm gegenüber abgrenzen kann.« So simpel und ohne Anstrengung dieser kurze Dialog erscheinen mag, so gehaltvoll und relevant für eine gelingende therapeutische Beziehung ist er. Denn die Mutter formuliert aus sich heraus und verwendet die ihr eigene Sprache. Sie muss keine ihr fremden abstrakten sprachlichen Angebote wie z. B. »Wie denken Sie über Grenzen zwischen Ihnen und Renato?« bearbeiten, sondern gelangt ungestört in den Prozess, der aus dem Dilemma der Schuldgefühle hinausführen kann. Meine nächste Bemerkung versucht, ihre Selbstreflexion humorvoll aufzunehmen: »Sie wissen aber schon ziemlich gut Bescheid!« Da sie daraufhin lacht, erhalte ich die Rückmeldung, dass mein Humor im Sinne einer Würdigung ihrer Fähigkeiten angekommen ist. Eine witzig gemeinte Bemerkung kann auch schnell in den »falschen Hals« rutschen. »Ja, das schon, aber die Umsetzung ist schwierig«. Damit ist eine Basis für die weitere therapeutische Arbeit gelegt.

Im zweiten Gespräch frage ich nach bisherigen Lösungsstrategien und versuche herauszufinden, ob es hier Ressourcen gibt, an denen die Eltern anknüpfen können. Im Gesprächsauszug lässt sich ein manchmal auftretendes Phänomen in idiolektischen Gesprächen feststellen: »Sie sind doch der Experte!« Eine erklärende Bemerkung führt hier weiter. Der Vater scheint zu verstehen, dass ich mich wirklich für sie als Eltern und für ihre Sichtweise interessiere. Den Hinweis, dass sie Renato am besten kennen, kann er als Anerkennung entgegennehmen. Vom Vater wird nun die Hypothese geäußert, dass Renato etwas Belastendes zu verarbeiten habe. Das idiolektische Vorgehen ist hier dadurch gekennzeichnet, dass ich das Schlüsselwort »verarbeiten« aufgreife und eine offene Frage dazu stelle. Ich trete nicht in eine Diskussion über die geäußerte Hypothese, sondern lade zu weiteren Bemerkungen dazu ein. Die Mutter bestärkt nun die Hypothese des Vaters, konkretisiert sie und bringt sie in Zusammenhang mit ihrer Traumatisierung. Auch hier reagiere ich nicht mit dem Schema »richtig oder falsch«, sondern frage nach, was aus der Hypothese für Renato folgen würde. »Wenn es so wäre, was brauchte dann Renato, damit es ihm besser geht?« Diese Frage führt wiederum ins Veränderungspotenzial. Für einen förderlichen Prozess in der Eltern-Kind-Beziehung ist es weniger relevant, ob Renato tatsächlich etwas »Schlimmes verarbeitet«, sondern wie es insbesondere der Mutter gelingt, sich ihrem Ziel anzunähern, damit es ihr besser geht und damit sie sich besser gegenüber Renato abgrenzt.

Sie antwortet: »Er müsste sich sicher fühlen und mich beruhigen können.« Diese Antwort lässt das Herz eines Kindertherapeuten höherschlagen. Denn die Mutter kommt aus sich selbst heraus, nur durch offenes Nachfragen auf zwei essenzielle Qualitäten in der Eltern-Kind-Interaktion, nämlich dem Gefühl von Sicherheit und der Fähigkeit, sich selbst zu beruhigen, welche beide in diesem Fallbeispiel Schlüsselfunktion haben.

Einen weiteren Aspekt im zweiten Gespräch möchte ich hervorheben und damit ein weitverbreitetes Missverständnis, man dürfe in einem idiolektischen Gespräch keinen Ratschlag oder keine persönliche Stellungnahme abgeben, aufklären. Am Ende des Dialoges über die Frage, wie man mit dem Verhalten des Sohnes umgehen soll, und nachdem beide Eltern ihre Gedanken zur Frage dargestellt haben, bittet mich die Mutter um meine Meinung mit dem Hinweis, dass sie sich davon mehr Sicherheit verspreche. In diesem Moment halte ich es für wichtig, authentisch zu reagieren und diese Bitte, die ich hier als echtes Beziehungsangebot erlebe, nicht abzulehnen. Ich vermute, dass ich mit meiner Stellungnahme zu mehr Sicherheit im Umgang mit Renato beigetragen habe.

Das dritte Gespräch veranschaulicht ein paralogisches Gespräch. Die Mutter berichtet über eine rückläufige Symptomatik bei Renato. Kritisch anmerken muss ich, dass ich auf das Schlüsselwort der Mutter, »Sicherheit«, selbst das Wort »Orientierung« ins Gespräch einbringe. Vor dem Hintergrund einer strengen idiolektischen Haltung würde man sich dessen enthalten. Vielleicht kam mir dieses Wort an dieser Stelle in den Sinn, weil es von Grawe als eines der vier menschlichen Grundbedürfnisse neben Bindung, Selbstwert und eben »Sicherheit« angeführt wird. Jedenfalls wird mein Wort »Orientierung« hier von der Mutter ohne Zögern aufgenommen, ja sogar bestätigt: »›Sicherheit und Orientierung‹ – das ist gut«. Nach einer Pause, in der die Mutter nachdenkt, wobei diese Pause von mir bewusst nicht unterbrochen wird, kommt ihr das Wort »Gratwanderung« in den Sinn. Mir fällt das in diesem Moment auf, weil es ein konkretes Bild ist und kein abstraktes Konzept. Deshalb frage ich sie, ob ihr zum Wort »Gratwanderung« ein Bild einfalle. Diese Frage ist eine Einladung, auf eine bildhafte Ebene zu wechseln. Dieses Vorgehen beruht auf der Erfahrung, dass es sich leichter über Bilder als über Probleme reden lässt und neue Verknüpfungen zu anderen Erfahrungen und Repräsentationen (vgl. Abb. 1) leichter möglich sind. Das »Thema«, hier der Umgang mit Renato, ist weiterhin präsent und begleitet uns, ohne dass darüber gesprochen oder aktiv darauf Bezug genommen wird. Nicht alle Gesprächspartner lassen sich darauf ein. Diese Mutter schon. Sie berichtet von einer erfundenen oder einer tatsächlich stattgefundenen Wanderung, wobei dieser Unterschied für diese Form des Gespräches belanglos ist. Relevant ist, dass sie im Bild die notwendigen Ressourcen – hier: Sicherheit, eine Begleitperson, ein Seil, Mut und Vertrauen – benennen und damit im Hier und Jetzt aktivieren kann. Sie kann die Ressource ihres Ehemanns, indem sie über das Bild spricht, neu entdecken. Am Schluss dieser kleinen imaginären »Wanderung« erkennt sie, dass sie sie ohne ihren Sohn machen muss. Hier kommt sie ihrem ursprünglich formulierten Ziel, sich besser von Renato abgrenzen zu können, welchem ich im Sinne einer guten kindlichen Entwicklung voll zustimmen kann, überraschend und über den »Umweg« eines Gespräches über eine Wanderung ein Stück weit näher. Dieser Effekt entspricht einer wiederkehrenden Erfahrung: Die neue Verknüpfung entsteht, wenn man weg vom Problem und weg vom Abstrakten und hin zum Konkreten und Bildhaften kommt. Dies gelingt einfacher in sogenannten paralogischen Gesprächen. In Bezug auf das vorliegende Beispiel heißt das: Ich frage nicht nach der Bedeutung der abstrakten Begriffe »Sicherheit und Orientierung«, sondern greife das konkrete Bild der »Gratwanderung« auf, nehme es als Schlüsselwort und lasse mich führen bei der nun folgenden bildhaften Beschreibung. Dabei verlasse ich logische Zusammenhänge und folge »paralogisch« dem Fluss der Schilderung, lasse mich leiten von dem, was in mir in Resonanz versetzt wird und was ich an positiven nonverbalen Signalen wahrnehmen kann. Typisch für den Abschluss eines idiolektischen Gespräches ist, dass man sich einer Zusammenfassung und Analyse enthält. Die Wirkung von bildhaften Gesprächen und potenziellen neuen Verknüpfungen wird dadurch erhöht.

7 Die Eigensprache von Fachpersonen – Interdisziplinäre Zusammenarbeit

Horst Poimann und Daniel Bindernagel

Einführung

Stationäre Behandlung, teilstationäre, aber auch weite Bereiche der ambulanten Behandlung sind auf interdisziplinäre Zusammenarbeit angewiesen. Im multidisziplinären Ansatz ist jede Profession nur für ihren Beitrag verantwortlich und arbeitet quasi isoliert, im interprofessionellen Ansatz ist jeder im Team Beteiligte für den Gesamterfolg wichtig und verantwortlich. Elementar ist dabei ein gemeinsames Grundverständnis, d. h. ein mentales Modell für ein gemeinsames effektives und effizientes Handeln, wie z. B. im Programm TeamSTEPPS (Clancy a. Tornberg 2007; siehe auch Alonso et al. 2006). Zudem sollten die einzelnen zugrunde liegenden Konzepte und Vorstellungen der aus verschiedenen Disziplinen Beteiligten in ihrem jeweiligen Fachkontext den anderen bekannt und nachvollziehbar sein. Idealerweise existieren eine einheitliche konzeptionelle Rahmenstruktur, eine gemeinsame Sprachverwendung und ein gemeinsames Sprachverständnis.

Zusammenarbeit in der Versorgung von Kindern und Jugendlichen über Fachgrenzen und Institutionsgrenzen hinweg ist dabei besonders gefordert. Im Sinne von Ken Wilber (1995) geht es um:

1) die subjektiven Wirklichkeiten der Kinder und ihrer Angehörigen sowie der einzelnen Fachdisziplinen mit ihrem Weltbild, ihren Ängsten, Sorgen, Hoffnungen, Perspektiven, Anspruchshaltungen, ihrem Glauben und ihren subjektiven Überzeugungen
2) das Selbstverständnis der jeweils wissenschaftlichen und sozialen Fachdisziplinen wie Medizin, Psychologie, Pädagogik und Jura mit den jeweiligen Terminologien, Grenzen der Erkenntnis und Bindungen an Paradigmen

3) die jeweils vorherrschende kulturelle und gesellschaftliche Meinung mit den Aspekten »Anerkennung«, »Akzeptanz«, »Vorurteile«, »Toleranz«, »Solidarität« etc.
4) die gesetzlichen Rahmenbedingungen und die jeweiligen Gebundenheiten von Behörden, Schulen, Gesundheitsamt, Gericht, Anwälten, Ärztekammern, Krankenkassen, Kliniken etc.

Im Rahmen des Symposiums »Gelingende Kooperation bei verschiedenen Fachsprachen und institutionellen Rahmenbedingungen« der DGVT 2008 in Berlin konnte gezeigt werden, wie notwendig externe Vernetzung ist, insbesondere seit Inkrafttreten des § 8a SGB 8 (Kinderschutz). Es wurde darauf hingewiesen, dass die reale Kooperation nach wie vor Schwierigkeiten bereitet. Es wurden verschiedene Modelle gelingender Kooperation von unten und von oben vorgestellt und entsprechend analysiert. Ein gutes Beispiel der Interdisziplinarität wurde dargestellt am Beispiel eines runden Tisches eines Arbeitskreises gegen sexualisierte Gewalt in Bochum, bei dem Beratungsstellen, Verfahrenspfleger, Kinderheime und Wohngruppen, Rechtsanwältinnen, Kinderpsychiatrie, Jugendamt, Familiengericht, Strafgericht, Kinderheilkunde und Kindergynäkologie, Polizei und Staatsanwaltschaft vertreten waren (vgl. Bormann 2009, S. 23–29).

Eine Studie zeigt auch, wie schwierig bereits die Kooperation nur zweier professioneller Disziplinen und das fallbezogene Zusammenspiel zwischen Pädagogik und Therapie ist, wenn widerstreitende Wahrnehmungen im pädagogischen Milieu, das heißt im Wohnheimbereich, und im therapeutischen Milieu auseinanderdriften.

Faktoren für eine gestörte Kooperation sind fehlende Wertschätzung und Gleichwertigkeit der Professionalitäten, Streit um Meinungsführerschaft und Konkurrenzverhalten, parteiliche Haltungen für die Jugendlichen oder für die Opfer, grundsätzliche Diskrepanzen in der Beurteilung grundlegender Fragestellungen, nicht erkannte Spaltungstendenzen bei den Jugendlichen, Dramatisieren von Fehlern und Irrtümern in der praktischen Arbeit. Das heißt, bereits zwei Disziplinen können sich sehr schwertun in einer zielorientierten gemeinsamen Vorgehensweise auf der Grundlage gegenseitigen Verständnisses und eines gemeinsamen Weltbildes (Meyer-Deters 2009, S. 15–21).

Ein weiteres kritisches Beispiel wären der interne Austausch und die interdisziplinäre Zusammenarbeit einer Kinderklinik zwischen

Ambulanz, Station und der Abteilung für Stammzellentherapie, welche über Jahre nur begrenzt funktionierten.

Netzwerkarbeit (Keupp 2009), sei sie intern, d. h. innerhalb einer Organisation, innerhalb eines Teams oder über verschiedene externe Disziplinen und Organisationen hinweg wie im Bochumer Modell, erfordert die Berücksichtigung grundlegender systemischer Ansätze und eine effiziente Kommunikation. Zum Aufbau einer gemeinsamen Rahmenkonzeption, eines gemeinsamen Weltbildes oder Verständnisses der Grundsituation, aber auch der Lebens- und Arbeitswirklichkeit der beteiligten Disziplinen braucht es eine *kommunikative Metastrategie*, welche die Terminologie und Komplexität der einzelnen Fachgebiete einfach hinterfragt und gleichzeitig zur Darstellung kommen lässt (Frenske-Kulbach 2009).

Idiolektik ist eine Methode, die sich dafür im Rahmen komplexer Systeme, wie zum Beispiel im Bereich Qualitätsmanagement im Krankenhaus oder für die Supervision im onkologischen Palliativ- und Hospizbereich, als ein taugliches Instrument bewährt hat. Ein mittlerweile evidenzbasiertes Frageverhalten ermöglicht ein gegenseitiges Erkennen der jeweiligen Weltbilder und Abgleich der bestehenden Differenzen. Innerhalb eines Teams sorgt dieses Frageverhalten für einen rascheren und ressourcenorientierten Lösungsansatz. Durch seine konsequente Beschränkung auf das interessierte Nachfragen wird der Diskussionsbedarf auf ein notwendiges Minimum reduziert, und rhetorisch basierte Selbstdarstellungen werden kanalisiert. Damit trägt es zu einer klaren Kommunikationsstruktur und einer themenbezogenen Diskussion im direkten Dialog bei, was sich spürbar in einer verbesserten Kooperation der beteiligten Disziplinen zeigt (Poimann 2010a).

Kommunikation ist einer der kritischen Erfolgsfaktoren für erfolgreiche Teamarbeit (Salas et al. 2005). Kommunikation stellt insbesondere für die Führung von Teams einen wichtigen Faktor dar. Eine Reihe von Arbeiten zeigen, wie eine verbesserte Kommunikation das Niveau von Teamarbeit anhebt und direkt mit einer verbesserten Versorgung der Patienten korreliert ist (Salas a. Frush 2013). Führungspersonen, die im Kommunikationsbereich kompetenter sind, haben engagiertere Mitarbeiter (Madlock 2008). Die Qualität der Kommunikation wird in der Regel als die Qualität der Gesamtbehandlung erlebt (Madden a. Perry 2003). Im Bereich Kommunikation gibt es in der Regel sehr viele Experten mit aggregierten Erfahrungen, die gesammelt und weitergegeben werden, dafür aber wenig evidenzbasierte Forschungsergebnisse. Darüber hinaus gibt es eine Reihe von etablierten Methoden, die im Umgang mit Gruppen effizienteres Verhalten und eine bessere Ergebnislage bieten sollen. Sie sind zum Teil in hohem Maße unspezifisch, wie z. B. Moderationstrainings, die einen weiten Inhaltsbereich, z. B. Handlungsanweisung, Tipps und Theorie, mit zum Teil widersprüchlichen Aussagen zur Grundlage haben.

Spezifischere Methoden wurden zum Teil aus der Psychotherapie abgeleitet und auf den Arbeitsalltag übertragen, z. B. TZI von Ruth Cohn, Familienkonferenz von Gorden, Dialogtraining von Schulz von Thun und Dialog nach David Bohm oder prozessorientierte Kommunikation aus der Idiolektik. Diese Methoden sind in der Regel empirisch basiert im Sinne eines narrativen Erfassens und Zusammenfassens der Ergebnisse, weniger im Sinne einer metaanalytisch geprägten, evidenzbasierten Ergebnisdarstellung (vgl. Greenhalgh a. Hurwitz 1999).

Kommunikation am Arbeitsplatz – speziell in der Versorgung in medizinischen, pädagogischen und sozialen Organisationen – muss eine eigene Grundlegung unabhängig von Psychotherapie finden. Eine Übertragung psychotherapeutischer Kommunikationsmuster aus Gruppentherapieverfahren und Einzelverfahren auf den Arbeitsalltag ist in ihrer Wirksamkeit äußerst kritisch zu hinterfragen. Die Frage, inwieweit die Übertragung überhaupt legitim ist, ist aus wissenschaftlicher Perspektive bisher nicht beantwortet. Was im Umgang mit Kranken funktioniert, sollte auch mit Gesunden sinnvoll anwendbar sein, oder?

Kommunikation ist im Alltag für Organisationen sehr bedeutsam, denn fehlerhafte Kommunikation führt zu Fehlern, Kosten und Schäden beim Patienten, was bis zum Tod von Patienten führen kann (Joint Commission 2015). Eine Reihe von Ergebnissen zeigt, dass Kommunikationsverbesserung im Team eine verbesserte Versorgung der Patienten zur Folge hat (Victoria Quality Council 2010). Trainingsmaßnahmen für Teams führen zu einer Verminderung von Fehlern, verbesserter Zusammenarbeit, weniger Schäden und Kosten. Dies lässt sich – zum Beispiel an reduzierten Infektionsraten, weniger Krankheitsfällen im Team, weniger Schadensklagen durch Patienten und höherer Zufriedenheit der Beteiligten in der Versorgung – in wissenschaftlichen Studien nachweisen (GQMG

2015; Poimann in Vorb. a). Es gibt Belege dafür, dass sich die Offenheit im Umgang miteinander, die Bereitschaft, sich für andere im Team einzusetzen, das Arbeitsklima und die gegenseitige Wertschätzung durch Kommunikationstrainings verbessern. Eng korreliert mit einer besseren allgemeinen Arbeitsatmosphäre ist das Bewusstsein für Risiken und Fehlermöglichkeiten (Driskell et al. 2013).

Die Kommunikation in Organisationen lässt sich grundsätzlich von drei Blickwinkeln beleuchten. Zunächst spielt die direkte Kommunikation einzelner Teammitglieder untereinander und das Verhalten in Gruppensituationen während der Behandlung eine Rolle, was man, zusammen genommen, als interne Kommunikation eines Teams bezeichnen kann. Der zweite Aspekt ist die Kommunikation mit dem Patienten und den Angehörigen. Es gibt auch Konzepte, die den Patienten und die Angehörigen als Teammitglieder betrachten. Die Kommunikation des Teams nach außen ist der dritte Aspekt. Für jeden dieser drei Bereiche – interne Kommunikation, externe Kommunikation und Kommunikation mit der Zielgruppe, d. h. Patienten und Angehörigen –, sind jeweils spezielle Kommunikationsformen und Kommunikationstechniken sowie technische Hilfsmittel sinnvoll.

Die Kommunikation in interdisziplinären oder multidisziplinären Teams dem Zufall und ihrer Eigendynamik zu überlassen muss der Frage nach der Effizienz und der Effektivität dieser Kommunikation standhalten. Es ist sicherlich keine systematische, geplante und überprüfte Form der Interaktion. Eine Systematik in der Planung, Durchführung und Überprüfung von therapeutischen Maßnahmen beziehungsweise für die Therapie notwendigen Unterstützungsprozessen ist jedoch in einer modernen Gesellschaft aus ethischen, juristischen und ökonomischen Gründen unabdingbar (Patientenrechtegesetz im BGB, Deutschland). Deshalb sind Kommunikationsanalysen eine hilfreiche Maßnahme, will man die Ist-Situation der Kommunikation in einem Team erheben. Werkzeuge dafür gibt es in verschiedenster Form (vgl. Hargie a. Tourisch 2009; Downs a. Adrian 2004; Poimann in Vorb. b). Die Methoden der Analysen können sehr unterschiedlich sein und reichen von neurobiologischer Forschung bis zur teilnehmenden Beobachtung. Sie können sich auf die persönliche Interaktion zweier Personen, auf die Team- oder die Organisationsebene beziehen. Alle Ebenen bedingen sich gegenseitig und bilden Grundlagen und Rahmenbedingungen für die Behandlung des Patienten (vgl. Poimann in Vorb. b).

Aus derartigen Analysen können notwendige Maßnahmen abgeleitet werden, durch die wirksame Formen der Kommunikation für die Teamarbeit vermittelt und geschult werden (Canadian Patient Safety Institute 2011). Welche spezifischen Kommunikationsmuster notwendig sind, ist in großem Ausmaß von der Zielgruppe, von den Behandlungskonzepten und den organisatorischen Rahmenbedingungen abhängig. Es gibt mittlerweile evidenzbasierte Kommunikationsmuster, die für spezifische Situationen in ihrer Wirksamkeit wissenschaftlich belegt sind (WHO 2008; Kachalia et al. 2010). Darüber hinaus gibt es, ebenfalls wissenschaftlich belegt, umfassendere, allgemeinere Ansätze, die die Teamfähigkeit in puncto Kommunikation verbessern. Ein solcher Ansatz wurde im Gesundheitswesen bei einigen Staaten in Form von TeamSTEPPS (Clancy a. Tornberg 2007) etabliert und mittlerweile weltweit verbreitet; eine andere Methode (Crew Resource Management, McConaughey a. Edie 2008) wurde aus der Luftfahrt übernommen. Beide Ansätze sorgen durch die Vermittlung von genauerer Wahrnehmung, Sensibilität für Situationen und Fertigkeiten zu kommunizieren dafür, dass das Miteinander in Teams zu einer verbesserten Leistung speziell in puncto Qualität und Risikominimierung führt (McCharthy a. Chase 2011).

Grundlagenforschung steuert weiterhin wichtige Beiträge dazu bei, in welcher Form einfache Kommunikationsbestandteile die Qualität der Kommunikation verbessern können. Bislang nur aufgrund von Erfahrungswissen oder persönlicher Grundhaltung geprägte Verhaltensweisen wie z. B. langsames und deutliches Sprechen werden in ihrer Wirksamkeit wissenschaftlich belegt. So kann man zeigen, welches Sprechtempo notwendig ist, wie viele Informationseinheiten pro Zeit günstig sind und in welcher Art und Weise miteinander geredet werden soll, damit sich die Verständnissicherheit erhöht, Missverständnisse sich reduzieren, die Zufriedenheit der Beteiligten sich steigert und die Veränderungsraten steigen (Newberg a. Waldman 2013).

Wenn man all diese Ergebnisse zusammenfasst, wird klar, dass es in der Kommunikation von Teams klare Strukturen, Abläufe, Prozesse und Regeln geben muss, die sich auf wissenschaftliche Erkenntnisse stützen. Dabei müssen einerseits die Anforderungen der Behandlung in ihrem organisatorischen Rahmen und andererseits die individuellen Faktoren der jeweils beteiligten Fachpersonen berücksichtigt werden, wozu ihre Einstellungen, Haltungen, Erfahrungen, Fertigkeiten und Kenntnisse gehören. Gelingt diese Integration, ist eine sichere Grundlage für erfolgreiche interdisziplinäre Kommunikation geschaffen. Dazu beitragen können auch in der Praxis bewährte Methoden der Gruppenkommunikation, wie zum Beispiel »Dialog« nach David Bohm (1998) oder Idiolektik.

In welcher Form eignet sich Idiolektik auch für Gruppen? Idiolektik ist eine Methode, die seit über 30 Jahren in verschiedenen Varianten in Gruppen Einsatz findet. Sie bietet als Methode die Möglichkeit, in Gruppensettings rasch die Potenziale der Beteiligten in Bezug auf eine gestellte Aufgabe zu eruieren und die einzelnen Personen aktiv werden zu lassen und mit einzubeziehen. Ähnlich wie im Einzelsetting werden die Ressourcen der einzelnen Teammitglieder sprachbezogen angesprochen und bekommen so jeweils Raum, sich im Team darzustellen und wirksam zu werden (vgl. Bindernagel et al. 2010; Ehrat und Poimann 2010).

Der folgende Ausschnitt aus einer Teamsitzung in einer kinderpsychiatrischen Tagesklinik wurde aufgenommen und transkribiert. Der Text wurde dann einerseits von Horst Poimann, der weder die Institution noch die einzelnen Teammitglieder kennt, im Hinblick auf die Sprachverwendung im Allgemeinen und auf idiolektische Elemente im Speziellen analysiert und kommentiert. Andererseits wurde das Transkript später vom Team selbst reflektiert und so wieder in den Teamprozess rekursiv eingespeist. Das Teamgespräch beginnt zunächst defizit- und problemorientiert und entwickelt sich durch die Leitung und den Einsatz der idiolektischer Techniken im Gruppensetting zu einem ressourcenorientierten Prozess. Es wird erkennbar, wie durch einfache, zieloffene Fragen in Kürze eine Fülle an authentischen Informationen aus den einzelnen Disziplinen gewonnen werden kann.

Praxisbeispiel Teamsitzung

Zielsetzung und Team einer kinderpsychiatrischen Tagesklinik

Die Tagesklinik, in der die folgende interdisziplinäre Teamsitzung stattfindet, bietet dem psychisch kranken Kind und seiner Familie die Möglichkeit, in den Beziehungen zu den Mitarbeitern der Tagesklinik und zu den andern Kindern Konflikte zu zeigen und zu bearbeiten. Nicht nur individuelle Defizite werden erkannt und konstruktiv bearbeitet, sondern auch die individuellen Fähigkeiten werden erkannt und gestärkt. Blockierte Entwicklungen werden in Gang gesetzt. Die Familie soll unter Nutzung ihrer Ressourcen an Funktionalität zulegen und, wenn immer möglich, die Fähigkeit zurückgewinnen, das Kind alleine zu betreuen. Die Beziehungen zwischen Kind und Eltern und unter den Geschwistern werden verbessert, die Eltern in ihrer Erziehungs- und Beziehungskompetenz gestärkt. Das Kind lernt, den Anschluss in seiner vertrauten, auch weiteren Umgebung aufzubauen. Das Team besteht aus einer Lehrerin, einem sozialpädagogischen Subteam mit einer Sozialpädagogin, einem Sozialpädagogen und einem Praktikanten und dem psychotherapeutischen Subteam mit einer Assistenzärztin, einer psychologischen Psychotherapeutin und einem Facharzt als Teamleiter.

Zuweisungskontext und Behandlungsziele von Mustafa

Mustafa ist zehn Jahre alt und wird von einem Psychotherapeuten nach etwa einem Jahr ambulanter Psychotherapie für eine teilstationäre kinderpsychiatrische Behandlung angemeldet. Er sei vor einem Jahr von einer Gruppe älterer Kinder außerhalb der Schule verhauen worden. Dabei habe er einen Unterarmbruch erlitten. Dieses Ereignis habe bei Mustafa Ängste ausgelöst. Er habe sich zurückgezogen.

Der Grund für die Überweisung ist ein anhaltendes Verhalten in der Schule, das von Leistungsrückgang und sozialen Schwierigkeiten gekennzeichnet sei. Die schulische Situation hat sich trotz ambulanter Behandlung nicht ausreichend verbessert. Er sei häufig in Konflikte involviert und fühle sich dabei jeweils als Opfer.

Mustafa ist einzelnes Kind von Eltern aus einem Kulturkreis aus dem Mittleren Osten. Der Vater arbeitet seit 20 Jahren in der Schweiz und besitzt die Schweizer Staatsbürgerschaft. Mustafa kam zusammen mit seiner Mutter, die aus einem anderen Land des Mittleren Ostens stammt, im Alter von vier Jahren in die Schweiz. In einem Telefonat der Lehrerin unserer Tagesklinik mit der bis anhin zuständigen Lehrperson beschreibt Letztere Mustafa folgendermaßen.

Er habe heftigste Kämpfe mit anderen Kindern, raste aus und gerate schnell in Rage. Bei Klassenausflügen komme es vor, dass er absichtlich zurückbleibe, damit die Klasse den Bus verpasse. Er fühle sich schnell, z. B. bereits durch einen Blick, angegriffen, sei immer das Opfer. Dabei spreche er selbst Drohungen aus und sei unberechenbar. Den Unterricht störe er durch Dreinreden. Er wisse nicht, wo man im Schulstoff sei. Er sei frech zu den Lehrpersonen, beschimpfe sie und habe einen sexistischen Wortschatz. Oft mache er einen sehr traurigen Eindruck.

Mit den Eltern und Mustafa wird ein erstes Gespräch geführt, in dem geklärt werden soll, ob eine tagesklinische Behandlung eine passende und sinnvolle Hilfestellung wäre. Die Eltern beschreiben Mustafa als hilfsbereite Person, die gerne zeichne und werke. Er leihe sich Bücher aus der Bibliothek und lese sie gerne, wobei er Comics bevorzuge. Manchmal wolle er am Abend nicht die Zähne putzen und möchte lieber länger fernsehen. Am Wochenende gehe er gerne mit der Mutter in eine Shoppingarena.

Als Ziele formulieren die Eltern, dass sich Mustafa im Schulunterricht besser konzentrieren kann, weniger stört, bessere Noten erhält und lernt, der Lehrerin zu folgen. Mit den Erwachsenen und den anderen Kindern soll er einen anständigen Umgang pflegen und lernen, mit Konflikten besser umzugehen. Die Hausaufgaben soll er selbstständig machen. Er soll auch lernen, Fehler zu akzeptieren, denn aus Fehlern kann man lernen.

Mustafa selbst sagt, er wolle gern in die Tagesklinik kommen. Er möchte lernen, besser aufzupassen, bessere Noten erhalten und weniger Streit mit anderen Kindern haben.

Die Behandlungsziele werden in einer Behandlungsvereinbarung schriftlich festgehalten.

Im Folgenden werden die erste interdisziplinäre Besprechung über Mustafa drei Tage nach seinem Eintritt in die Tagesklinik sowie die dritte interdisziplinäre Besprechung in der dritten Behandlungswoche wiedergegeben. Zu den Rollen im Team ist zu erwähnen, dass die Assistenzärztin die Psychotherapeutin des Jungen und der Familie und der Sozialpädagoge Bezugsperson für pädagogische Belange ist. Teamleiter und Psychologin haben die Indikationsgespräche vor Aufnahme in die Tagesklinik geführt.

Erste interdisziplinäre Besprechung (B1)

Teamleiter: „Mustafa ist vorgestern gekommen. Wie hat er angefangen?“	Feststellung, Thema wird mit offener Frage eröffnet.
Sozialpädagoge: „Am ersten Tag ist er etwas unruhig und nervös gewesen, das ist verständlich. Er hat viel geredet, fast ein bisschen zu viel. Er war aufgekratzt. Gestern war es schon ein bisschen besser. Heute ist er richtig ruhig gewesen.“	Beschreibung, Bewertungen, Veränderungsbeschreibung.
Teamleiter: „Was hat er so geredet?“	Offenes Nachfragen. Aufnehmen der Eigensprache: „geredet“.
Sozialpädagoge: „Er hat angegeben mit großartigen Geschichten. Z. B. hätten sie in ihrem Herkunftsland eine große Villa mit ganz vielen Tieren.“	Beschreibung sozialer Interaktion mit konkretem Beispiel.

Es folgt ein längerer Austausch über die Frage, aus welchem Heimatland die einzelnen Familienmitglieder stammen. Es gibt verschiedene Aussagen, es entsteht eine Erheiterung wegen der Verwirrung bezüglich der Herkunft, die Frage kann nicht eindeutig geklärt werden.

Sozialpädagoge: „Der Vater ist ein sympathischer Mann, er erzählt gerne, und man muss gut zuhören.	Bewertung durch Sympathiebekundung.
Am ersten Tag hat Mustafa Schweinefleisch gegessen. Wir wussten zu diesem Zeitpunkt noch nicht, dass er als Muslim kein Schweinefleisch isst. Wir haben das mit dem Vater besprochen.“	Beispiel für Fehlerentstehung durch Info-Defizit.
Teamleiter: „Wie habt ihr das mit Mustafa und den Kindern gelöst?“	Offene Frage nach Lösung an alle.
Sozialpädagoge: Heute hat er einen speziellen Toast mit Hühnchenfleisch bekommen. Die anderen Kinder haben gefragt: ‚Wieso bekommen wir das nicht?‘ Wir haben geantwortet: ‚Das ist Hühnchenfleisch, und Mustafa isst kein Schweinefleisch.‘ Und dann ist es gut gewesen, sie haben es akzeptiert. Mustafa hat die drei Tage sehr gut gegessen, hat alles sehr gern gehabt.	Bericht mit wörtlichen Zitaten über individuelle Lösung.
Am Spielnachmittag haben wir ‚Schlaumeier‘ (ein Kartenspiel) gespielt. (Zum Praktikanten:) Du hast ihm geholfen, wie ist das gegangen?“	Themenwechsel mit fokussierter offener Frage an anderes Teammitglied.
Praktikant: „Er muss es noch ein zweimal spielen, aber ich habe den Eindruck, er fasst es schnell auf. Er hat gesagt, er spiele es gern, es mache Spaß.“	Ressourcenorientierte Verhaltensinterpretation.
Sozialpädagoge: „Beim Spiel ‚Dog‘ ist er dann recht unruhig gewesen. Ist immer wieder aufgestanden und weggelaufen.“	Beschreibung problematischen Verhaltens.
Teamleiter: „Wie ist das noch, wenn er unruhig ist?“	Offene Frage nimmt Eigensprache „unruhig“ auf.
Sozialpädagoge: „Er sitzt nicht ruhig, kann sich nicht konzentrieren, kniet, steht auf, läuft weg. Ich glaube, es ist dann zu viel für ihn. Es ist auch ungeheuer viel Neues. Mir ist auf meinem Heimweg zum Thema ‚Schweinefleisch‘ noch in den Sinn	Konkrete Verhaltensbeschreibung. Suchen nach Verständnis.

gekommen, dass wir schon am ersten Tag ein Gespräch von uns Pädagogen aus mit den Eltern machen sollten. Wir könnten alle wichtigen Informationen, die unseren Bereich betreffen, wie z. B. Regeln und Administratives, mitteilen und einholen.“	Rückbezug auf Thema „Fehlerentstehung“. „Schweinefleisch“ mit Lösungsvorschlag.
Teamleiter: „Das ist eine gute Idee, die wir ja auch schon früher hatten. Können wir abmachen, dass ihr ein solches Gespräch eigenverantwortlich vereinbart?“	Positives Feedback. Frage nach Regelung.
Sozialpädagogin: „Ja, das können wir vereinbaren.“	Wörtliche Bestätigung.
Teamleiter: „Vielleicht kann man, gerade wenn die Eltern am ersten Morgen ihr Kind bringen, eine halbe Stunde für sie einplanen?“	Transferangebot für Routinearbeit in Frageform.
Sozialpädagoge: „Ja, wenn nicht mehrere Kinder gleichzeitig kommen wie nach den Sommerferien, wo wir ja sowieso eine gemeinsame Begrüßung machen, geht das.“	Modifizierung und Differenzierung des Vorschlages.
Teamleiter: „Und wie ist es mit Mustafa in der Schule?“	Einbezug der Lehrkraft durch offene Frage.
Lehrerin: „Er ist gut gestartet. Er hat sich gut integriert, gut mitgemacht, eigentlich völlig unauffällig. In der Schule ist er nicht unruhig. Er hat sofort gewusst, wie es läuft. Er hat noch etwas Mühe, bis Mittag durchzuhalten, wird dann müde, aber er macht gut mit. Er arbeitet eher langsam, aber sorgfältig und scheint vom Niveau im Mittelfeld zu liegen. Er möchte viel erzählen, merkt aber, dass es bei uns klare Regeln gibt. Er erzählt sehr viel vom Gamen und vom Fernsehen.“	Schilderung von Stärken und Ressourcen. Klare Leistungsbeurteilung. Verhaltensbeschreibung.
Praktikant: „Ja, bei mir hat er auch hauptsächlich davon gesprochen.“	Bestätigung Vorrednerin.
Teamleiter (zur Sozialpädagogin): „Was hast du mit ihm erlebt?“	Einbezug weiteres Teammitglied durch offene Frage.
Sozialpädagogin: „Ich habe mit ihm gelesen. Er versteht es, aber verhaspelt sich. Er hat sehr viel Spucke im Mund und schluckt nach jedem zweiten Wort. Man merkt auch, dass seine Eltern eine andere Sprache mit ihm sprechen.“	Verhaltensbeschreibung.
Teamleiter: „Wie reagieren die anderen Kinder auf ihn?“	Offene Frage nach Gruppendynamik.
Sozialpädagogin: „Der Rainer mag ihn nicht so, er gebe ihm zu viel an. Eine Villa habe er sicher nicht. (Erheiterung im Team, weil Rainer auch gerne angibt.) Und die anderen Kinder?“	Beschreibung konkretes Beispiel. Weitergeben durch offene Frage.
Lehrerin: „Die nehmen gar nicht so groß Notiz von ihm.“	Beschreibung.
Sozialpädagoge: „Es ist wie ein gegenseitiges Beschnuppern.“	Metapher als Erklärungsversuch.
Assistenzärztin: „Gestern beim Haustreff (einmal wöchentlich stattfindendes Treffen mit allen Kindern und allen Erwachsenen der Tagesklinik) war er gut dabei, hat sich gut konzentriert und alles verstanden. Beim Spiel ‚Activity‘ hat er einen Abfluss sehr gut zeichnen können.“	Schilderung von Stärken und Ressourcen.
Lehrerin: „Er kann sehr gut zeichnen. Das ist eine Stärke von ihm.“	Stärken benennen.

Sozialpädagoge: „Er hat einen Papagei mitgebracht, den er gezeichnet hat. Das ist ihm wichtig gewesen.“	Nimmt das Thema auf und vertieft es.
Sozialpädagogin: „Rainer hat dann gesagt, er könne das abpausen. Dann könne er auch so einen schönen Papagei machen.“ (Erneute Erheiterung im Team.)	Beschreibt interaktives Verhalten von anderem Jungen.
Sozialpädagoge: „Rainer empfindet Mustafa da als Konkurrenten.“	Hypothese zum Motiv der Konkurrenz.
Teamleiter (zu Assistenzärztin): „Die erste Therapiestunde hat er morgen, oder?“	Geht nicht auf Hypothese ein, Abschluss mit Frage nach Einzeltherapie.
Assistenzärztin: „Er hat gedacht, die sei schon am ersten Tag, aber die ist erst morgen.“	Bestätigung.

Dritte interdisziplinäre Besprechung (B3)

(zwei Wochen nach Eintritt)

Teamleiter: „Wie läuft es mit Mustafa?“	Offene Frage.
Sozialpädagoge: „Sehr anstrengend, er ist am Angeben, um in der Gruppe anzukommen.“	Ansprechen eigener Emotion. Bewertung.
Teamleiter: „Wie macht er das?	Offene Frage.
Sozialpädagoge: „Er sagt, er ist der Schönste, Größte und Beste.“	Bericht mit Beispielen.
Psychologin: „Größenwahnsinnig!“ (Erheiterung im Team.)	Diagnosestellung.
Sozialpädagoge: „Zum Beispiel sagt Mustafa: Ich habe eine schönere Schrift als du. Oder: Beim Rückweg von der Turnhalle hat er sich wie ein Pascha in ein öffentliches Café gesetzt und behauptet, dieses Café gehöre seinem Vater. Es war nicht einfach, ihn zum Aufstehen zu bewegen.“	Beschreibung mit weiteren Beispielen.
Teamleiter: „Wie habt ihr das geschafft?“	Offene Frage nach Ressource.
Lehrerin: „Ich musste ihm in aller Klarheit sagen, dass das bei uns nicht geht. Schließlich hat er sich widerwillig gefügt.“	Bericht über Lösung.
Psychologin: „Macho!“	Bewertung.
Teamleiter: „Gibt es da ein Thema?“	Offene Nachfrage.
Assistenzärztin: „In der Therapie hat er erzählt, dass der Vater sehr streng sei. Er wirkte auch etwas ängstlich, als er von ihm sprach. Bei der Mutter ist es anders, bei ihr kann er machen, was er will. Sie gehen auch viel shoppen. Wenn er etwas haben will, bekommt er es.“	Bericht über Äußerungen des Jungen, die mit Thema zu haben können.
Teamleiter: „Der Vater hat erzählt, dass Mustafa bis vor Kurzem viel zu viel Geschenke bekommen hat, alle zwei Wochen ein großes, neues Geschenk.“	Bericht über Äußerungen des Vaters, die mit Thema zu haben können.
Sozialpädagogin: „Ich spüre, dass Mädchen bei ihm wenig zu sagen haben.“	Einbringen von eigenem Gefühl.
Sozialpädagoge: „Es gab schon einen Konflikt mit Sarina (13-jährig), die er mit einem Kissen ins Gesicht gestoßen hat. Sie hat es mir erzählt. Er hat dann alles abgestritten und behauptet, sie sei schuld gewesen, sie habe ihn provoziert.“	Bericht über Konflikt mit anderem Kind.
Teamleiter: „Und dann?“	Offene Frage.

38	Sozialpädagoge: „Ich bin mit beiden ins	Bericht über Konflikt und
39	Besprechungszimmer. Er hat es zunächst weiter	Konfliktlösung.
40	abgestritten. Ich musste ihm klar sagen, dass er mit	
41	den unberechtigten Beschuldigungen aufhören	
42	muss. Schließlich hat er zugegeben, dass sie nichts	
43	gemacht habe, und hat sich entschuldigt."	
44	Teamleiter: „Gut. Da haben wir noch einiges zu tun!"	Ermutigende Feststellung.
45	Sozialpädagoge: „Ja, er verbündet sich auch mit	Bericht über weitere
46	Rainer gegen unser zwei Jahre jüngeres Mädchen.	Probleme im
47	Sie sind dann fies zu ihr, schließen sie aus dem	Gruppenverhalten.
48	Spiel aus."	
49	Teamleiter: „Was bewegt ihn wohl dazu?"	Offene Frage zu Motiven.
50	Sozialpädagoge: „Vielleicht will er Leandra (ein	Hypothese in Frageform.
51	anderes 13-jähriges Mädchen) gefallen? Die stört	
52	sich ja auch an unserer Kleinen."	
53	Teamleiter: „Das ist möglich. Was steckt wohl	Relativierung, nochmals
54	dahinter?"	offene Frage zu Motiven.
55	Psychologin: „Es geht um Macht."	Hypothese als Feststellung.
56	Assistenzärztin: „Auch um die Suche nach	
57	Anerkennung. Auf mich wirkt er sehr selbstunsicher.	Erweiterung der
58	In der Therapie will er allerdings auch über mich	Perspektive auf
59	verfügen. Er hat sich darüber beklagt, dass er nicht	verschiedene Motive.
60	jeden Tag zu mir in die Therapie kommen kann."	
61	Teamleiter: „Mir scheint der Vater-Mutter-	Expertenäußerung mit
62	Konstellation eine Schlüsselfunktion zuzukommen.	anschließender
63	Gelingt es uns, die Mutter trotz sprachlicher Barriere	zielorientierter Frage.
64	ins Boot zu holen? Beim letzten Gespräch hat sie	
65	sich schon mehr beteiligt. Sie konnte sich plötzlich	
66	viel besser ausdrücken. Da wurden wir ja vom Vater	Benennt Ressourcen.
67	auch gut unterstützt."	

Analyse hinsichtlich idiolektischer Elemente des Teamgespräches

Im Folgenden werden die verbalen Anteile der Teamkommunikation analysiert. Die paraverbalen Anteile können bei der Analyse eines Transkriptes kaum berücksichtigt werden, da sie nicht ersichtlich sind bzw. – besser gesagt – nicht gehört werden können. So kann beispielsweise der Ausspruch »Größenwahnsinnig!« mit einem humorvollen und liebevollen Unterton (wie im vorliegenden Fall; Anmerkung des Teamleiters) ausgesprochen werden. Er könnte aber auch einen harten, kalten und bewertenden Unterton aufweisen und dann eine ganz andere, z. B. eine kategorisierende, festlegende oder defizitorientierte Wirkung in der Teamkommunikation entfalten. Die vorliegende Analyse basiert nur auf dem Transkript, also den verbalen Anteilen – ohne Kenntnis der paraverbalen Anteile.

Die idiolektische Methode zeichnet sich dadurch aus, dass sie im Gesprächsverhalten bereits durch einfache, offene, konkrete und ressourcenorientierte Fragestellungen – unter Aufnahme der Begrifflichkeiten des Gesprächspartners – möglichst wenige eigene

Ideen und Konzepte einbringen möchte. Die Grundidee dahinter ist die Vorstellung, dass *neue* Begriffe des Fragers beim Befragten Interpretationsspielraum eröffnen und vor allem Interpretationsarbeit fordern würden. Dies kann durch einfache Frageformen verhindert werden.

Solche einfachen Fragen sind zum Beispiel »Wie hat er angefangen?« (B1, Zeile 2) oder »Und dann?« (B3, Zeile 37) oder »Wie macht er das?« (B3, Zeile 4). Dies sind einfache, kurze und vor allem offene Fragen, die im Gegensatz zu geschlossenen Fragen nicht mit *einem* Wort beantwortet werden. Diese Fragen sind ohne konkreten Inhalt und beziehen sich auf benannte Vorgänge, Abläufe, einfach Gesagtes und eröffnen dem Gesprächspartner viele Wahlmöglichkeiten, ihm Wichtiges unprovoziert zu äußern.

Man kann offene Fragen auch themenspezifischer formulieren, z. B. »Und wie ist es mit Mustafa in der Schule?« (B1, Zeile 62 f.) oder »Was hast du mit ihm erlebt?« (B1, Zeile 76 f.) oder »Wie reagieren die anderen Kinder auf ihn?« (B1, Zeile 83 f.). Eine andere Form der offenen Frage, die ein Thema weiter vertieft und spezifiziert, haben wir mit »Was bewegt ihn dazu wohl?« (B3, Zeile 49) oder »Das ist möglich. Was steckt wohl dahinter?« (B3, Zeile 53 f.).

Das Aufnehmen der Eigensprache in Form von Übernahme von Begriffen findet sich in B1, Zeile 8, indem mit der Frage »Was hat er so geredet?« das Wort »geredet« aus der Eigensprache des Vorredners übernommen wird, womit mehr problem- und defizitbelastete Begriffe wie »unruhig«, »nervös« etc. gegenüber dem neutralen Wort »geredet« *nicht* den Vorzug bekommen haben. Gleichwohl kann auch ein problemorientiertes Wort aus der Eigensprache des Vorredners aufgenommen und es kann nach weiteren Bedeutungen dieses Wortes gefragt werden, siehe das Beispiel »Wie ist das noch, wenn er unruhig ist?« (B1, Zeile 38).

Häufiger werden im vorliegenden Gesprächsausschnitt ressourcenbetonte Äußerungen im Vergleich zu defizit- oder problemorientierten Äußerungen bevorzugt. Damit besteht eine hohe Affinität zu lösungsorientierten Ansätzen, wobei an dieser Stelle Unterschiede und Gemeinsamkeiten nicht ausgeführt werden können.

Ressourcen werden zum Beispiel von der Lehrerin als Stärken des Kindes benannt: »Er ist gut gestartet. Er hat sich gut integriert…« (B1, Zeile 64 f.), ebenso im Bericht des Praktikanten in B1, Zeile 33: »… er spiele es gern, es mache Spaß«. Auch die Assistenzärztin schildert Ressourcen und Stärken: »... war er gut dabei, hat sich gut konzentriert und alles verstanden. Beim Spiel ›Activity‹ hat er einen Abfluss sehr gut zeichnen können« (B1, Zeile 95–98).

Benennung von Ressourcen durch die Lehrerin findet sich in B1, Zeile 99 f.: »Er kann sehr gut zeichnen. Das ist eine Stärke von ihm.« Ressourcenorientierung kann auch in Frageform stattfinden: »Wie habt ihr das geschafft?« (B3, Zeile 15); oder auch in der Form von Expertenäußerungen in B3, Zeile 64–67. Ein Kennzeichen der ressourcenorientierten Vorgehensweise ist auch das bewusste Nicht-eingehen auf angebotene Defizite, Probleme und Konflikte in der Absicht, sie später dann schwerpunktmäßig zu diskutieren. Stattdessen werden ressourcenorientierte Punkte aufgenommen, und mit ihnen wird weitergearbeitet.

Interventionen, wie sie im idiolektischen Dialog auftauchen, lassen sich auch in anderen methodischen Vorgehensweisen finden und sind nicht spezifisch idiolektisch. Das Besondere der Idiolektik ist das zieloffene Nachfragen, siehe etwa in B1, Zeile 2: »Wie hat er angefangen?«, oder Zieloffenheit in Kombination mit einem Lebensbereich: »Und wie ist es mit Mustafa in der Schule?« (B1, Zeile 62 f.).

Kommentar zum interdisziplinären Dialog

Die drei im Team vertretenen Berufsgruppen, nämlich die Sozialpädagogen mit ihrem Praktikanten, die Psychotherapeuten mit Kinder- und Jugendpsychiater, Psychologin und Assistenzärztin sowie die Lehrerin (alleine), zeigen ganz unterschiedliche Aktivitäten in den beiden Sitzungen. Der Teamleiter ergreift in beiden Sitzungen am häufigsten das Wort, regelt jedoch nur moderierend und steuert mit einfachen, kurzen Fragen. Derjenige, der am zweithäufigsten das Wort ergreift, ist der Sozialpädagoge, der als Erster antwortet und insgesamt nahezu den gleichen Redeanteil (ca. 50 %) wie alle sechs anderen Teammitglieder hat. Während sich der Teamleiter 20-mal zu Wort meldet, tut dies der Sozialpädagoge 16-mal, die Sozialpädagogin 4-mal, der Praktikant 2-mal, die Lehrerin 4-mal, die Assistenzärztin 4-mal und die Psychologin 3-mal.

Vor allem in der ersten Sitzung ergreifen die Einzelnen selten von sich aus das Wort, sondern häufiger, wenn sie dazu aufgefordert werden. In der dritten Sitzung kommt es zum Ende zu einem Erfahrungsaustausch und zu Wortbeiträgen, ohne dass die Einzelnen sich gegenseitig zu Redebeiträgen auffordern oder aufgefordert werden.

Wenn man die Wortfelder in den drei Berufsgruppen analysiert, findet man bei den Sozialpädagogen viele Bezüge auf soziale Interaktionen und Integrationsfragestellungen mit einem hohen Bewertungsanteil in Bezug auf Defizite und Probleme. Themen wie »Wettbewerb«, »Konflikte«, »unruhiges Verhalten«, »Konkurrenz« kontrastieren zu den Redebeiträgen des Teamleiters. Bei der Wortfeldanalyse seiner Redebeiträge (nicht seiner Fragen) zeigt sich, dass Begriffe wie »gute Idee«, »eigenverantwortlich«, »Schlüsselfunktion«, »Vater-Mutter-Konstellation«, »ins Boot holen«, »gelingen«, »am Gespräch beteiligen«, »gut unterstützt« im Vordergrund stehen. Die Lehrerin nimmt ihre Beurteilung im schulischen Kontext mit klaren Einstufungen ressourcenorientiert vor. »Gut gestartet«, »gut integriert«, »etwas Mühe durchzuhalten«, »arbeitet eher langsam, aber sorgfältig«, »vom Niveau her im Mittelfeld«, »klare Regeln« dominieren das Wortfeld.

Es lässt sich hier bei den drei unterschiedlichen Berufsgruppen schon allein von der Wortwahl her eine gewisse Berufsspezifität erahnen. Es scheinen verschiedene Konfliktebenen auf, auf die hier nicht vertieft eingegangen werden soll; so zwischen den Kindern und Mustafa, zwischen Mustafa und Rainer, Mustafa und dem Sozialpädagogen, Mustafa und der Lehrerin, Vater und Mutter, auch Teamleiter und Sozialpädagogen, Lehrerin und Sozialpädagogen. Stattdessen soll das Führungs- und Moderationsverhalten des Teamleiters etwas näher betrachtet werden. In einer sehr unaufdringlichen, aber klaren Form wird moderierend die Sitzung eröffnet oder geschlossen, werden Regelungen fixiert bzw. ein kurzes Resümee vorgenommen und das weitere Vorgehen strukturiert. Ansonsten wird die Gruppe mit einer Reihe von idiolektischen Techniken (vgl. Poimann 2010a) zu einem Austausch angeregt, indem er einfache, offene Fragen stellt sowie Themen und Schlüsselbegriffe aufnimmt. Er erfragt individuelle Eindrücke, Meinungen, Bewertungen und Einschätzungen und zeigt Ressourcen- statt Defizitorientierung. Teammitglieder werden aktiv einbezogen. Diskussionen zu problembezogenen Themen, wie z. B. Konkurrenz, vermeidet er. Selbst weist er einen geringen Redenanteil auf. Zunächst bringt er kaum Feststellungen, Bewertungen oder Eigenbeiträge ein. Durch diese eigene Zurückhaltung und die Form des Einbezugs der anderen schafft er es in der dritten interdisziplinären Besprechung, dass die Teilnehmer nun eigenständig ihre Redenanteile einbringen und ihre Meinungen austauschen. Nun kann er sich selbst mehr als Teilnehmer aus der Therapeutengruppe einbringen denn als streng strukturierender Teamleiter. Diese Art des Führens mit idiolektischer Fragetechnik, die eher einem »Führen aus der zweiten Reihe« gleicht, bezieht gleichwohl nicht nur den aktuellen Gesprächsinhalt, sondern auch die verschiedenen Ebenen mit ein und behält sie im Auge, wie z. B. die Ebene des Bezugskindes und der anderen Kinder, die Ebene der Beziehungsgestaltung im Team und natürlich auch die Ebene der Organisation. Wenngleich sich die Teamsitzung nicht vordergründig mit fachspezifischen Themenbereichen wie Lernfähigkeit, Integrationsfähigkeit oder therapeutischem Vorgehen beschäftigt, entsteht gleichwohl ein deutliches und facettenreiches Gesamtbild durch die Beiträge der einzelnen Gruppenmitglieder. Es wird viel authentische Information bereits nach drei Tagen offenkundig, die die weitere Arbeit mitgestalten hilft.

Die Eigensprache des Sozialpädagogen, die bevorzugten Themen und sein Interaktionsverhalten mit vielen Redeanteilen könnten ein Konkurrenzverhältnis zwischen Sozialpädagogen und Teamleiter vermuten lassen. Vom Team selbst wurde diese Hypothese verworfen und der folgenden Erklärung der Vorzug gegeben. Der Sozialpädagoge ist Bezugsperson für die Familie und zeigt durch seine kommunikative Aktivität ein höheres Maß an Engagement und Verantwortung für die Familie als andere Teammitglieder. Außerdem zeigt er eine hohe Identifikation mit dem Jungen und dem Vater, was sich auch in dem eher hohen Anteil an sowohl positiven wie negativen Wertungen in den Verhaltensbeschreibungen ausdrücken könnte. Insgesamt spiegelt sich das Spannungsfeld, in das Mustafa in seiner Familie hineingewachsen ist, bereits während der ersten drei Tage sowohl in der Interaktion mit den Kindern und den einzelnen Teammitgliedern der Tagesklinik als auch in der Beziehungsdynamik und Kommunikation des Teams untereinander wider.

Zusammenfassung: Eigensprache im interdisziplinären Dialog

Die Eigensprache von Fachpersonen in der Betreuung und Behandlung von Kindern und Jugendlichen ist relativ unabhängig vom Verhalten der Kinder und Jugendlichen selbst und auch von ihrer Sprache. In aller Regel ist die fachliche Sozialisierung prägender für den Sprachgebrauch. Bereits in kurzen Gesprächssequenzen werden aufgrund der Wortwahl entsprechende Haltungen und Bewertungsschemata deutlich. Diese verschiedenen Fachsprachen und ihre dahinter stehenden Weltbilder können eine kommunikative Barriere bilden, welche das gegenseitige Verstehen und das Verständnis der betroffenen Kinder und Jugendlichen gravierend einschränken kann. Gleichzeitig lässt sich an den beiden Gesprächssequenzen aufzeigen, wie idiolektische Gesprächsführung, auch im Rahmen der Gruppenmoderation, als Metastrategie einen konstruktiven Beitrag leisten kann, welcher bei den einzelnen Teammitgliedern zu verstärktem kooperativen Verhalten führt. Insbesondere, wenn eine kleine Anzahl von Disziplinen sehr intensiv mit einem Kind arbeiten muss, bietet sich ein derartiges Verfahren an. Für einen größeren Teilnehmerkreis mit vielen Disziplinen, die sich nur gelegentlich treffen und wenig Zeit haben, stellt sich die Frage, inwieweit auch hier im Rahmen einer metasprachlichen Strategie ein rascheres gegenseitiges Verständnis und eine bessere Kooperation erzielt werden können.

Verlauf der weiteren Behandlung von Mustafa

Für den hierfür interessierten Leser sei an dieser Stelle eine knappe Zusammenfassung des weiteren Verlaufs der Behandlung von Mustafa angefügt. Nach einer kurzen Periode der Anpassung zeigt er über viele Wochen hinweg ein ungeschicktes Interaktionsverhalten in der Gruppe. Durch Prahlerei sucht er nach Anerkennung, was im Gegenteil zu seiner Ablehnung durch die anderen Kinder führt. Fühlt er sich im Schulunterricht überfordert, wird er frech zur Lehrperson. Trotz der beschriebenen Sprachbarriere bezüglich der Mutter gelingt es in kleinen Schritten, sie in ihrer mütterlichen Autorität etwas zu stärken und ihre materielle Verwöhnung abzubauen. Der hoch motivierte Vater kann seine übertriebene Strenge und seinen Übereifer, was beides von einem ausgeprägten kulturellen Anpassungsstreben verstärkt wird, etwas mildern und flexibler auf unerwünschtes Verhalten seines Sohnes reagieren. In der Einzeltherapie mit Mustafa gelingt es durch kontinuierliches Annehmen seiner Bedürftigkeit und durch fortwährende Angebote, gemeinsam über sein Verhalten in der Gruppe nachzudenken, sodass Mustafa basale Mentalisierungsschritte macht. Nach vier Monaten kann er erstmalig in einem Familiengespräch die Frage beantworten, warum er auf die Lehrerin wütend reagiert, wenn sie ihn darauf hinweist, dass er eine Aufgabe noch erledigen soll. Er sagt: »Weil ich die Aufgabe in diesem Moment nicht verstehe!« Diese Reaktion spiegelt einen substanziellen Fortschritt in der Behandlung wider. In der Gruppe gelingt es ihm nun zumindest in der Zweiersituation, mit einem anderen Kind in einer freudvollen Art und Weise zu spielen. Nach sechs Monaten kann er, obwohl noch nicht alle Probleme gelöst sind, in die ambulante Behandlung und in das ihm bekannte Schulhaus zurückkehren. Viele der unverständlichen Verhaltensweisen und »Angebereien« konnten im Verlauf durch geduldiges und genaues Nachfragen im Kontext seiner Herkunft und seiner Lebensgeschichte verstanden werden. Die Eltern finden im Abschlussgespräch, dass sich das Verhalten von Mustafa im familiären Rahmen erheblich (»zu 90 %«) (Eigensprache des Vaters) gebessert habe.

8 Schluss: Nutzen der Idiolektik

Daniel Bindernagel

Wie die Leserin am Ende des Buches vermutlich erkannt hat, wird der Nutzen der idiolektischen Methode für jeden etwas anders sein. Sie wird möglicherweise eigene Überlegungen angestellt haben, wo und wie sie die idiolektische Methode in ihrem Alltag nutzen könnte. Der Herausgeber hat alle einzelnen Autoren gebeten, ihren eigenen beruflichen Nutzen der Idiolektik zu formulieren, und die Aufgabe angenommen, die Beschreibungen hier zusammenzufassen. Ergänzt werden sie mit ausgewählten Zitaten. Dieser Abschnitt kann, so gesehen, als Destillat von Erfahrungen aus drei Jahrzehnten angesehen werden.

Die Ausführungen lassen sich drei Themenbereichen zuordnen: *erstens* Aussagen über hilfreiche Aspekte einer Lebenshaltung, die sich auf unterschiedliche Lebenskontexte positiv auswirken können; *zweitens* Aussagen, die sich auf methodische Aspekte des Umgangs mit Sprache beziehen; und *drittens* Aussagen über Selbsterfahrung und die eigene Persönlichkeitsentwicklung im professionellen Kontext.

Zur Thematik der Lebenshaltung werden folgende Punkte genannt. Mit Idiolektik werde eine Grundhaltung verbunden, die von Würde geprägt sei, mit der man anderen Menschen gegenübertrete. Dies komme am besten in den »guten Gründen«, die wir jedem Menschen für sein Verhalten zuerkennen, zum Ausdruck. Dieser Art von Haltung gegenüber anderen ermögliche kreative Entwicklungen und ermögliche es, die Plastizität des Gehirns positiv zu nutzen. Es wird hervorgehoben, dass die Methode für beide Seiten, das Kind oder die Eltern einerseits und den Professionellen andererseits, einen Nutzen habe. Man bleibe wach und neugierig auf den anderen. Die Möglichkeit, sich auf die gegenseitige Resonanz einzulassen, wie zwei Instrumente miteinander zu schwingen, »sich stimmen zu lassen«, verhelfe dazu, die Sinne zu schärfen und eigene Wahrnehmungen zu achten und zu respektieren. Eigenes Wissen, eigene Hypothesen, Standpunkte, Meinungen und Erfahrungen würden nicht in den Vordergrund gestellt, sondern als Eigensprache und selbst als Resonanzphänomene erkannt. Dies wiederum erleichtere es, sich auf die verwendete Sprache des anderen einzulassen und sie zu achten.

Auch im pädagogischen Arbeitskontext mit kleinen Kindern wird festgestellt, dass die innere Haltung, sich immer wieder frei zu machen vom Urteilen und davon, Lösungen für andere zu finden, ein wesentlicher Aspekt sei. Das Würdigen einer schwierigen Lage mit dem völligen Verzicht auf vermeintlich gute Ratschläge schaffe eine neue Form der Beziehung. Man könne »die Schönheit der inneren Landschaften« entdecken und sich von der Weisheit der Kinder berühren lassen. Dies wird von mehreren Autoren als stärkend in einem sehr anforderungsreichen Berufsalltag erlebt.

Hans Hermann Ehrat: Durch den Einsatz der idiolektischen Gesprächsführung hat sich mein Praxisalltag als Allgemeinarzt deutlich verändert. Die elegante Methode, über die Eigensprache einen so »einfachen« Zugang zur Psychodynamik des Gesprächspartners zu finden, hat meine Freude und Begeisterung an der täglichen Arbeit mit Patienten bereichert. Zeitdruck ist ein großes Thema für praktische Ärzte. Idiolektische Interviews und Anamnesen helfen, in Kürze das wesentliche Anliegen eines Patienten herauszuarbeiten. Die gewonnenen Informationen sind zudem authentisch, was wiederum für die Weiterführung der Behandlung wesentlich und zeitsparend ist. Die Geschwindigkeit, mit der bei dieser Form des Arbeitens die »Mitte« des Anliegens erreicht wird, ist ein sehr motivierender Faktor sowohl für den Ratsuchenden wie auch für den Behandler. Dieses Erreichen der »Mitte« schafft Vertrauen auf der Seite der Ratsuchenden. Problemlösungen werden bei der idiolektischen Exploration nicht im rationalen Denken aristotelischer Prägung, sondern in der Eingelassenheit auf die vorgetragene Komplexität gefunden. Die erforderliche Haltung für diese Art von Eingelassenheit ist getragen vom Wissen, dass nachhaltige Lösungen nur beim Patienten zu finden sind und sie dann Ausdruck seiner »inneren Weisheit« oder seines sich selbst organisierenden Prinzips sind. Der Überstieg aus einem konventionellen Vorgehen ins dargestellte Paradigma ist für alle Berater, Therapeuten und Ärzte eine große Herausforderung, weil konventionelles medizinisches Denken und Handeln ganz anderen Leitlinien folgt. Diese neue, unkonventionelle Vorgehensweise kann nachvollziehbar auch zu Angst vor Verlust von Autorität und Legitimation führen.

Tilman Rentel: Die Methode des einfachen und offenen Fragens nach Schlüsselwörtern hat nicht nur mein berufliches Leben, sondern auch mein privates Leben nachhaltig geprägt. Ich konnte nicht nur erstaunliche eigene »innere Reisen« erleben, sondern genoss im idiolektischen Gespräch die vielfältigen »Reiseabenteuer« in den Landschaften meiner Studienkollegen und später meiner Patientinnen und Patienten. Durch das offene Fragen habe ich in meinem Berufsleben unzählige Male Dinge erfahren, die ich mir nie hätte durch Nachdenken erschließen können. Häufig erlebte ich überraschende Prozessverläufe, aufkeimende Ressourcen, verborgene Fähigkeiten nur, weil ich versucht habe, mein Wissen für mich zu behalten und den Klienten zu helfen, ihr eigenes Wissen und Erleben zu entfalten. Dies ermöglichte mir sowohl als Psychotherapeut in Einzelgesprächen als auch in der Leitung von Gruppen eine Leichtigkeit und eine Flexibilität, die mir meinen Beruf bis heute sehr lebendig und wenig ermüdend erscheinen lassen.

Zur Thematik des methodischen Umgangs mit Sprache wird Folgendes ausgeführt. Generell wird Idiolektik unabhängig vom Anwendungsfeld als Erweiterungsmöglichkeit verstanden. Sie gehe Hand in Hand mit unterschiedlichen anderen Handlungskompetenzen. Ein herausragendes Merkmal sei der sorgfältige und präzise Umgang mit der Sprache des anderen. Über das Aufgreifen der Eigensprache sei es möglich, schnell und authentisch in Kontakt mit den Kindern, Jugendlichen und ihren Eltern zu kommen. Das zugewandte, aufmerksame und genaue Hinhören mit Anteilnahme helfe, sich auf den Gesprächspartner einzustellen und Räume zu öffnen. Widerstände könnten sich auflösen. Die zieloffenen Fragen zu Schlüsselwörtern, Körperhaltungen und Bewegungen oder zu konkreten gegenständlichen Ressourcen bewirkten eine Öffnung nach innen, nach tiefem Wissen. Schlüsselwörter hätten Schlüsselfunktion beim Aufsuchen »persönlicher Dinge«, und weil Schlüsselwörter als Ausdruck einer Resonanz immer Schlüsselwörter beider Gesprächspartner seien, könnten sie Beziehung stiften. Diese Form der Beziehung zeichne sich dadurch aus, dass »Anhaften« vermieden werde, was für das Gelingen eines therapeutischen Settings eine *Conditio sine qua non* sei. Diese Beziehung würdige und respektiere die Sicht des Gesprächspartners, sie achte seine Authentizität. Dadurch, dass der Befragte die Kontrolle und Führung übernehme, bleibe der Schutz vor Manipulation optimal erhalten. Das Aufgreifen der Eigensprache wird auch verglichen mit einem Schlüssel zu neuen, sich öffnenden Räumen, die nicht verteidigt werden müssen.

Marianne Kleiner: Ich erlebte, was sich entwickeln kann, wenn jemand aufmerksam und mit Anteilnahme zuhört. Ich erlebte, wie erleichternd es sich anfühlt, wenn sich ein Raum, nämlich mein Raum, öffnen kann und entwickeln darf, ohne dass er verteidigt werden muss. Ich fühlte die Begleitung meines Gegenübers, die den Raum hielt und mich in dieser achtsamen, wertschätzenden Haltung und im Präsentsein meinen eigenen Weg gehen ließ, hin zu meinen mir innewohnenden Ressourcen und meinen eigenen Lösungen, in meinem mir eigenen Tempo.

Zur Thematik der Selbsterfahrung und eigenen Persönlichkeitsentwicklung im professionellen Kontext wird Folgendes berichtet. Die Idiolektik biete eine gute Möglichkeit, auch nach bereits erfolgten anderen Ausbildungen seine eigene Persönlichkeit als Professioneller weiterzuentwickeln. Dieser Prozess werde einerseits als befreiend, andererseits als vertiefend und aufbauend auf vorhandenen Kompetenzen beschrieben. Dabei scheint wichtig, die Art und Weise der Begegnung im Rahmen eines idiolektischen Gespräches selbst immer wieder zu erleben.

Angela Schiemer: Es beeindruckte mich in idiolektischen Gesprächen, die andere mit mir führten, wie der private Raum geachtet und gewürdigt wurde und wie dadurch Widerstände, Scheu und Ängste *von* mir und *vor* mir schwanden. Meine Neugierde auf mich beziehungsweise auf das, was ich mir selbst erzählte, wuchs. Ich erlebte es als Geschenk, wie ich mich mit mir selbst überraschte und berührt wurde und solche Momente vom Gesprächsführenden als »heiliges Land«, das nicht betreten wird, respektiert wurde. Ich fand etwas, das tief in mir Anklang fand. Es brachte Saiten in mir zum Schwingen, die lange ungenutzt waren und sich sehnten, gezupft zu werden. Zutiefst berührt mich bei dieser Art der Gesprächsführung die Aufmerksamkeit und Achtsamkeit, mit der zugehört wird. Wie zieloffen in Bezug auf Schlüsselwörter in der verbalen und nonverbalen Sprache des Gegenübers geschaut, gehört und gefühlt wird und wie zugeneigt auf Ressourcen geachtet wird. Die eigene Resonanz, die eigenen Gefühle im Mitschwingen, das eigene Fachwissen und die eigenen Hypothesen werden beobachtet und nicht für eine

Zielvorgabe, sondern als Ressourcen für das Gegenüber verstanden. Wie eine Quelle im Hochgebirge, aus der das Gegenüber sich nach seinen Bedürfnissen in Eigenbestimmung erfrischen darf und kann. Die Idiolektik ist für mich eine erlern- und nachvollziehbare Möglichkeit, dies alles in meine therapeutische Arbeit zu integrieren. Das Schwierigste für mich in der idiolektischen Arbeit zeigte sich im Zurückstellen von Hypothesen und therapeutischen Methoden zugunsten zieloffener Wahrnehmungen und Annahmen. Indem ich meine Resonanz wahrnehme, finde ich konkrete Schlüsselwörter im Ressourcenbereich. Dank des Einsatzes von Idiolektik in der therapeutischen Arbeit mit Kindern erlebte ich häufig, wie schnell Kinder an tiefes archaisches Wissen anknüpfen können und es gestalterisch oft nonverbal zu erzählen vermögen. So kann gemeinsam mit den Eltern und/oder dem erweiterten Bezugssystem Verständnis für das Kind erreicht und nach adäquaten Lösungen gesucht werden.

Ausbildung in Idiolektik

Wirksame Gespräche beruhen vor allem auf der Haltung des Gesprächsleiters und seiner Art der Beziehungsgestaltung und erst in zweiter Linie auf der Anwendung spezifischer Theorie, Methodik und Technik. Ein zentrales Anliegen der idiolektischen Ausbildung ist es, eine solch günstige Grundhaltung mittels Erfahrungslernen zu entwickeln. Der Weg dorthin führt über eine konsequente Anwendung einfacher technischer Mittel in der Gesprächsgestaltung, die dem Lernenden Orientierung in der Ausbildung der inneren Haltung gibt. Dies wird sowohl durch die Gespräche der Ausbildungskandidaten untereinander als auch durch Live-Klientengespräche sichergestellt. Selbsterfahrung und Supervision sind feste Bestandteile der Ausbildung, die sich in zwei Stufen gliedert.

Die *Grundausbildung* (Abschluss: Basiszertifikat) richtet sich an alle Menschen, die ihre Kompetenzen für hilfreiche Gespräche im Alltag wie auch im beruflichen Zusammenhang weiterentwickeln wollen. Sie umfasst 320 Ausbildungsstunden, die überwiegend in Wochenendseminaren absolviert werden.

Die *Graduiertenstufe* (Abschluss: Idiolektische Therapie Grad. IG, Idiolektissche Beratung Grad. IG) richtet sich an Professionelle, die in therapeutischen oder beratenden Berufen tätig sind und regelmäßig Gespräche mit Klienten führen. Sie umfasst 240 Ausbildungsstunden. Beide Ausbildungsgänge können berufsbegleitend durchgeführt werden.

Offene Seminare werden im gesamten deutschsprachigen Raum angeboten. Ausbildungsgruppen gibt es derzeit in Würzburg, Erlangen, Wien, Bern und der Ostschweiz. Eine Ausbildungsbroschüre und weitere detaillierte Informationen erhalten Sie bei der

Gesellschaft für Idiolektik und Gesprächsführung
Deutschland – Österreich – Schweiz
Traubengasse 15
D-97072 Würzburg
Tel./Fax +49 (0) 931-7 34 82
www.idiolektik.de

Literatur

Allely, C. S., D. Purves, A. McConnachie, H. Marvick, P. Johnson, O. Doolin, C. Puckering, J. Golding, C. Gillberg a. P. Wilson (2013): Parent-infant vocalisations at 12 months predict psychopathology at 7 years. *Research in Developmental Disabilities* 34: 985–993.

Allen, J. G., P. Fonagy, A. W. Bateman (2011): Mentalisieren in der psychotherapeutischen Praxis. Stuttgart (Klett-Cotta).

Alonso, A., D. Baker, R. Day, A. Holtzmann, H. King a. L. S. E. Toomy (2006): Reducing medical error in the Military Health System: How can teamtraining help? *Human Resources Management Review* 16: 87–100.

Beebe, B., J. Jaffe, F. Lachmann, S. Feldstein, C. Crown a. M. Jasnow(2002): Koordination von Sprachrhythmus und Bindung. Systemtheoretische Modelle. In: K.-H. Brisch, K. E. Grossmann, K. Grossmann u. L. Köhler(Hrsg.): Bindung und seelische Entwicklungswege. Stuttgart (Klett-Cotta), S. 47–85.

Beller, F.K. u. W. Holzgreve (2007): Der Apgar-Score. Frauenarzt. 48, Nr 8 S. 759- vb762

Berger, S. (2008): Wenn die Wörter laufen lernen. Sonderheft *Gehirn und Geist*(Serie Kindesentwicklung Nr. 2): 54 f.

Bindernagel, D. (2010): Sprachentwicklung und Idiolektik. In: D. Bindernagel, E. Krüger, T. Rentel u. P. Winkler (Hrsg.): Schlüsselworte. Idiolektische Gesprächsführung in Therapie, Beratung und Coaching. Heidelberg (Carl-Auer), 2. Aufl. 2013, S. 69–84.

Bindernagel, D. u. S. Erb (2016): Warum schläft das Kind nicht? *Kinderärztliche Praxis* 87 (2): 98–105.

Bindernagel, D., E. Krüger, T. Rentel u. P. Winkler, P. (2010): Schlüsselworte – Idiolektische Gesprächsführung in Therapie, Beratung und Coaching. Heidelberg (Carl-Auer), 2. Auflage 2013.

Bion, W. (1962): Eine Theorie des Denkens. In: E. Bott Spillius (Hrsg.) (1990): Melanie Klein heute. Bd. I: Beiträge zur Theorie. München/ Wien (Internationale Psychoanalyse, S. 110–129.

Bischof-Köhler, D. (2011): Soziale Entwicklung in Kindheit und Jugend. Stuttgart (Kohlhammer).

Bohm, D. (1998): Der Dialog – das offene Gespräch am Ende der Diskussion. Stuttgart. (Klett-Cotta), 7. Aufl. 2014.

Bolm, T. (2009): Mentalisierungsbasierte Therapie – für Borderline-Störungen und chronifizierte Traumafolgen. Köln (Deutscher Ärzteverlag).

Bormann, M. (2009): Vom Kampf um die Glaubwürdigkeit bis zur ZeugInnenbegleitung – Kooperation zwischen Jugendhilfe und Justiz. *Forum für Verhaltenstherapie und psychosoziale Praxis* 41 (1): 1–4, 23–30.

Bowlby, J. (1969): Attachment and loss: 1. Attachement Basic Books. New York.

Bowlby, J. (1975): Bindung: eine Analyse der Mutter-Kind-Beziehung. München (Kindler). [Amerikan. Orig. (1969): Attachement and loss. New York (Basic Books).]

Brisch, K. H. (1999): Bindungsstörungen. Von der Bindungstheorie zur Therapie. Stuttgart (Klett-Cotta), 12. Aufl. 2013.

Brisch, K. H. (2014): Bindungsentwicklung in der frühen Kindheit aus der klinisch-psychotherapeutischen Perspektive. (Vortrag, Kinder- und Jugendpsychiatrische Dienste St. Gallen, 3.7.2014.)

Brisch, K.H. u. U. Stopfel (2011): Bindung und frühe Störungen der Entwicklung. Stuttgart (Klett-Cotta).

Bruner, J. (1987): Wie das Kind sprechen lernt. Bern (Huber).

Bullens, H. (1983): Begriffsentwicklung in der Kindheit als Aufbau kognitiver Strukturen: Forschungskonzepte und Ontogenese. Universität München (unveröffentl. Dissertation).

Bürgin D. u. M. Berger (1988): Beziehungskrisen in der Adoleszenz. Bern (Huber).

Canadian Patient Safety Institute (2011): Canadian framework for teamwork and communication. Edmonton (AB).

Chomsky, N. (1968): Language and mind. New York (Harcourt Brace & World).

Clancy, C. M. a. D. N. Tornberg (2007): TeamSTEPPS: Assuring optimal teamwork in clinical settings. *American Journal of Quality* 22 (3): 214–217.

De Casper, A. a. M. Spencer (1986): Prenatal speech influences newborns perception of speech sound. *Infant Behaviour and Developement* 9: 133–150.

Departement Bildung, Kultur und Sport (BKS) und Departement Gesundheit und Soziales (DSG) des Kantons Aargau, Aarau (2012): Lebenskompetenz entwickeln. Aarau (BKS und DSG).

Deutschschweizer Erziehungsdirektoren-Konferenz (EDK) (2016): Vorlage Lehrplan 21. Grundlagen. (Ausgabe vom 29.2.2016.) EDK-Geschäftsstelle, Luzern (Lehrmittelverlag).

Driskell, T., E. H. Lazzara, E. Salas, H. B. Kinh a. J. B. Battles (2013): Does team training work? Where is the evidence? In: E. Salas a. K. Frush (eds.): Improving patient safty through teamwork and team training. New York (Oxford University Press), pp. 201–218.

Dollase, R. (2006): Möglichkeiten und Grenzen der Früherziehung aus entwicklungspsychologischer Sicht. In: L. Fried u. S. Roux (Hrsg.): Pä-

dagogik der frühen Kindheit. Berlin/Düsseldorf (Cornelsen), S. 85–94, 2. Aufl. 2009.
Dordel, S.: (2003) Bewegungsförderung in der Schule. Dortmund (Modernes Lernen).
Downs, C. W. a. A. D. Adrian (2004): Assessing organisational communication. New York (Guilford).
Duncan, B. L. (2010): On becoming a better therapist. Washington, DC (American Psychological Association).
Dunn, J. (2004): Childrens' friendships. Oxford (Wiley-Blackell).
Ehrat, H. H. u. H. Poimann (2010): Idiolektik-Reader 2010. Würzburg (Huttenscher Verlag 507).
Fechner, G. T. von (1861): Elemente der Psychophysik. Leipzig (Breitkopf und Härtel).
Fivaz-Depeursinge, E. (2009): Trianguläre Kommunikation. *Familiendynamik* 2: 136–145.
Fivaz-Depeursinge, E. u. A. Corboz-Warnery (2001): Das primäre Dreieck. Vater, Mutter und Kind aus entwicklungstheoretisch-systemischer Sicht.. Heidelberg (Carl-Auer).
Fivaz-Depeursinge, E. a. D. A. Philipp (2014): The baby and the couple. Understanding and treating young families. London/New York (Routledge).
Fonagy, P. (2004): Affektregulierung, Mentalisierung und die Entwicklung des Selbst. Stuttgart (Klett-Cotta).
Fonagy, P. (2005): Emotionale Entwicklung in Psychoanalyse, Bindungstheorie und Neurowissenschaften. Theoretische Konzepte und Behandlungspraxis. Frankfurt a. M. (Brandes und Apsel), S. 141–163.
Fonagy, P., M. Sleed a. T. Barandon (2016): Randomized controlled trial of parent-infant psychotherapy for parents with mental health problems and young infants. *Infant Mental Health Journal* 37 (2): 97–114.
Frenske-Kulbach, A. (2009): Die Freiheit der freien Träger, die Verantwortung des Jugendamtes und der lange Weg zum Kinderschutz – Gelingende Kooperation bei verschiedenen Fachsprachen und institutionellen Rahmenbedingungen? *Forum für Verhaltenstherapie und psychosoziale Praxis* 41 (1): 1–4, 31–42.
Freud, A. (1980): Die Schriften der Anna Freud. Bd. X: 1971–1980. München. (Kindler).
Gaede, P. M. (Hrsg.) (2007a): Entwicklung des Kindes. In: GEO Themenlexikon. Bd. 9: Medizin und Gesundheit. Mannheim (Gruner und Jahr).
Gaede, P. M. (Hrsg.) (2007b): GEO Themenlexikon. Bd. 12: Psychologie. Mannheim (Gruner und Jahr).
Gaede, P. M. (Hrsg.) (2007c): Vom Sinn einer seltsamen Regung. In: GEO Themenlexikon. Bd. 13: Psychologie. Mannheim (Gruner und Jahr).

Gadamer, H. G. (1993): Über die Verborgenheit der Gesundheit. Frankfurt a.M. (Suhrkamp).

Gopnik, A., P. Kuhl u. A. Meltzoff (2007): Forschergeist in Windeln – wie Ihr Kind die Welt begreift. München (Piper).

Grawe, K. (2004): Neuropsychotherapie. Bern (Hogrefe).

Grawe-Gerber (1999): Ressourcenaktivierung. Ein primäres Werkzeug der Psychotherapie. *Psychotherapeut* 44: 63–73.

Greenhalgh, T. a. B. Hurwitz (1999): Narrative based medicine: Why study narrative? *The British Medical Journal* 318: 48–50.

Greve W. (2000): Psychologie des Selbst Weinheim (Beltz).

Grimm, H. u. S. Weinert (2002): Sprachentwicklung. In: R. Oerter, R. u. L. Montada (Hrsg.): Entwicklungspsychologie. Weinheim/Basel/Berlin (Beltz), 5. Aufl., S. 517–546.

Grimm, H. u. S. Wilde (1998): Im Zentrum steht das Wort. In: H. Keller (Hrsg.): Lehrbuch Entwicklungspsychologie. Bern (Huber), S. 445–473.

Grossmann, K. u. K. Grossmann (2007): Die Entwicklung psychischer Sicherheit in Bindungen. Ergebnisse und Folgerungen für die Therapie. *Zeitschrift für psychosomatische Medizin und Psychotherapie* 53: 9–28.

Huppertz, N. (2008): Der lebensbezogene Ansatz im Kindergarten. Oberried (PAIS).

GQMG – Gesellschaft für Qualitätsmanagement in der Gesundheitsversorgung e. V. (2015): Arbeitshilfe bessere Kommunikation 2: SBAR (Situation-Background-Assessment-Recommandation) als Tool zur fokussierten Kommunikation. (Autoren: S. Pilz, H. Poimann, M. Holtel, A. Wiesmann, H. Weber, K. Pivernetz u, S. Rode.) Verfügbar unter: www.gqmg.de [4.12.2015]

Hargie, O. a. D. Tourish (2009): Auditing organisational communication. London (Routledge).

Hodges, E. J. a. P. Fortnum (1965): The three princes of Serendip. London. (Constable Young Books).

Hofer, J. (1688): Dissertatio medica de nostalgia, oder Heimwehe. Basileae (Bertschius).

Joint Commission (2015): Sentinel event data. Verfügbar unter: www.jointcommission.org/Sentinel_Event_Policy_and_Procedures/ [26.5.2016].

Jonas, A. D. (1981a): Reden ist Gold. Sprech- und Sprach-Strategien für all jene, die beruflich oder privat andere Menschen überzeugen wollen oder müssen: Ein Exkurs, der auch Schweigsame und Schüchterne lehrt, die richtigen Worte zu finden und sich mit ihrer Hilfe zu wehren und in jeder Situation durchzusetzen. Zürich. (Schweizer Verlagshaus).

Jonas, A. D. (1981b): Kurzpsychotherapie in der Allgemeinmedizin. Das gezielte Interview. Stuttgart (Hippokrates). [3. Neuaufl. (2008): Würzburg (Huttenscher Verlag 507).]

Jonas, A. D. (1985): Archaische Relikte – Orientierungshilfen in der Allgemeinmedizin. Seeshaupt am Starnberger See (Socio-Medico).

Jonas, A. D. u. A. Daniels (1987): Was Alltagsgespräche verraten. Verstehen Sie limbisch? Stuttgart (Hippokrates). [Neuaufl. (2008): Würzburg (Huttenscher Verlag).]

Jonas, A. D. u. D. F. Jonas (1977): Signale der Urzeit. Archaische Mechanismen in Medizin und Psychologie. Stuttgart (Hippokrates). [Neuaufl. (2008): Würzburg (Huttenscher Verlag).]

Kachalia, A., R. Samuel, M. A. Kaufmann, R. Boothmann, S. Anderson, K. Welch, S. Saint a. M. Rogers (2010): Liability claims and costs before and after implementation of a medical error disclosure program. *Annals of Internal Medicine* 153: 213–221.

Kannengießer, S. (2012): Sprachentwicklungsstörungen. Grundlagen, Diagnostik und Therapie. München (Urban und Fischer) 2., akt. u. erw. Aufl.

Keupp, H. (2009): Soweit die Netze tragen: Chancen und Mythen der Netzwerkarbeit. *Forum für Verhaltenstherapie und psychosoziale Praxis* 41 (1): 1–4, 43–63.

Klitzing, K. von u. S. Stadelmann (2011): Das Kind in der triadischen Beziehungswelt. *Psyche – Z Psychoanal:* 953–971.

Kohlmann-Scheerer, D. (2001): Kontern – aber wie? Gekonnt kontern – frech parieren. Offenbach (Gabal).

Kolthoff, M. (2006): Gesprächskultur mit Kindern. Weinheim/Basel (Beltz).

Krischke, W. (2013): Wer war's? Bekennerschreiben oder anonymer Drohbrief: Ein Fall für forensische Linguisten. Sie suchen in den Texten der Täter deren persönlichen Sprachabdruck. *DIE ZEIT* Nr. 31/2013.

Krüger, E. (2010a): Menschenbild. In: H. H. Ehrat u. H. Poimann (Hrsg.): Idiolektik-Reader 2010. Würzburg (Huttenscher Verlag 507), S. 59–68.

Krüger, E. (2010b): Die Kunst des Fragens. In: D. Bindernagel, E. Krüger, T. Rentel u. P. Winkler (Hrsg.): Schlüsselworte. Idiolektische Gesprächsführung in Therapie, Beratung und Coaching. Heidelberg (Carl-Auer), 2. Aufl. 2013, S. 27–46.

Lenz, A. (2010): Ressourcen fördern. Materialien für die Arbeit mit Kindern und ihren psychisch kranken Eltern. Bern (Hogrefe).

Madden, K. a. C. Perry (2003): How do customers of a financial services institution judge its communication? *Journal of Marketing Communications* 9: 113–127.

Madlock, P. (2008): The link between leadership style, communication competence, and employee satisfaction. *Jounal of Business Communication* 45: 61–78.

Mäntymaa, M., K. Puura, I. Luoma, R. Latva, R. K. Salmelin a. T. Tamminen (2015): Shared pleasure in early mother-infant interaktion: Predicting lower levels of emotional and behavioral problems in the child and protecting against the influence of parental psychopathology. *Infant Mental Health Journal* 36 (2): 223–237.

Maiello, S. (2013): Über die frühesten Spuren psycho-physischen Erlebens. Reminiszensen pränataler traumatischer Erfahrungen in der psychoanalytischen Praxis. In: F. Pedrina u. S. Hauser (Hrsg.): Babys und Kleinkinder. (Praxis und Forschung im Dialog. Jahrbuch der Kinder- und Jugendlichen-Psychoanalyse.) Frankfurt a. M. (Brandes & Apsel).

Malinowski, B. (1923): The problem of meaning in primitive languages. In: C. K. Ogden a. I. A. Richards (eds.): The meaning of meaning. A study of the influence of language upon thought and of the science of symbolism. (Supplementary Essays by B. Malinowski a. F. G. Crookshank.) London (Routledge and Kegan Paul).

Malloch, S. a. C. Trevarthen (2009): Communicative musicality. Exploring the basis of human companionship. New York (Oxford University Press).

Marcus, G. F., S. Vijayan, S. Bandi Rao a. P. M. Vishton (1999): Rule learning by seven month-old infants. *Science* 283: 77–80.

Matthews, D., E. Lieven a. M. Tomasello (2010): What`s in a manner of speaking? – Children`s sensitivity to partner-specific referential precedents. *Developmental Psychology* 46 (4): 749–760.

McCarthy, D. a. D. Chase (2011): Advancing patient safety in the U.S. department of veterans affairs. *Commenwealth Fund pub. 1477* (9): 1–32.

McConaughey, E. a. M. Edie (2008): Crew resource management in healthcare: The evolution of teamwork training and medteams. *The Journal of Perinatal & Neonatal Nursing* 22: 96–104.

McGivern, R.F., J. Andersen, D. Byrd, K. L. Mutter a. J. Reilly (2002): Cognitive efficiency on a match to sample task decreases at the onset of puberty in children. *Brain and Cognition* 50: 73–89.

McHale, J. (2007a): Charting the bumpy road of coparenthood. Washington, DC (Zero to Three).

McHale, J. (2007b): When infants grow up in multiperson relationship systems. *Infant Mental Health Journal* 28: 370–392.

Meltzoff A. N. (2007): »Like me“: A foundation for social cognition. *Developmental Science* 10 (1): 126–134.Mewe, F. u. S. Mattejat (2011): Psychische Entwicklung. In: H. Remschmidt (Hrsg.): Kinder- und Jugendpsychiatrie. Eine Praktische Einführung. Stuttgart/New York (Georg Thieme).

Meyer-Deters, S. (2009): Herausforderung der kooperativen Intervention von ambulanter Therapie und stationärer pädagogischer Maßnahme für minderjährige sexuelle Kindesmissbraucher. *Forum für Verhaltenstherapie und psychosoziale Praxis* 41: (1): 1–4, 15–23.

Meyers Lexikonredaktion (1987): Meyers großes Taschenlexikon. Bd. 12. Mannheim/Wien/Zürich (Taschenbuchverlag).

Ministerium für Kultur, Jugend und Sport Baden-Württemberg (Hrsg.) (2011): Orientierungsplan für Bildung und Erziehung in baden-württembergischen Kindergärten und weiteren Kindertageseinrichtungen. Verfügbar unter: http://www.kultusportal-bw.de/site/pbs-bw/get/documents/KULTUS.Dachmandant/KULTUS/import/pb5start/pdf/KM_KIGA_Orientierungsplan_2011.pdf [18.12.2015].

Möhler, E. u. F. Resch (2008): ADHS im Frühbereich. *»undKinder« – Zeitschrift des Marie-Meierhofer-Institutes Zürich* 82 (Ausgabe: »Kinder in Not«): 41–48.

Music, G. (2011): Nurturing natures. Attachment and childrens emotional, sociocultural and brain developement. Hove/New York (Psychology).

Nagy, E., A. Pal a. H. Orvos (2014): Learning to imitate individual finger movements by the human neonate. *Developmental Science* 17 (6):841–857.

Newberg, A. u. M. R. Waldman (2013): Die Kraft der mitfühlenden Kommunikation: Wie Worte unser Leben ändern können. München. (Kailash).

Ortmann, G. (2013): Phänomenologie des Entscheidens. Heidelberg (Springer).

Paetsch, M. (2008): Die Entdeckung des Wortes. In: P. M. Gaede (Hrsg.): GEO Kompakt Nr. 17. Hamburg (Gruner und Jahr).

Papousek, M. (1994): Vom ersten Schrei zum ersten Wort. Anfänge der Sprachentwicklung in der vorsprachlichen Kommunikation. Bern (Huber).

Papousek, M., M. Schieche u. H. Wurmser (2004): Regulationsstörungen in der frühen Kindheit. Frühe Risiken und Hilfen im Entwicklungskontext der Eltern-Kind-Beziehungen. Bern (Huber).

Papaeliou, C. F. a. C. Trevarthen (2006): Prelinguistic pitch patterns expressing »communication« and »apprehension«. *Journal Child Language* 33: 163–178.

Pauen, S. (Hrsg.) (2008): Entwicklungspsychologie im Kindes- und Jugendalter. Heidelberg (Spektrum).

Pelikan, J. (2004): Der Gebrauch der Sprache als Übergangsphänomen in der kindlichen Entwicklung. *Kinderanalyse* 2: 136–166.

Piaget, J. (1972): Sprechen und Denken des Kindes. Düsseldorf (Schwann).

Pleyer, K. H. (2004): Co-traumatische Prozesse in der Eltern-Kind-Beziehung. *Systema* 18 (2): 132–149.

Pöhm, M. (2008): Schlagfertig auf dem Schulhof! Wie man Großmäulern clever Paroli bietet. München (MGV).

Poimann, H. (1996): Humor und Ironie in Therapie und Literatur oder Humor und Ironie in der Idiolektischen Gesprächsführung. (Vortrag auf dem First Worldcongress of Psychotherapy, Wien.) In: H. Poimann (2008): Vier Ebenen der Idiolektik. Würzburg (Huttenscher Verlag), S. 206–216.

Poimann, H. (2008): Idiolektik: richtig fragen. Würzburg (Huttenscher Verlag).

Poimann, H. (2010a): Ressourcenorientierung in der Idiolektik. In: D. Bindernagel, E. Krüger, T. Rentel u. P. Winkler (Hrsg.): Schlüsselworte. Idiolektische Gesprächsführung in Therapie, Beratung und Coaching. Heidelberg (Carl-Auer), 2. Aufl. 2013, S. 129–141.

Poimann, H. (2010b): Psychoonkologie und Palliative Care. In: D. Bindernagel, E. Krüger, T. Rentel u. P. Winkler (Hrsg.): Schlüsselworte. Idiolektische Gesprächsführung in Therapie, Beratung und Coaching. Heidelberg (Carl-Auer), 2. Aufl. 2013, S. 238–250.

Poimann, H. (in Vorb. a): Evidenzbasierte Kommunikation in der Gesundheitsversorgung – Ressourcenaktivierung, Fehlerreduktion, Kostensenkung, Qualitätssteigerung. Würzburg (Huttenscher Verlag).

Poimann, H. (in Vorb. b): Teamkommunikation im Gesundheitswesen. Würzburg (Huttenscher Verlag).

Pongratz, L. J. (1981): Geleitwort. In: A. D. Jonas: Kurz-Psychotherapie in der Allgemeinmedizin. Würzburg (Huttenscher Verlag), Neuaufl. 2009.

Rauh, H. (2014): Erkenntnisse aus der vorsprachlichen Kommunikationsentwicklung. Anregungen für die Frühförderung. *Frühförderung interdisziplinär* 33: 194–218.

Rentel T. (2010): Resonanz und Schlüsselworte. In: D. Bindernagel, E. Krüger, T. Rentel u. P. Winkler (Hrsg.): Schlüsselworte. Idiolektische Gesprächsführung in Therapie, Beratung und Coaching. Heidelberg (Carl-Auer), 2. Aufl. 2013, S. 47–55.

Resch, F. (1996): Entwicklung der basalen psychischen Funktionen. In: F. Resch (Hrsg.): Entwicklungspsychopathologie des Kindes- und Jugendalters. Weinheim (Beltz Psychologie Verlags Union) 2. Aufl. 1999, S. 118–161

Rilke, R. M. (1950): Briefe an einen jungen Dichter. Leipzig (Insel).

Rizzolatti, G., C. Sinigaglia a. F. Anderson (2008): Mirrors in the brain: How our minds share actions, emotions, and experience. Oxford (Oxford University Press).

Rothbart, M. K. a. J. E. Bates (1998): Temperament. In: W. Damon (series ed.) a. N. Eisenberg (vol. ed.): Handbook of child psychology. Vol. 3: Social, emotional, and personality development. New York (Wiley), 5. ed., pp. 105–176 .

Rotthaus, W. (2006): Erziehung – Auf der Suche nach orientierenden Konzepten im Nichtplanbaren. In: C. Tsirigotis, A. von Schlippe u. J. Schweizer-Rothers(Hrsg.): Coaching für Eltern. Mütter, Väter und ihr »Job«. Heidelberg (Carl Auer), 3. Aufl. 2015, S. 36–43.

Ruh, K. (1985): Meister Eckhart – Theologe, Prediger, Mystiker. München (Beck).

Salas, E. a. K. Frush (2013): Improving patient safety through teamwork and team training. New York (Oxford University Press).

Salas, E., D. E. Sims a. C. S. Burke (2005): Is there a »Big Five« in teamwork? *Small Group Research* 36 (5): 555–599.

Salomonsson, B. (2013): Die Musik des Containments: Wie spricht der Psychoanalytiker die Beteiligten einer Mutter-Baby-Psychotherapie an? In: F. Pedrina u. S. Hauser (Hrsg.): Babys und Kleinkinder. (Praxis und Forschung im Dialog. Jahrbuch der Kinder- und Jugendlichen-Psychoanalyse.) Frankfurt a. M. (Brandes & Apsel), S. 77–102.

Salomonsson, B. (2014): Psychoanalytic therapy with infants and parents. Practice, theory, and results. New York (Routledge).

Sarimski, K. (2014): Was hilft in der Frühförderung? (Vortrag am 20.11.2014 auf dem Jahreskongress der Schweizer Entwicklungspädiater, SGEP, in St. Gallen.)

Schechter, D. u. S. Rusconi Serpa (2013): Affektive Kommunikation traumatisierter Mütter mit ihren Kleinkindern. In: M. Leuzinger-Bohleber, R. N. Emde u. R. Pfeifer (Hrsg.): Embodiment – ein innovatives Konzept für Entwicklungsforschung und Psychoanalyse. Göttingen (Vandenhoeck & Ruprecht), S. 190- 223.

Schmidt, D. u. B. Schmidt (2009): KamfuS mir helfen? ... und andere Geschichten. München (Antje Kunstmann).

Skinner, B. F. (1957): Verbal behavior. London (Methuen).

Spitzer, M. (2000): Geist im Netz. Modelle für Lernen, Denken und Handeln. Heidelberg (Spektrum).

Spitzer, M. (2005): Vorsicht, Bildschirm! Stuttgart (Ernst Klett).

Spitzer, M. (2008a): Selbstbestimmen. Gehirnforschung und die Frage: Was sollen wir tun? Heidelberg (Spektrum).

Spitzer, M. (2008b): Wir lernen immer. Gehirnforschung und die Schule des Lebens. [DVD.] Müllheim/Baden (Auditorium Netzwerk).

Spitzer, M. u. N. Herschkowitz (2010): Wie Kinder denken lernen. [4 CDs.] Etsdorf am Kamp (Galila).

Spychiger, M. (2013): Lerncoaching im Unterricht, Diagnostizieren und Fördern – Fehlerkultur im Unterricht. (Vortrag an der pädagogischen

Hochschule der Fachhochschule Nordwestschweiz, Institut für Weiterbildung und Beratung, 31.8.2013.)

Stangier, K.-W. (1997): Jetzt: Bibliodrama im Spannungsfeld von Psychodrama und Liturgie. Köln (inScenario)..

Stern, D. N. (1985): The interpersonal world oft the infant. New York (Basic Books) [dt. (2010): Die Lebenserfahrung des Säuglings. Stuttgart (Klett-Cotta), 10. Aufl.]

Stern, D. N. (1998): Die Mutterschaftskonstellation. Stuttgart (Klett-Kotta).

Stern, D. N. (2005): Der Gegenwartsmoment. Veränderungsprozesse in Psychoanalyse, Psychotherapie und Alltag. Frankfurt a. M. (Brandes & Apsel).

Stern, D. N. (2011): Ausdrucksformen der Vitalität. Frankfurt a. M. (Brandes & Apsel).

Tomasello, M., M. Carpenter a. U. Liszkowski (2007): A new look at infant pointing. *Child Development* 78: 705–722.

Trevarthen, C. (1982): Basic patterns of psychogenetic change in infancy. In: T. G. Bever (ed.): New perspectives in early communication developement. Hillsdale, NJ (Lawrence Erlbaum), pp. 7–46.

Trevarthen, C. (2002): Making sense of infants making sense. *Intellecta* 34: 161–188.

The Victorian Quality Council (2010): Promoting effective communication among healthcare professionals to improve patient safety and quality of care. Melbourne, Victoria (Hospital and Health Service Performance Division, Victorian Government Department of Health).

Welzer, H. u. H. J. Markowitsch (2006): Warum Menschen sich erinnern können. Fortschritte der interdisziplinären Gedächtnisforschung. Stuttgart (Klett-Cotta).

Weich, M. J. (1988): Transitional language. In: S. A. Grolnick a. L. Barkin (eds.): Between reality and fantasy. Transitional objects and phenomena. New York (Jason Aronson), pp. 413–423.

Weinreb F. (1979): Wunder der Zeichen, Wunder der Sprache. Bern (Origo).

Weiß, B. (2008a): Stationen der Kindheit. In: P. M. Gaede (Hrsg.): GEO Kompakt Nr. 17. Hamburg (Gruner und Jahr).

Weiß, B. (2008b): Vom Sinn des Sinnlosen. In: P. M. Gaede (Hrsg.): GEO Kompakt Nr. 17. Hamburg (Gruner und Jahr).

White, M. u. D. Epston (1994): Die Zähmung der Monster. Der narrative Ansatz in der Familientherapie. Heidelberg (Carl-Auer), 7. Auflage 2013.

Wilber, K. (1998): Eros, Kosmos, Logos: Eine Vision an der Schwelle zum nächsten Jahrtausend. Frankfurt a. M. (Krüger). [3. Aufl. Frankfurt (Fischer).]

WHO – World Health Organization (2008): WHO Guidelines for safe surgery. Genf (WHO Press).

Winnicott, D. (1953): Transitional objects and transitional phenomena. *International Journal of Psychoanalysis* 34: 89–97.

Winnicott, D. W. (2008): Von der Kinderheilkunde zur Psychoanalyse. Gießen (Psychosozial-Verlag).

Zimmer, R. (2006) Bewegungserziehung. In: L. Fried u. S. Roux (Hrsg.): Pädagogik der frühen Kindheit. Berlin/Düsseldorf (Cornelsen), 2. Aufl. 2009, S. 189–194.

Zollinger, B. (1995): Die Entdeckung der Sprache. Bern/Stuttgart/Wien (Haupt).

Zollinger, B. (2010): Die Entdeckung der Sprache. Entwicklungsprozesse, Störungen, Untersuchung, Beurteilung. *Pädiatrie up2date* 3: 279–294.

Zollneritsch, J. (2005): Wie behalte ich mir die Freude am Lernen? *Schule – Zeitschrift des Landschulrates für die Steiermark für Lehrerinnen, Schülerinnen und Eltern* 168: 5.

Über die Autorinnen und Autoren

Hans Hermann Ehrat, Dr. med., Facharzt für Allgemeinmedizin, Therapeut grad. IG, Gründungsmitglied und Ehrenvorsitzender der Gesellschaft für Idiolektik und Gesprächsführung e. V. (GIG) seit 1986. Supervisor und Ausbilder in Idiolektik seit 1986. Arbeitsschwerpunkte: allgemeinärztliche und psychotherapeutische Praxis, Psychosomatik, ambulante Psychotherapie.

Marianne Kleiner, Lehrerin, Schulleiterin, Supervisorin; Beraterin grad. IG, Vorstandsmitglied der GIG. Ausbilderin in Idiolektik seit 1998. Arbeitsschwerpunkte: Schulentwicklung, Unterrichtsentwicklung, Schule als Organisation, LehrerInnenweiterbildung (FHNW) mit Schwerpunkt Kommunikation.

Ivonne Krüger, staatlich anerkannte Erzieherin, Geburtsvorbereiterin, Pädagogische Fachkraft für Kinder unter drei Jahren, Kinesiologin, Beraterin grad. IG. Arbeitsschwerpunkte: Unter-Dreijährige-Pädagogik, Elementarpädagogik, offene Jugendarbeit, Kinder- und Jugendpsychiatrie, Erwachsenenpsychiatrie, Familien-, Erziehungs- und Lebensberatung, Kinesiologie in selbstständiger Tätigkeit.

Franz-Jochen Pelzer, Dipl.-Sportwissenschaftler, staatlich anerkannter Erzieher, Elternberater (Bagage Freiburg), Berater grad. IG, Ausbilder in Idiolektik seit 2011. Arbeitsschwerpunkte: Betreuung, Erziehung und Bildung von Vorschulkindern in einem Waldkindergarten, Anleitung von BerufspraktikantInnen.

Horst Poimann, Dr. med., Dipl.-Psych., Facharzt für Neurochirurgie, Psychotherapeut (EAP), Therapeut grad. IG, Verhaltens- und Hypnotherapie, Qualitätsmanagement, IRCA-Auditor, Gründungsmitglied und Ehrenvorsitzender der Gesellschaft für Idiolektik und Gesprächsführung e. V. (GIG), Supervisor (BDP, GIG) und Ausbilder in Idiolektik seit 1986, Universitätsprüfung bei A. D. Jonas 1978. Arbeitsschwerpunkte: Neurochirurgie, Psychosomatik, Neuropsychologie, Qualitätsmanagement, Kommunikation.

Tilman Rentel, Dr. med., Facharzt für Kinder- und Jugendpsychiatrie und -psychotherapie, Facharzt für psychosomatische Medizin und Psychotherapie. Therapeut grad. IG. Ausbilder in Idiolektik seit 2002. Arbeitsschwerpunkte: ambulante und stationäre Psychotherapie (einzeln und in Gruppen) mit tiefenpsychologischem Hintergrund und besonderem Interesse an Psychosomatik, Traumatherapie und Musiktherapie. Gewaltfreie Kommunikation nach Marshall Rosenberg. Kommunikationskurse für Ärzte und Medizinstudenten.

Angela Schiemer, Dr. med., Fachärztin für Kinder- und Jugendpsychiatrie und -psychotherapie. Bibliodrama bei Klaus-Werner Stangier, Psychodrama bei Cornelia Kleijn-Stangier. Dozententätigkeit für Sozialmedizin an der Akademie für Soziale Arbeit Bregenz, Geburtsvorbereitung für Paare, Stillberatung, Elternschulung, Erwachsenenbildung. In Weiterbildung für Idiolektik. Arbeitsschwerpunkte: ambulante Psychotherapie für Kinder und Jugendliche. Teamcoaching und Mitarbeiterführung im Rahmen einer Kaderfunktion als Oberärztin an den Kinder- und Jugendpsychiatrischen Diensten St. Gallen. Vortragstätigkeit zu Themen Elternschaft, Erziehung, Entwicklung, Zeitmanagement, Familie und Beruf, Frau und Spiritualität.

Andreas Speth, Facharzt für Kinder- und Jugendpsychiatrie und -psychotherapie, Therapeut grad. IG. Ausbilder in Idiolektik seit 1998. Kontemplationslehrer seit 2007. Arbeitsschwerpunkte: ambulante Psychotherapie mit Kindern und Jugendlichen und ihren Familien (tiefenpsychologisch, verhaltenstherapeutisch, systemisch, idiolektisch).

Über den Herausgeber

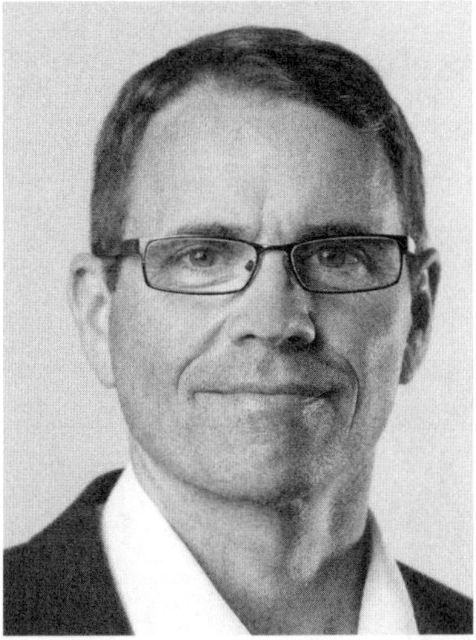

Daniel Bindernagel, Dr. med., Facharzt für Kinder- und Jugendpsychiatrie und -psychotherapie, Psychotherapeut (EAP), Leitender Arzt an den Kinder- und Jugendpsychiatrischen Diensten St. Gallen seit 2008, Teilzeit in eigener Praxis, Psychodrama (PDH) auf der Grundlage der jungschen Psychologie. Systemische Therapie mit Kindern, Jugendlichen und Familien. 1. Vorsitzender der Gesellschaft für Idiolektik und Gesprächsführung e. V. (GIG). Ausbilder in Idiolektik seit 1995.

Arbeitsschwerpunkte: ambulante und teilstationäre Psychotherapie mit Kindern, Jugendlichen und Familien mit psychodynamisch-systemischem Schwerpunkt, Leitung der Tagesklinik für Kinder sowie der Säuglings- und Kleinkind-Ambulanz der KJPD St. Gallen seit 2004, ambulante Gruppentherapie (Psychodrama) mit Kindern und ihren Eltern; Mitarbeiterführung und Organisationsentwicklung im Rahmen der Kaderfunktion; Vortragstätigkeit u. a. zu Eltern-Kind-Therapie und Themen der frühen Kindheit; Supervision. Publikation u. a.: *Schlüsselworte. Idiolektische Gesprächsführung in Therapie, Beratung und Coaching* (2. Aufl. 2013).

Daniel Bindernagel | Eckard Krüger
Tilman Rentel | Peter Winkler (Hrsg.)

Schlüsselworte

Idiolektische Gesprächsführung in Therapie, Beratung und Coaching

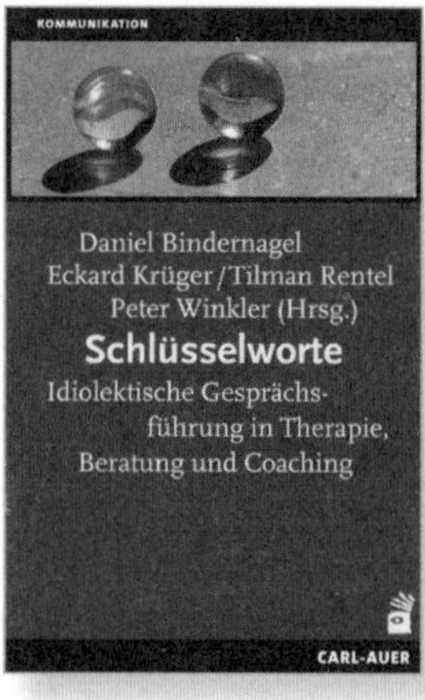

288 Seiten, 24 Abb., Kt
2. Aufl. 2013
ISBN 978-3-89670-748-2

Jeder Mensch spricht seine eigene Sprache. Wer genau hinhört, kann z. B. aus der Schilderung eines Problems nicht nur viel über den Umgang mit diesem Problem heraushören, sondern auch über Ressourcen zu seiner Lösung.

Idiolektik ist die Kunst eines bewussten, präzisen, sorgfältigen, professionellen und achtsamen Umgangs mit der „Eigensprache" einer Person. Sie sorgt für einen intensiveren Rapport zum Klienten, verbessert die Qualität der Diagnose und der Interventionen und macht Beratungs- und Therapieprozesse insgesamt effizienter.

In diesem Buch erklären Ausbilder und Praktiker die Prinzipien der idiolektischen Gesprächsführung, erläutern ihre Wirkungsweise und die Integration in verschiedene Therapieverfahren. Fallbeispiele illustrieren die Umsetzung in den unterschiedlichsten Beratungssituationen: Medizin und Psychotherapie, Coaching und Beratung, Sozialarbeit und Seelsorge u. v. m.

„Die Kombination von wissenschaftlichen Ausführungen, Erfahrungsberichten und Gesprächsbeispielen macht das Buch leicht und spannend zu lesen. Es ist allen Fachkräften sehr zu empfehlen, die sich in Forschung, Therapie und Beratung mit Gesprächsführung und der Begleitung von Menschen befassen."

Mechthild Herberhold
www.socialnet.de, 2. Mai 2011

Carl-Auer Verlag • www.carl-auer.de